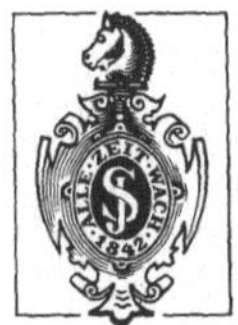

Herzrhythmus-störungen

Herausgegeben von
H. Hochrein

Mit Beiträgen von O. A. Beck,
F. B. Everling, H.-U. Lehmann, E. Witt

Mit 108 Abbildungen und 57 Tabellen

Springer-Verlag
Berlin Heidelberg New York 1980

ISBN-13: 978-3-540-08714-4   e-ISBN-13: 978-3-642-66917-0
DOI: 10.1007/978-3-642-66917-0

CIP-Kurztitelaufnahme der Deutschen Bibliothek
Herzrhythmusstörungen hrsg. von H. Hochrein. Mit Beitr. von O. A. Beck. . . – Berlin, Heidelberg, New York: Springer, 1980.
(Kliniktaschenbücher)

NE: Hochrein, Hans [Hrsg.]; Beck, Otto A. [Mitarb.]

Satz- u. Bindearbeiten: G. Appl, Wemding. Druck: aprinta, Wemding
2127/3140-543210

Vorwort

Die Herzrhythmusstörungen in ihrer unterschiedlichen Form und Genese gewinnen immer mehr an Bedeutung. Dies liegt einerseits daran, daß sie durch verbesserte technische und organisatorische Möglichkeiten häufiger diagnostiziert, andererseits aber auch durch Entwicklung immer neuer und besser wirkender Pharmaka gezielter behandelt werden können. Bis vor etwa zwanzig Jahren kannte man lediglich die Digitalisglykoside, Chinidin und die Barbiturate zur häufig unbefriedigenden Behandlung von Herzrhythmusstörungen und tolerierte sie meist auch unbehandelt als mehr oder minder gefährliche Komplikationen und ohne genauere Kenntnis der Prognose im Zusammenhang mit dem kardialen Krankheitsbild. Heute dagegen ist man in der Lage, jede Art von Rhythmusstörung durch Langzeitaufzeichnung, Intensivüberwachung, Belastungstests, zusätzliche intrakardiale Ableitungen und Elektrostimulation zu erfassen, und ist bestrebt, sie auch meist symptomatisch zu unterdrücken. Aus dieser teilweise stürmischen Entwicklung, vor allem auf dem therapeutischen Sektor, ergeben sich auch bereits erste Anzeichen der Überreaktion, die das Risiko der Therapie von Herzrhythmusstörungen teilweise außer acht läßt. Es muß festgestellt werden, daß die Therapie von Herzrhythmusstörungen in gewisser Hinsicht genauso gefährlich sein kann wie die Herzrhythmusstörungen selbst, wenn fachliche Kompetenz und die notwendigen Voraussetzungen hinsichtlich Überwachung und Behandlung des Patienten nicht gewährleistet sind.

Aufgrund eigener umfangreicher Untersuchungen und Erfahrungen haben wir, aus einer internen Klinik mit vorwiegend kardiologischem Krankengut und angegliederter Station für Intensivmedizin und Notarztwageneinsatzstelle heraus, das gesamte Spektrum der Herzrhythmusstörungen dargestellt. Neben den allgemeinen Grundlagen über die Diagnostik, Formen und Genese von Herzrhythmusstörungen und der Darstellung spezieller Krankheitsbilder wurde auch besonderer Wert gelegt auf die Bearbeitung der medikamentösen Therapie, der Elektrotherapie, der Akut- und Notfallmedizin und der Prognose von Herzrhythmusstörungen.

Wir haben das Angebot des Springer-Verlages gerne angenommen, in Form der beliebten Taschenbücher einen Beitrag zu leisten, und danken für das uns entgegengebrachte Vertrauen.

Berlin, im November 1979   HANS HOCHREIN

Inhaltsverzeichnis

Kapitel I
**Diagnostische Möglichkeiten zur Erfassung
von Herzrhythmusstörungen** (F. B. Everling und H. Hochrein)

Kapitel II
Formen von Herzrhythmusstörungen
(O. A. Beck und H. Hochrein)

VIII

Kapitel III
**Ursachen von Herzrhythmusstörungen und spezielle
Krankheitsbilder** (H.-U. Lehmann und H. Hochrein)

Kapitel IV

Medikamentöse Therapie von Herzrhythmusstörungen
(O. A. Beck und H. Hochrein)

Kapitel V
**Elektrotherapie zur Behandlung und als Ursache
von Herzrhythmusstörungen** (E. Witt und H. Hochrein)

Kapitel VI
Herzrhythmusstörungen in der Akut- und Notfallmedizin
(H.-U. Lehmann und H. Hochrein)

Kapitel VII
Prognose von Herzrhythmusstörungen
(O. A. Beck und H. Hochrein)

Autorenverzeichnis

Dr. Otto Albrecht Beck
Oberarzt an der III. Med. Klinik des
Rudolf-Virchow-Krankenhauses
Augustenburger Platz 1
1000 Berlin 65

Dr. Friedrich Bernhard Everling
III. Med. Klinik des
Rudolf-Virchow-Krankenhauses
Augustenburger Platz 1
1000 Berlin 65

Professor Dr. Hans Hochrein
Chefarzt der III. Med. Klinik des
Rudolf-Virchow-Krankenhauses
Augustenburger Platz 1
1000 Berlin 65

Priv. Doz. Dr. Hans-Ulrich Lehmann
Oberarzt an der III. Med. Klinik des
Rudolf-Virchow-Krankenhauses
Augustenburger Platz 1
1000 Berlin 65

Dr. Erwin Witt
III. Med. Klinik des
Rudolf-Virchow-Krankenhauses
Augustenburger Platz 1
1000 Berlin 65

Diagnostische Möglichkeiten zur Erfassung von Herzrhythmusstörungen

F. B. EVERLING und H. HOCHREIN

1. Klinische Diagnostik

Herzrhythmusstörungen sind Symptome bestimmter Grunderkrankungen, die extrakardial oder kardial sein können und von psychovegetativen Fehlregulationen bis zu schweren organischen Herzerkrankungen reichen. In manchen Fällen lassen sich auch keine pathologischen Veränderungen fassen. In jedem Fall sind Rhythmusstörungen jedoch so lange als krankhaft anzusehen, bis das Gegenteil bewiesen ist. Bestimmte Herzrhythmusstörungen haben für sich gesehen einen erheblichen Krankheitswert, sei es, daß sie unbehandelt subjektiv als äußerst beeinträchtigend empfunden werden (z. B. bei paroxysmalen Tachykardien), oder daß sie den Krankheitsverlauf und die Prognose der Grundkrankheit verschlechtern können (z. B. Kammertachykardien beim akuten Myokardinfarkt).

Es sind viele antiarrhythmische Therapiemöglichkeiten – medikamentös und elektrisch – in der Anwendung, die heute zunehmend gezielt ausgewählt werden können. In allen Fällen, bei denen nicht notfallmäßig eine lebensbedrohliche Rhythmusstörung beherrscht werden muß, sollte deshalb eine intensive Suche nach der Grunderkrankung der definitiven Therapie vorangestellt werden. Eine gezielte kausale Behandlung kann die sonst nur symptomatische antiarrhythmische Therapie mit all ihren Risiken oft überflüssig machen. Erst die exakte Diagnosestellung erlaubt eine prognostische Beurteilung der Rhythmusstörung und bestimmt die Notwendigkeit konsequenter therapeutischer Maßnahmen. Außerdem muß eine gegenseitige Wechselwirkung kausaler und antiarrhythmischer Medikamente abgeschätzt werden, wie die möglicherweise arrhythmogene

Wirkung von Herzglykosiden in der Behandlung einer Stauungsinsuffizienz oder die negativ inotropen Effekte von Antiarrhythmika.

Die Diagnostik von Herzrhythmusstörungen deckt das gesamte Gebiet der funktionellen und organischen Herzerkrankungen ab und geht bis zu den vielfältigen Möglichkeiten extrakardialer Grundkrankheiten. In zweiter Linie kommt dann die spezielle elektrokardiographische Diagnostik der vorliegenden Rhythmusstörungen.

1.1. Anamnese

Auf der Suche nach der Grunderkrankung muß die familiäre Belastung mit Hypertonie, Diabetes mellitus oder anderen endokrinen Stoffwechselstörungen und vaskulären Erkrankungen geklärt werden. Gehäuftes Auftreten von plötzlichen Todesfällen in der Verwandtschaft oder auch bekannte Neigung zu Herzrhythmusstörungen können auf eine besondere familiäre Disposition hinweisen. Reihenuntersuchungen in der Verwandtschaft sind bei entsprechendem Verdacht nötig, um seltene erbliche Kardiopathien mit Rhythmusanomalien aufzudecken.

Früheren Erkrankungen des Patienten wie Diphtherie, Scharlach und dem rheumatischen Fieber muß wegen ihrer möglichen Herzbeteiligung nachgegangen werden. Gehäufte schwere Anginen oder ungeklärte Fieberschübe können eine Myokarditis zur Folge haben, die zunächst asymptomatisch ausgeheilt erscheint. Praktisch jede Herzerkrankung kann zu Rhythmusstörungen führen. Wegweisende Anhaltspunkte für eine extrakardiale Ursache können pulmonale Erkrankungen bieten wie Tuberkulose, Pleuritiden oder eine chronische Bronchitis, aber auch Oberbauchsyndrome wie die Hiatushernie, Magen- und Zwölffingerdarmgeschwüre, Cholezystopathien oder Kolonaffektionen einschließlich der chronischen Obstipation. Unter den Erkrankungen des endokrinen Systems ist vor allem an die Hyperthyreose zu denken; nach ihren allgemeinen Symptomen ist bei allen Tachykardien zu forschen. Der Umgang mit toxischen Substanzen und der Konsum der Genußgifte Tabak, Alkohol und Kaffee müssen geklärt werden. Besonders wichtig ist die Frage nach der Einnahme von Medikamenten, die Herzrhythmusstörungen auslösen können, wie Herzglykoside und Saluretika, Kreislauf- und Asthmamittel, Psychopharmaka, aber auch alle Antiarrhythmika selbst. Ein Mißbrauch von Laxantien und Appetitzüglern, eine Abhängigkeit von Rauschmitteln müssen aufgedeckt werden.

Wichtige Anhaltspunkte liefern die verschiedenen Beschwerden, durch die Herzrhythmusstörungen subjektiv bemerkt werden. Sie reichen von der höchstens störenden Empfindung des Herzstolperns oder spontaner Frequenzänderungen des Pulsschlags über Schwindelerscheinungen bis zu synkopalen Anfällen. Attacken von Atemnot oder Stenokardien können ihre Ursache in Rhythmusstörungen haben. Bei paroxysmalen Rhythmusstörungen lassen sich ein genaues zeitliches Anfallsmuster aufstellen und durch eingehendes Befragen möglicherweise ein auslösender Begleitumstand ermitteln. Erstmaliges Auftreten im Zusammenhang mit bestimmten Erkrankungen, einer Schwangerschaft oder dem Klimakterium, schweren seelischen Belastungen, aber auch Operationen oder schweren Unfällen kann wegweisend sein. Die Anfallsdauer und die begleitenden Symptome (Bewußtlosigkeit, anschließende Harnflut, Herzschmerzen und Atemnot) müssen ebenso geklärt werden wie andere Komplikationen im Sinne arterieller zerebraler oder peripherer Embolien, die als Krankheitsereignis subjektiv sogar im Vordergrund stehen können.

1.2. Körperliche Untersuchung

Neben den körperlichen Untersuchungsmethoden, die für die Aufdeckung einer arrhythmieauslösenden Grunderkrankung wichtig sind, liefern die Palpation des peripheren Pulses und die Auskultation des Herzens die ersten wesentlichen Befunde zur Beurteilung der Rhythmusstörung selbst. Die Pulszählung sollte wenigstens über eine Minute erfolgen bei gleichzeitiger Auskultation des Herzens. So kann zum Beispiel bei regelmäßigem, peripherem Puls eine Bigeminie mit peripherer Pulshalbierung bestehen. Ein unregelmäßiger Pulsschlag kann mit gleichförmig wiederkehrenden Rhythmusfolgen einhergehen oder als absolut arrhythmisch beurteilt werden. Hierbei ist dann auf jeden Fall die zentrale Auskultation zur Bestimmung des peripheren Pulsdefizits erforderlich. Vegetative Einflüsse können durch Umlagerung des Patienten, im Stehversuch und durch kurze körperliche Belastung mit der Pulspalpation schon grob beurteilt werden.

1.3. Laboruntersuchungen

Nach der ersten vorläufigen Diagnose, die sich aus Anamnese und körperlicher Untersuchung ergibt, sind verschiedene Labormethoden zur Sicherung der Diagnose oder der differentialdiagnostischen Abklärung erforderlich. So wird die Diagnose eines akuten Myokardinfarkts neben dem EKG durch den Nachweis und Verlauf einer Leukozytose, Hyperglykämie und einer CPK-, CK-MB- und Transaminasensteigerung gesichert. Bei einer floriden Myokarditis müssen die serologischen Untersuchungen, insbesondere der Verlauf von Virustitern verfolgt werden. Der direkte Erregernachweis kann bei Viren aus Blut, Rachensekret und Stuhl gelingen – im allgemeinen reicht jedoch der Anstieg der Antikörpertiter im Serum als Nachweis – bei bakteriellen Erregern ist die Keimanzüchtung und Resistenzbestimmung in wiederholten Blutkulturen wichtig. Der Verlauf einer Antistreptolysintitererhöhung sichert die rheumatische Genese. Eine abgelaufene Myokarditis ist laborchemisch kaum mehr zu fassen. Kontrollen der Virustiter, Untersuchungen auf Rheumafaktoren und Immunglobuline, eine sonst nicht erklärbare Erhöhung der Blutkörperchensenkungsgeschwindigkeit oder eine anhaltende Eosinophilie im Differentialblutbild können Hinweise geben. Bei Verdacht auf eine Schilddrüsenerkrankung wird die gesamte Funktionsdiagnostik mit Radiojodtest und Szintigramm durchgeführt werden müssen; die in-vitro-Methode des T3/T4-Tests gehört jedoch schon zu einer Screening-Untersuchung bei zunächst unklaren Rhythmusstörungen.

Zur Erstuntersuchung gehören auf jeden Fall die des Serumkaliumspiegels und bei Anhalt für eine Einnahme von Herzglykosiden die radioimmunologische Bestimmung des Digoxin- bzw. Digitoxinspiegels im Serum. Die Kombination von Hypokaliämie und Glykosidüberdosierung ist insbesondere bei älteren Menschen eine der häufigsten arrhythmiefördernden Konstellationen, bedingt durch eine chronische antihypertensive Therapie mit Saluretika und eine oftmals unkritische Glykosidtherapie. Neben dem Blutbild zur Erkennung einer Anämie ist eine arterielle Blutgasanalyse erforderlich, um eine arrhythmiefördernde Azidose oder Hypoxämie angehen zu können.

1.4. Röntgendiagnostik

Die kardiologische Routinediagnostik beginnt mit einer Thoraxfernaufnahme in zwei Ebenen (dorsoventral und seitlich in zwei Metern Abstand), die Auskunft gibt über die Herzgröße und die Konfiguration der einzelnen an den Konturen erkennbaren Herzabschnitte. Die Beurteilung der Lungengefäße klärt Ausmaß und Dauer einer pulmonalen Stauung. Bestimmte kardiale Grunderkrankungen wie Klappenvitien, muskuläre Herzinsuffizienz oder Perikarderguß können dabei erkannt werden und Anlaß für weitere Spezialuntersuchungen geben. Durch den Ösophagusbreischluck kann der linke Vorhof und der Retrokardialraum besser beurteilt werden; die Aufnahmen in den beiden schrägen Durchmessern helfen ebenfalls bei der Lage- und Größenbeurteilung der einzelnen Herzhöhlen. Durch härtere Spezialaufnahmen lassen sich unter Umständen verkalkte Herzklappen darstellen. Die rotierende Durchleuchtung bietet ein plastisches Bild zur Beurteilung des Herzens. Besondere Aufmerksamkeit verlangt dabei die Beobachtung der Randpulsationen, die Hinweise für ein Herzwandaneurysma oder pleuroperikardiale Verwachsungen als Ursache für Herzrhythmusstörungen geben können. Bei entsprechendem Verdacht lassen sich solche Veränderungen durch ein Flächenkymogramm objektivieren. Wenn kardiochirurgische Maßnahmen in Betracht gezogen werden, so sind vorher aufwendige invasive Maßnahmen mit selektiver Kontrastdarstellung von Herzhöhlen und der Kranzgefäße erforderlich.

2. Spezielle elektrokardiographische Diagnostik

2.1. Rhythmusanalyse

Die elektrischen Vorgänge der einzelnen Herzabschnitte ergeben typische elektrokardiographische Bilder, die, auf ihren zeitlichen Zusammenhang untersucht, in den meisten Fällen eine sofortige Rhythmusdiagnose ermöglichen. Die exakte Erkennung der normalen Erregungsabläufe am Herzen ist hierfür Voraussetzung. So müssen optimale Ableitungsbedingungen besonders für die Erfassung der kleinen Vorhofpotentiale vorhanden sein und in bestimmten Fällen, bei denen die Analyse mit Vorhof- und Kammerpotentialen allein nicht ausreicht, auch noch Potentiale anderer Orte der Erregung – wie des His-Bündels – abgeleitet und zur Analyse mit verwandt werden.

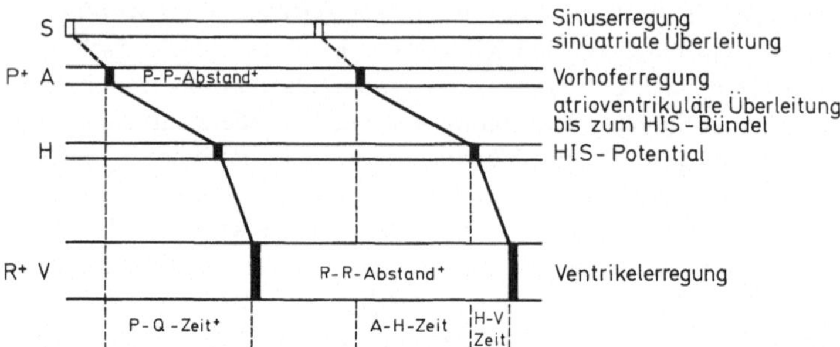

Abb. 1.1. AV-Diagramm zur Darstellung und Verknüpfung der registrierten Erregungsabläufe aus dem Oberflächen-EKG ($^+$) oder aus intrakardialer Ableitung

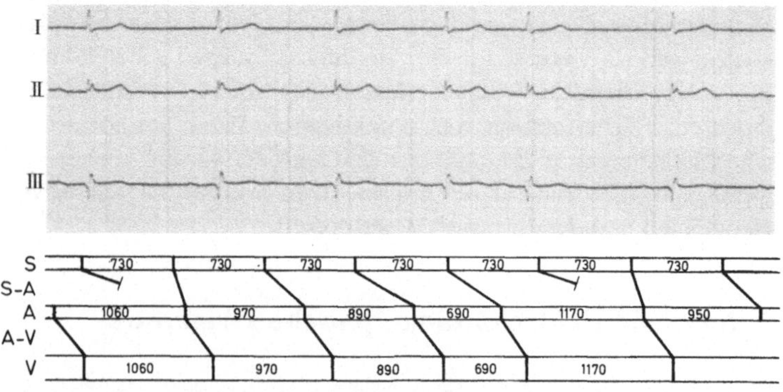

Abb. 1.2. AV-Diagramm bei einem SA-Block 2. Grades, Typ Wenckebach: Die postulierte regelmäßige Depolarisation des Sinusknotens kann unter Annahme einer zunehmenden SA-Leitungsverzögerung bis zum Ausfall der Überleitung mit der registrierten Vorhoftätigkeit in Einklang gebracht werden

Abnorme Erregungsabläufe in den einzelnen Herzabschnitten zeigen sich in typischen Formveränderungen der jeweiligen Potentialverläufe. Sie erlauben Rückschlüsse auf veränderte Erregungsbildungszentren und gestörte Bedingungen für die Erregungsausbreitung.

Bei komplexen Rhythmusstörungen empfiehlt sich die Erarbeitung eines AV-Diagramms (Abb. 1.1): Die identifizierten Potentiale werden dabei in ihrem zeitlichen Verlauf in ein Leiterschema eingetragen, das in mehreren Ebenen die verschiedenen Punkte des Erregungsablaufs vom Sinusknoten bis zum Ventrikelmyokard darstellt (Abb. 1.2). Konstante Intervalle sprechen für ein übergeordnetes Erregungsbildungszentrum, von dem ausgehend die Verknüpfung zu den Punkten auf den anderen Ebenen des Leiterschemas gesucht wird. Dabei muß die Möglichkeit einer retrograden Leitung – im Diagramm eine aufsteigende Verbindung – in Betracht gezogen werden. Bei unregelmäßigen Abständen muß untersucht werden, ob sich die unterschiedlichen Intervalle als Vielfache einer Grundeinheit erklären lassen. Wenn dies der Fall ist, so kann an den Punkten der eigentlich zu erwartenden Aktion der Grund für deren Ausbleiben gefunden werden und dann auf die Art der zugrundeliegenden Störung geschlossen werden. Da im Oberflächen-EKG mit Sicherheit nur die Punkte für zwei Ebenen des Leiterschemas – die Vorhof- und die Kammeraktionen – erkennbar sind und die Verknüpfungen immer hypothetisch bleiben, ist es in bestimmten Fällen erforderlich, durch invasive Techniken zusätzlich Orte des Erregungsablaufs aufzufinden, wie das His-Bündel als Station der Erregung zwischen Vorhof und Kammer. Gleichzeitig können dann durch Elektrostimulation in verschiedenen Herzabschnitten künstliche Erregungsbildungszentren geschaffen werden, wobei die von dort ausgelösten Erregungsabläufe neue Aufschlüsse über Weg und Funktion der Leitungsbahnen geben.

2.2. Ableitungstechnik

2.2.1. Standard-EKG

Zur exakten Rhythmusanalyse aus dem Oberflächen-EKG sind simultane Mehrkanalregistrierungen erforderlich zur Unterscheidung verschiedener Schenkelblockbilder, zur genauen Bestimmung der

Überleitungszeiten und der Erregungsdauer von Vorhof und Kammer und zur besseren Erkennung von Vorhofpotentialen, die als P-Wellen besonders deutlich in den Ableitungen II, III, aVF, V_1 und V_2 zu identifizieren sind. Die Vorschubgeschwindigkeit des Registrierpapiers liegt normalerweise bei 50 mms^{-1}, sollte aber variabel sein: Die Registrierung muß genügend schnell sein (100–200 mm s^{-1}), um exakt messen zu können, andererseits muß über ausreichend lange Zeit geschrieben werden können, um komplexere Rhythmusstörungen anhand von wiederholtem Auftreten analysieren zu können. Zur besseren Übersicht sind hier langsamere Schreibgeschwindigkeiten (10–25 mms^{-1}) sinnvoll. Ein noch langsamerer Vorschub (0,5–1 mms^{-1}) läßt sich sehr anschaulich für eine Darstellung von ventrikulären Extrasystolen über einen längeren Zeitraum einsetzen – etwa bei der Antiarrhythmikatestung.

Diese Forderungen werden durch die modernen Drei- und Sechskanal-Elektrokardiographen erfüllt. Bei der Registrierung werden unterschiedliche technische Prinzipien verwandt, die für das konventionelle Oberflächen-EKG alle gute Ergebnisse bringen. **Hebelschreibersysteme** mit direktem Kontakt des Schreibers zum Registrierpapier (als Hitze- oder Farbschreiber) sind recht robust. Die obere Registrierfrequenz dieser Geräte ist jedoch auf 150 Hz begrenzt, was zusammen mit der Abbremsung des Schreibhebels auf dem Papier die exakte EKG-Abbildung beeinträchtigt. Registriertreue auch in höheren Frequenzbereichen ist erforderlich bei Phonokardiogrammen und intrakardialen Elektrogrammen. Diese Anforderung wird durch trägheitsärmere **Strahlschreibersysteme** erfüllt: Bei dem Düsenschreiber wird Tinte durch eine rechtwinklig abgebogene Glaskapillare, die vom EKG-Meßstrom ausgelenkt wird, auf das Papier gespritzt. Die in ihren Übertragungseigenschaften optimalen Lichtstrahlschreiber sind wegen der Notwendigkeit zur photochemischen Aufarbeitung des Registrierpapiers recht aufwendig. Bei diesen Geräten wird ein Lichtstrahl durch einen kleinen Drehspiegel ausgelenkt. Die Strahlschreiber gestatten die Übereinanderprojektion simultan registrierter Druck-, Schall- und EKG-Kurven.

Bei simultaner Sechskanalregistrierung werden die bipolaren Einthoven-Ableitungen I, II und III zusammen mit den pseudounipolaren Ableitungen aVR, aVL und aVF nach Goldberger dargestellt. In einem anderen Programm sind sechs unipolare Ableitungen geschaltet, die nach Wilson als V_1 bis V_6 angeordnet werden können, und im allgemeinen lassen sich in einem dritten Programm neben den Ableitungen I, II und III noch die bipolaren Ableitungen des „kleinen Herzdreiecks" D, A und I nach Nehb ableiten.

2.2.2. Notfallableitung

Bei Notfällen wie dem akuten Kreislaufstillstand muß neben den üblichen Wiederbelebungsmaßnahmen eine rasche Beurteilung der elektrischen Herztätigkeit möglich sein. Die Entscheidung, ob als Ursache eines Herzstillstandes eine Asystolie oder Kammerflimmern vorliegt, hat unmittelbare therapeutische und prognostische Konsequenzen. Für diese Unterscheidung reicht eine EKG-Ableitung völ-

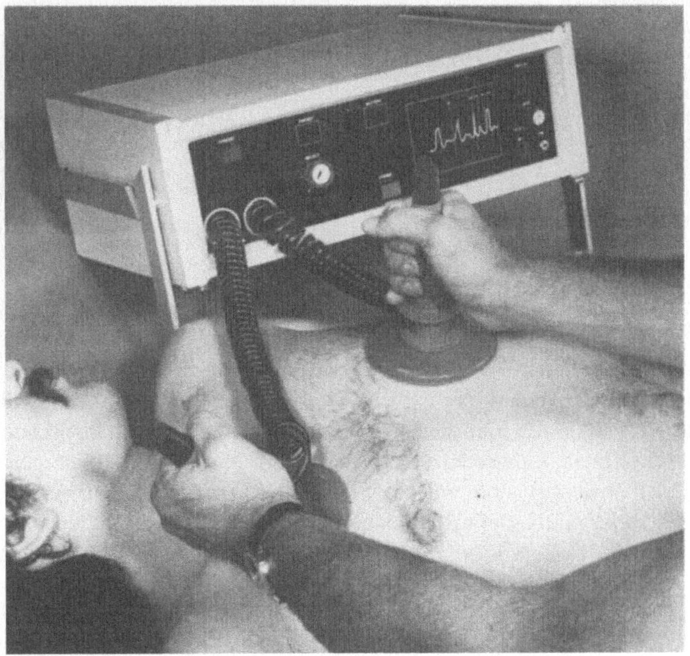

Abb. 1.3. Ableitung des EKG-Signals über die Elektrodenplatten eines tragbaren Defibrillators

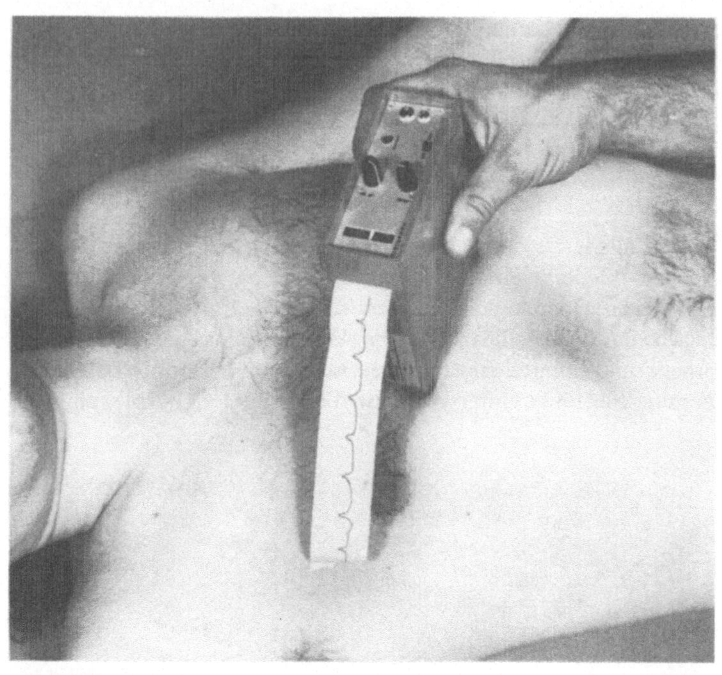

Abb. 1.4. Notfallmäßige Anwendung eines Direktregistrier-EKG-Gerätes

lig aus. Sie wird am sinnvollsten als bipolare Ableitung zweier herznaher Punkte der Brustwand angelegt und auf einem Leuchtschirm sichtbar gemacht oder direkt registriert (Abb. 1.4). Als sehr praktisch hat sich die Ableitmöglichkeit über die Platten eines Defibrillators erwiesen, da hier auch der Therapieerfolg eines Elektroschocks direkt abgelesen werden kann (Abb. 1.3). Notfall-EKG-Sichtgeräte (z. B. Visicard) sind mit drei Direktauflage-Elektroden versehen oder über ein Kabel mit einer Dreifuß-Elektrode verbunden, wobei der dritte Fuß als indifferente Elektrode geschaltet ist. Diese batteriegespeisten, gut transportablen Geräte sind für die Notfallmedizin heute unentbehrlich.

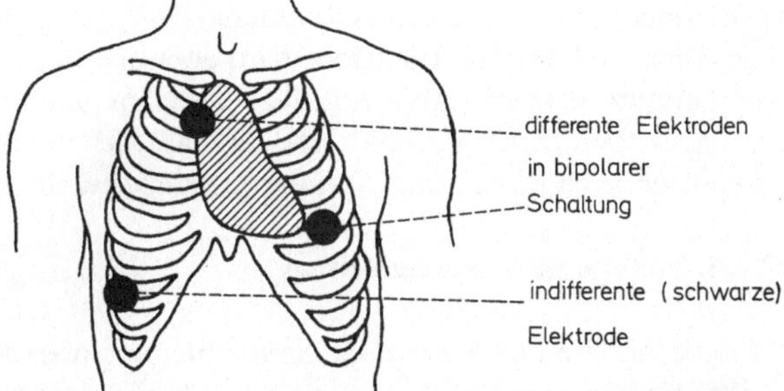

Abb. 1.5. Elektrodenanlage für Monitorableitungen: Die beiden differenten Elektroden werden im Verlauf der elektrischen Herzachse angebracht, um möglichst große Signale zu erzielen

2.2.3. Dauerableitung

Bei Patienten mit Herzrhythmusstörungen wird es oft erforderlich, eine langfristige Ableitung des EKG-Signals durchzuführen, entweder um bedrohliche Situationen frühzeitig zu erkennen oder auch um Rhythmusstörungen nachzuweisen. Für diesen Zweck werden Elektroden verwandt, die über mehrere Tage am gleichen Ort möglichst hautschonend, dabei aber stabil befestigt werden können. Der Übergangswiderstand zwischen Haut und Elektrode darf dabei durch Austrocknen nicht zu hoch werden. Dies wird weitgehend erreicht durch breitflächige Klebeelektroden mit hautfreundlichen Klebstoffen und einer luftdichten, flüssigkeitsgefüllten zentralen Kammer. Voraussetzung für eine längere Funktionstüchtigkeit dieser Ableitung ist eine sorgfältige Vorbereitung der Haut mit Rasieren, Fettentfernung, Hyperämisieren und Desinfizieren. Probleme bleiben jedoch bestehen bei starker Schweißsekretion der Haut, zu starker mechanischer Beanspruchung und in der Gefahr der Hautmazeration mit bakterieller Infektion. Die Ableitungspunkte sind so zu wählen, daß möglichst hohe Amplituden des EKG-Signals – gemessen an der 1mV-Zacke des Monitorschirms – abgenommen werden, weil dabei auch die Vorhofpotentiale deutlicher werden und Artefakte relativ klein gehalten werden können. Bei bipolarer Schaltung eignen sich für solche Ableitungen im allgemeinen die Endpunkte der elektrischen Herzachse auf dem Brustkorb, nämlich über dem Manubrium sterni oder etwas weiter rechts davon und die Gegend der Herzspitze. Die dritte, indifferente Elektrode wird über dem rechten Rippenbogen herzfern plaziert (Abb. 1.5). Neben einem guten EKG-Bild mit besonders deutlicher Vorhofdarstellung läßt sich bei dieser Elektrodenanlage auch direkt eine Atemfrequenzüberwachung ableiten.

2.2.4. Mehrpunkte-Serienableitung

Eine besondere Form der unipolaren Ableitung über der Brustwand stellt das sogenannte „mapping" dar. Hierbei werden Elektroden dicht nebeneinander entlang eines definierten Netzwerks über die gesamte vordere Brustwand verteilt und von jedem einzelnen Punkt unipolare Aktionspotentiale abgeleitet. Diese nicht routinemäßig angewandte Methode dient beispielsweise der Beobachtung des Verlaufs eines akuten Vorderwandinfarkts. Zur subtilen Rhythmusdiagnostik wird nach einem ähnlichen Prinzip gelegentlich direkt epikardial abgeleitet. Diese Methode kann nach Thorakotomie bei einem kardiochirurgischen Eingriff durchgeführt werden, wenn es um die Eliminierung eines medikamentös-therapierefraktären Fokus von lebensbedrohlichen Kammerektopien und um die Durchtrennung akzessorischer Leitungsbahnen geht.

2.2.5. Ösophagusableitung

Wenn in den Standardableitungen die Erkennung von Vorhofpotentialen schwerfällt, läßt sich eine Elektrosonde über die Speiseröhre in die Nähe der Vorhofregion bringen. Wie ein normaler Magenschlauch geschluckt oder über die Nase vorgeschoben, lassen sich in 25 bis 40 cm Tiefe gute Vorhofpotentiale in unipolarer oder bipolarer Schaltung ableiten. Störende Grundlinienschwankungen lassen sich durch Atemanhalten verringern. Notfallmäßig kann man über eine solche Sonde auch eine transösophageale Elektrostimulation durchführen. Instabile Lage, für den Patienten unangenehme Applikation und dadurch begrenzte Liegedauer und zu hoher Energiebedarf machen den Einsatz der Ösophaguselektrode jedoch zur Ausnahme.

12

2.2.6. Intrakardiale Ableitung

Der direkte Zugang zum rechten Vorhof über große Venen erlaubt die sicherste Ableitung von Vorhofpotentialen. So kann schon ein zentraler Venenkatheter, der mit seiner Spitze herznah plaziert wurde und mit einer Elektrolytlösung wie isotonischer Kochsalzlösung gefüllt ist, behelfsmäßig als unipolare Elektrosonde verwandt werden. Ein direkter Kontakt mit dem Endokard ist dabei nicht erforderlich; die Methode kann bettseitig ohne Röntgenkontrolle durchgeführt werden. Es ist jedoch streng auf eine vorschriftsmäßige Absicherung des registrierenden EKG-Geräts zu achten: Es darf keine direkte elektrische Verbindung zwischen der Elektrode und dem Stromnetz bestehen, um elektrische Zwischenfälle durch Kriechströme zu vermeiden.

Exakte Ableitung von Potentialen aus allen gewünschten Stellen des Endokards ist über halbstarre Elektrosonden möglich, die im allgemeinen für bipolare Schaltung mit mehreren Elektroden hintereinander gefertigt sind. Am einfachsten sind die üblichen transvenösen Schrittmachersonden mit zwei Elektroden im Abstand von 1 cm an der Spitze. Die Möglichkeit der intrakavitären EKG-Ableitung wird auch in Kombination mit gleichzeitiger Druckregistriermöglichkeit als Einschwemmkatheter angeboten. Nach perkutaner Einführung in eine große Vene (Vv. basilica, subclavia, femoralis oder jugularis int.) wird die Sonde unter Röntgensicht zum Herzen vorgeschoben und dort an der gewünschten Stelle plaziert. So lassen sich Aktionspotentiale in allen Abschnitten des rechten Vorhofs ableiten, wobei die Ventrikelpotentiale durch die bipolare Schaltung klein gehalten werden können. Durch Vorschieben in den rechten Ventrikel lassen sich Ventrikelpotentiale darstellen. Wählt man den Zugang über die V. femoralis und plaziert die Sonde in einer spazierstockartigen Krümmung über das septale Trikuspidalklappensegel an das Ventrikelseptum, zieht nach Erhalt eines überwiegenden Ventrikelpotentials wieder vorsichtig in Richtung auf den Vorhof zurück und dreht in Uhrzeigerrichtung, so kann man sehr kleine und hochfrequente, aber deutlich abgrenzbare Potentiale zwischen der Vorhof- und Kammeraktion darstellen, die der Erregung des His-Bündels entsprechen. Durch Herausfiltern niedriger Frequenzbereiche und Verstärkung der hochfrequenten Anteile lassen sich diese Potentiale mit ge-

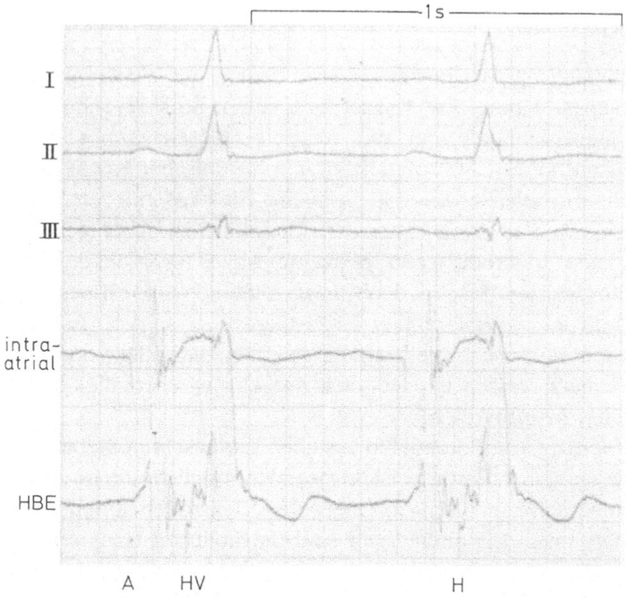

Abb. 1.6. Intrakardiale Elektrographie mit intraatrialer Ableitung und Ableitung vom Gebiet des HIS-Bündels. Simultane Darstellung der Extremitätenableitungen des Oberflächen-EKG. Normfrequenter Sinusrhythmus ohne Überleitungsstörung

eigneten Geräten (Strahlschreiber) besonders gut registrieren (Abb. 1.6). Simultan wird eine Ableitung des Oberflächen-EKG aufgezeichnet, das eine gute Darstellung der Vorhofpotentiale und eventueller Schenkelblockbilder ergibt; die beste Aussage bringen als zusätzliche Ableitungen I, III und V_1. Die gleichzeitige Registrierung von Potentialen aus dem hohen rechten Vorhof über eine zweite Elektrosonde, die auch zur Stimulation von dieser Stelle aus verwandt werden kann, ist oft sinnvoll. Nach stabiler Plazierung der Sonde wird mit großer Vorschubgeschwindigkeit (100–200 mms^{-1}) registriert, um die einzelnen Zeitintervalle exakt messen zu können. Vom Beginn der P-Welle im Oberflächen-EKG bis zum Beginn des intrakardial registrierten Vorhofpotentials, der PA-Zeit, werden die intraatriale Leitungszeit, von dieser A-Welle bis zum His-Potential die AH-Zeit als Dauer der intranodalen Leitung im AV-Knoten und die HV-Zeit vom His-Potential bis zur Erregung der Ventrikelmuskulatur, der V-Welle, bestimmt.

2.3. Ableitungsbedingungen

2.3.1. In Ruhe

Ausgangspunkt der elektrokardiographischen Diagnostik ist das EKG mit den zwölf Standardableitungen vom liegenden, völlig entspannten Patienten. Muskelpotentiale können Störungen der EKG-Ableitung hervorrufen, die sich als unregelmäßiges Zittern der Grundlinie darstellen. Abhilfe schafft man, indem für völlige Entspannung des Patienten gesorgt wird, eventuell durch Aufforderung zum Schließen der Augen. Die Raumtemperatur muß so hoch sein, daß durch Frieren bedingtes Muskelzittern verhindert wird. Die Elektrodenplatten sollten außerdem nicht über großen Muskelpaketen angelegt werden. Der Übergangswiderstand von Haut zu Elektrode ist durch ausreichend großflächige, gut befeuchtete Elektrodenplatten gering zu halten, für die Brustwandableitungen empfehlen sich Saugnapfelektroden, die mit Elektrolytpaste bestrichen werden. Die Haut muß hyperämisiert und die schlecht leitende Hornschicht abgeschmirgelt oder aufgeweicht werden. Die Einstreuung von Wechselstrompotentialen, die an ihrer regelmäßigen 50-Hz-Schwingung erkennbar sind, müssen durch Entfernung von elektrischen Geräten und Strom führenden oder unter Spannung stehenden Kabeln vermieden werden. Eine Abhilfe kann durch Erdung aller Geräte auf den gleichen Bezugspunkt oder durch eine Verbindung der indifferenten, schwarzen Patientenelektrode mit der Liege geschaffen werden. Beim Auftreten von Rhythmusstörungen sollte der registrierte Streifen ausreichend lang sein, um eine sichere Rhythmusanalyse zu ermöglichen. Mit langsamerem Papiervorschub (25 mms^{-1}) sollte dann wenigstens über 1 min geschrieben werden.

2.3.2. Atmungsabhängigkeit

Der Einfluß der Atmung auf den Herzrhythmus sollte durch ruhiges, oberflächliches Atmen für das Ruhe-EKG möglichst gering gehalten werden, zumal durch zu starke Atemexkursionen eine störende Grundlinienschwankung auftreten kann. Unter entsprechender Fragestellung ist es jedoch sinnvoll, EKG-Ableitungen während tiefer In- und Exspiration sowie in in- und exspiratorischer Apnoe aufzuzeichnen. Ausreichende Markierung dieser Vorgänge auf dem Streifen wie auch die Aufzeichnung des gewählten Ableitungsprogramms und der Papiertransportgeschwindigkeit sind unerläßlich.

2.3.3. Im Stehen

Vegetative Einflüsse können durch Lageveränderung des Patienten überprüft werden, die orthostatische Belastung im Stehversuch kann ebenfalls zur Rhythmusdiagnostik dienlich sein. Hierzu eignet sich am besten ein Kipptisch, jedoch kann der Patient bei gut fixierten Elektroden auch zum Aufstehen aufgefordert werden und das EKG dann bei ruhigem Stehen abgeleitet werden.

2.3.4. Bei Vagusreizung

In der Diagnostik anfallsweiser Bradykardien, aber auch zur Differentialdiagnose tachykarder Herzrhythmusstörungen ist die künstliche Auslösung von starken Vagusreflexen erforderlich. Dabei kommt es im positiven Fall zu einer Beeinflussung der Vorhoftätigkeit und der AV-Überleitung. Da bei entsprechender Anamnese mit bedrohlichen Frequenzverlangsamungen bis hin zur Asystolie gerechnet werden muß, dürfen solche Manipulationen nur unter fortlaufender EKG-Registrierung und in Bereitschaft geeigneter Gegenmaßnahmen durchgeführt werden: Antidote wie Atropin und β-Stimulatoren wie Alupent sowie die Möglichkeit zu elektrischer Schrittmachertherapie und allgemeinen Wiederbelebungsmaßnahmen müssen vorhanden sein. Neben dem **Valsalva-Manöver** ist der **Karotissinus-Druckversuch** die sicherste Methode zur Auslösung des gewünschten Vagusreflexes. Der liegende Patient dreht den Kopf zur entgegengesetzten Seite, die A. carotis wird neben dem M. sternocleidomastoideus palpiert und dann vorsichtig gegen die Halswirbelsäule gedrückt und leicht massiert. Bei Anhalt für zerebrovaskuläre Störungen oder gar dem Vorliegen von Stenosegeräuschen über einer A. carotis ist diese Maßnahme jedoch kontraindiziert. Die Ge-

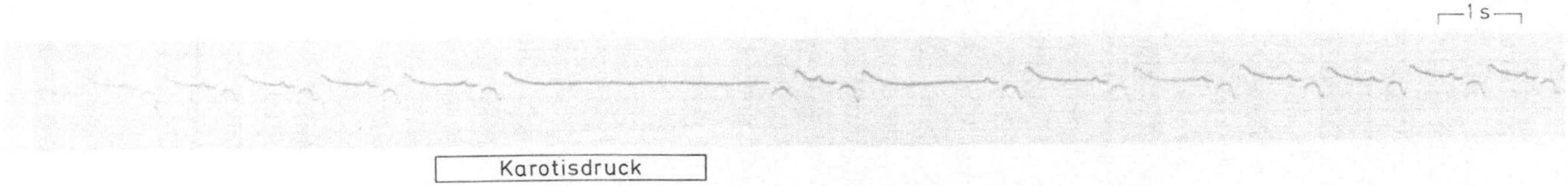

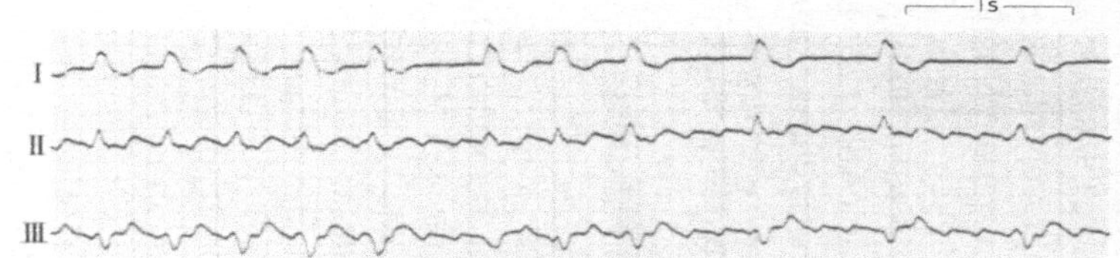

Abb. 1.7. Positiver Karotisdruckversuch mit Vorhofstillstand und Knotenersatzschlag

Abb. 1.8. Aufdeckung eines Vorhofflatterns als Ursache einer Tachykardie durch Senkung der Kammerüberleitungshäufigkeit mit dem Karotisdruckversuch

fahr eines starken Blutdruckabfalls muß ebenfalls berücksichtigt werden. Bei negativem Ausfall des Karotissinus-Druckversuchs wird er auf der Gegenseite wiederholt, jedoch nie auf beiden Seiten gleichzeitig durchgeführt. Eine leichte Senkung der Sinusknotenfrequenz unter dem Karotissinus-Druckversuch ist physiologisch, Frequenzabfall um mehr als 40% mit langen asystolischen Phasen und Auftreten von höhergradigen SA- und AV-Blockierungen (Abb. 1.7) muß bei entsprechender Anamnese im Sinne eines **hypersensitiven Karotissinussyndroms** bewertet werden, sofern dieser Effekt durch Atropingabe verhindert werden kann. Bewirkt Atropin jedoch keinen Schutz vor dem pathologischen Ausfall des Karotisdruckversuchs, so ist eine organische Störung im Sinne des **Syndrom des kranken Sinusknotens** anzunehmen. Die Unterbrechung einer Tachykardie durch den Karotissinus-Druckversuch läßt auf einen supraventrikulären Ursprung mit Reentry-Mechanismus schließen, während Kammertachykardien unbeeinflußt bleiben. Supraventrikuläre Tachykardien bei Vorhofflattern reagieren auf den starken Vagusreiz mit einer Senkung der Kammerüberleitungshäufigkeit; durch die fehlende Überlagerung mit Kammerpotentialen werden die typischen Vorhofflatterwellen somit eindeutig erkennbar (Abb. 1.8). Bei frequenzabhängigen intraventrikulären Leitungsstörungen kann durch den Karotissinus-Druckversuch die Frequenz soweit gesenkt werden, daß die unblockierte Aktion besser analysierbar wird.

2.3.5. Unter körperlicher Belastung

Neben der Beurteilung der körperlichen Leistungsfähigkeit und der Aufdeckung von latenten koronaren Durchblutungsstörungen sind Bewertung und Provokation von Herzrhythmusstörungen eine Indikation für die ergometrische Belastung. Die Durchführung am liegenden Patienten mit stufenweise ansteigender Fußkurbelarbeit am Fahrradergometer ergibt die besten Bedingungen für eine gute EKG-Ableitung. Bei dieser Versuchsanordnung lassen sich besonders die üblichen Brustwandableitungen V_1 bis V_6 gut registrieren, wenn man die Elektroden an einem elastischen Gurt befestigt und diesen um den Brustkorb schnallt. Bei Einkanalregistrierung empfiehlt sich eine bipolare Ableitung zwischen dem Manubrium sterni und Position V_5 mit Anlage der indifferenten Elektrode über dem rechten Rippenbogen. Die dauernde Beobachtung des EKG über einen Monitor während der Belastung ist Bedingung, um gefährliche Rhythmusstörungen oder eine schwere Myokardischämie frühzeitig zu erkennen und den Versuch dann zu beenden. Ein Defibrillator muß bereitgehalten werden.

Extrasystolen und supraventrikuläre Arrhythmien können unter Belastung verschwinden, was für deren vegetative Auslösung spricht. Ein organisches Herzleiden als Ursache läßt sich jedoch nicht endgültig ausschließen. Durch den „Overdrive-Effekt" der belastungsabhängigen Tachykardie können Extrasystolen unterdrückt werden. Unter Belastung auftretendes Vorhofflimmern kann als Ausdruck einer Belastungsherzinsuffizienz gedeutet werden. Neu auftretende, belastungsabhängige ventrikuläre Extrasystolen, besonders bei polytopem Ursprung, AV-Blockierungen und intraventrikuläre Leitungsblockierungen sind am ehesten Ausdruck latenter koronarer Durchblutungsstörungen, zumal wenn sie mit typischen deszendierenden ST-Streckensenkungen oder Angina-pectoris-Beschwerden einhergehen. Der adäquate Pulsfrequenzanstieg unter Belastung ist außerdem ein Kriterium zur Beurteilung der Schrittmacherpflichtigkeit von Patienten mit Bradykardien in Ruhe.

2.3.6. Bei Medikamentenanwendung

Neben der diagnostischen Anwendung von Atropin als Antagonist bei der Auslösung starker Vagusreflexe ist es auch bei in Ruhe bestehenden Bradykardien zur weiteren Differenzierung der zugrundeliegenden Rhythmusstörung von Bedeutung. Ein AV-Block 2. Grades mit 2:1-Blockierung kann als Wenckebach-Block identifiziert werden, wenn nach Atropingabe die Blockierungshäufigkeit abnimmt – bedingt durch die Verkürzung der Refraktärperiode im AV-Knoten. Ein AV-Block 2. Grades Typ Mobitz wird dagegen nach Atropin in der Blockierungshäufigkeit eher ansteigen, da die pathologisch verlängerte Refraktärzeit des AV-Knotens in diesen Fällen nicht beeinflußt wird und nur die Vorhoffrequenz ansteigt. Bei totalen AV-Blockierungen läßt sich die Höhe der Blockierung ungefähr nach der Ansprechbarkeit des Ersatzzentrums auf Atropin abschätzen: Hochsitzende, sekundäre Ersatzzentren des AV-Knotenbereichs reagieren noch mit Frequenzanstieg, während tiefe Kammerersatzzentren unbeeinflußt bleiben. Entsprechend ergibt sich die therapeutische Indikation für Atropin insbesondere bei Bradykardien mit proximalen Leitungsstörungen, wie z. B. beim akuten Hinterwandinfarkt mit passagerer AV-Blockierung. Die Anwendung von Atropin ist in diesen Fällen an eine gute EKG-Registrierung gebunden, die eine exakte Identifizierung der Vorhofpotentiale ermöglicht; der eindeutige Weg zur Lokalisierung von AV-Blockierungen ist jedoch die intrakardiale Ableitung.

Die kontinuierliche Registrierung eines kompletten Oberflächen-EKG ist ebenfalls Bedingung bei jeder therapeutischen Anwendung von Antiarrhythmika als intravenöse Injektion. Der Zeitpunkt des Wirkungseintritts muß erfaßt werden, um über die Dosierung einer Dauertherapie entscheiden zu können. Komplikationen wie Blockierungen der Erregungsbildung und -leitung mit folgender Bradykardie bis Asystolie müssen in ihrem Ansatz erkannt werden können. Für die paradoxe Komplikation einer antiarrhythmikainduzierten Tachykardie, die bis zum Kammerflimmern führen kann, gilt das gleiche. Aus der subtilen Analyse solcher therapeutischer Effekte kann je nach pharmakologischer Wirkungsweise des verwandten Medikaments auf die Art der zugrundeliegenden Arrhythmiemechanismen geschlossen werden. Das gezielte therapeutische Vorgehen wird durch solche Erkenntnisse möglich gemacht. Besonders bei Medikamenten wie Ajmalin und Propafenon muß während der Injektion neben der AV-Überleitung besonders die Breite der Kammerkomplexe kontrolliert werden, da hier eine dosisabhängige allgemeine Leitungsverzögerung den Einsatz limitiert.

2.3.7. Unter intensivmedizinischen Bedingungen

Bei allen Erkrankungen, die mit einer Gefährdung vitaler Funktionen einhergehen, ist die fortlaufende Überwachung des EKG erforderlich. Im Vordergrund steht dabei der akute Myokardinfarkt, dessen Rhythmuskomplikationen heute nicht mehr zur Todesursache werden dürfen, sofern sie nicht sekundär als Folge eines irreversiblen Pumpversagens des Herzens auftreten. Durch die Ausdehnung der intensivmedizinischen Betreuung des Infarktpatienten in die prästationäre Phase im Sinne eines Notarztwagen-Rettungssystems mit EKG-Überwachungsmöglichkeit ist dieser Forderung weitgehend

20

Rechnung getragen worden. Aber auch eine ganze Reihe anderer Krankheitsbilder werden bedrohlich durch akute gefährliche Rhythmusstörungen, die frühzeitig erkannt werden müssen.

Da eine dauernde personelle Überwachung des EKG-Bildes auf einem patientenseitigen oder auch zentralen Monitorschirm nicht möglich ist, wurden Alarmsysteme entwickelt. Die Unter- oder Überschreitung bestimmter wählbarer Frequenzen ist dabei die erste Stufe, bei der optische und akustische Signale auf die Gefährdung des Patienten hinweisen und automatisch die Registrierung dieser alarmierenden EKG-Ereignisse veranlassen. Dabei sollten möglichst noch die dem alarmauslösenden Ereignis vorausgehenden Herzaktionen ausgeschrieben werden, was durch einfache elektronische Speichermöglichkeiten realisierbar ist. Der Alarm darf bei einer solchen Anlage nur patientenseitig abgestellt werden können, um sofort die Situation am klinischen Bild beurteilen zu müssen. Eine stabile, artefaktfreie Elektrodenanlage ist dafür Voraussetzung, da sonst durch gehäufte Fehlalarme die Aufmerksamkeit des überwachenden Personals sinkt und durch Verzicht auf die Alarmfunktion der Effekt der Anlage fragwürdig wird.

Ausgehend von der Feststellung, daß Kammerflimmern durch ventrikuläre Extrasystolen ausgelöst werden kann, wurden elektronische Überwachungsgeräte entwickelt, die abnormal konfigurierte und vorzeitig einfallende Herzaktionen erkennen können und in einer zweiten Stufe des EKG-Alarmsystems nach wählbaren Kriterien den Patientenalarm auslösen. Bei diesen Geräten muß zunächst in einer Lernphase ein technisch optimal abgeleitetes Einkanal-EKG eingegeben werden. Anhand der Berechnung der mittleren RR-Intervalle, der Konfiguration des Kammerkomplexes in Bezug auf Anstiegssteilheit, Amplitude, Dauer und umschriebener Fläche werden die Normalaktionen von dem Gerät definiert. Kammerkomplexe, die sich hinsichtlich dieser Werte von den Normalaktionen unterscheiden, werden dann vom Gerät erkannt, in Form einer Trendanalyse registriert und bei Überschreiten einer einstellbaren Häufigkeitsgrenze als Alarmsignal gewertet. Unter der Voraussetzung einer geeigneten Ableitungsstelle, die durch verschiedene Versuche herausgefunden werden muß, lassen sich supraventrikuläre und ventrikuläre, monotope und polytope Extrasystolen differenzieren, werden Extrasystolensalven erkannt oder Extrasystolen nach dem Ausmaß

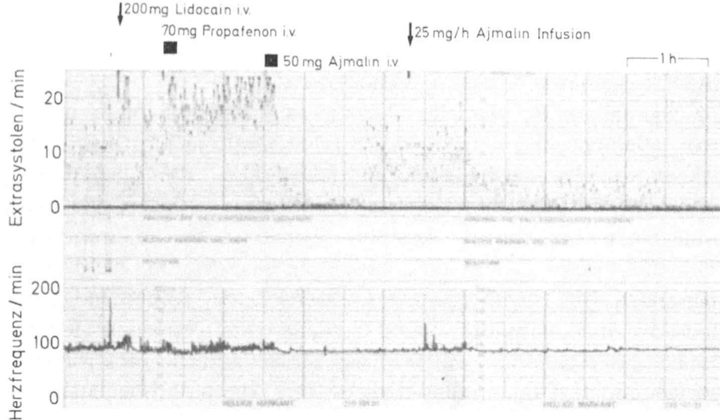

Abb. 1.9. Registrierung der Extrasystolenhäufigkeit (obere Reihe) und der Herzfrequenz (untere Reihe) mit einem Dysrhythmie-Monitor. Die Wirksamkeit verschiedener Antiarrhythmika ist deutlich dokumentiert

ihrer Vorzeitigkeit klassifiziert. Begrenzt ist der Einsatz dieser **Arrhythmiemonitoren** jedoch durch die Notwendigkeit einer dauerhaften, stabilen Elektrodenanlage an gleichbleibender Stelle, was besonders beim unruhigen, schwitzenden Patienten schwierig wird, sowie durch komplizierte EKG-Signale beim Vorhofflimmern, bei wechselnden Schenkelblockbildern und intermittierendem Einfall von Schrittmacheraktionen. Der Sinn dieses aufwendigen und störanfälligen Alarmsystems wird außerdem durch die Erkenntnis relativiert, daß auch recht spät einfallende Extrasystolen Vorboten von Kammerflimmern sein können und dies häufig sogar ohne prodromale Rhythmusstörungen auftritt. Dennoch behalten diese Geräte ihren Platz in der Intensivmedizin, insbesondere wenn es um die Austestung von Antiarrhythmika und Einstellung auf eine Dauermedikation geht. So sind individuelle Dosierungen mit gerade erforderlichen, aber sicher wirksamen Wirkspiegeln leicht zu ermitteln (Abb. 1.9).

Eine weitere Ausbaustufe der elektronischen Überwachung auf der Intensivstation stellt die kontinuierliche Bandspeicherung der abgeleiteten EKG-Signale zusammen mit anderen Biosignalen dar. Die Arrhythmieanalyse kann direkt durchgeführt werden – auch parallel

22

für mehrere Patienten und frei programmierbar – oder später durch Abspielen der Magnetbänder mit möglicherweise zeitgeraffter Darstellung des EKG-Bilds.

2.3.8. Telemetrie

Die Notwendigkeit einer kontinuierlichen EKG-Überwachung stellt sich beim Infarktpatienten auch in der Mobilisationsphase, insbesondere bei der Beurteilung der maximal zulässigen körperlichen Belastung und der Überwachung von Trainingsübungen. Während bei der stationären ergometrischen Belastung die EKG-Registrierung über ein Kabel unproblematisch ist, muß bei der Belastung mit Spazierengehen oder Dauerlauf, Treppensteigen oder Schwimmen das EKG-Signal drahtlos über Funk gesendet werden. Leicht transportable Telemetriesender mit ausreichender Leistung für den Klinikbereich transformieren die von hochleistungsfähigen Elektroden abgeleiteten EKG-Signale in Funkimpulse, die von einem zentralen Telemetrieempfänger wieder in ein sichtbares EKG-Bild aufbereitet werden. Hier kann die Kontrolle durch direkte Beobachtung, aber auch unterstützt durch Arrhythmiemonitore durchgeführt werden.

2.3.9. Langzeit-EKG

Wenn die Fragestellung der kontinuierlichen EKG-Registrierung es erlaubt und die Gefahr akut bedrohlicher Rhythmusstörungen, die zum sofortigen Eingreifen zwingen, gering ist, kann das EKG auf ein Magnetband gespeichert werden und auch später analysiert werden. Dabei kann das EKG über Kabel oder Telemetriesender in einen zentralen Bandspeicher eingegeben werden. Die einfachere Möglichkeit ist aber die direkte Aufzeichnung in einem kleinen batteriegespeisten Magnetbandgerät, das der Patient bei sich trägt und ihn in seinem Bewegungsspielraum völlig unabhängig macht. Diese Geräte sind in Spulen- oder Kassettenbauweise erhältlich und können bis zu 72 h kontinuierlich aufzeichnen. Die Auswertung des gespeicherten EKG geschieht an einem Wiedergabegerät, auf dem das EKG-Bild gerafft dargestellt und in Originalgeschwindigkeit sichtbar gemacht wird, und das interessante Abschnitte auch ausschreiben kann. Die Zuordnung zur Originalzeit macht ein genaues Protokoll des

Patienten über seine Betätigungen während der Aufzeichnung, über besondere Beschwerden und Ereignisse erforderlich. Um eine weniger zeitraubende Auswertung der Aufzeichnung zu ermöglichen, kann das EKG-Bild mit erheblich höherer Geschwindigkeit abgespielt werden. Dabei werden die einzelnen Kammeraktionen durch Triggern übereinanderprojiziert und erscheinen so im Falle eines regelmäßigen Rhythmus als Standbild. Die Herzfrequenz wird dabei auf einer Skala sichtbar angezeigt und ist außerdem akustisch abschätzbar an der Höhe des durch die einzelnen hörbar gemachten, schnell aufeinander folgenden Herzaktionen gebildeten Tones. Zwischenzeitlich auftretende Rhythmusstörungen sind identifizierbar durch Veränderung des Standbildes, bei dem im Falle von ventrikulären Extrasystolen anders konfigurierte Kammerkomplexe auftauchen, oder auch an einem plötzlichen Sprung der Tonhöhe bei paroxysmalen Tachykardien oder Bradykardien. Durch eine mitlaufende Uhr kann die der Rhythmusstörung entsprechende Zeit herausgefunden werden und mit dem Protokoll des Patienten eine mögliche Korrelation mit besonderen Ereignissen gefunden werden. Nach Zurückspulen des Bandes werden die aufgefundenen Rhythmusstörungen in Originalgeschwindigkeit ausgeschrieben und näher analysiert.

2.3.10. Intrakardiale Stimulation

Die subtile elektrokardiographische Diagnostik kommt oft selbst mit der intrakardialen EKG-Ableitung nicht aus. Eine erhebliche Ausweitung der diagnostischen Aussage bringt die gleichzeitige Anwendung der gezielten endokardialen Elektrostimulation. Mit ihr läßt sich der Funktionszustand des Reizleitungssystems unter höheren Frequenzen prüfen, bestimmte Leitungszeiten oder aberrierende Überleitungen können nur mit dieser Methode aufgedeckt werden. Notwendig wird dieses Vorgehen zur Sicherung des Syndroms des kranken Sinusknotens, zur prognostischen Beurteilung von AV-Blockierungen, zur sicheren Abklärung von Präexzitationssyndromen und gelegentlich zu Differenzierung von Tachykardien oder malignen extrasystolischen Herzrhythmusstörungen.
Zur Unterscheidung einer schon in Ruhe bestehenden AV-Blockierung in einen proximalen oder distalen Block wird mit Hilfe der

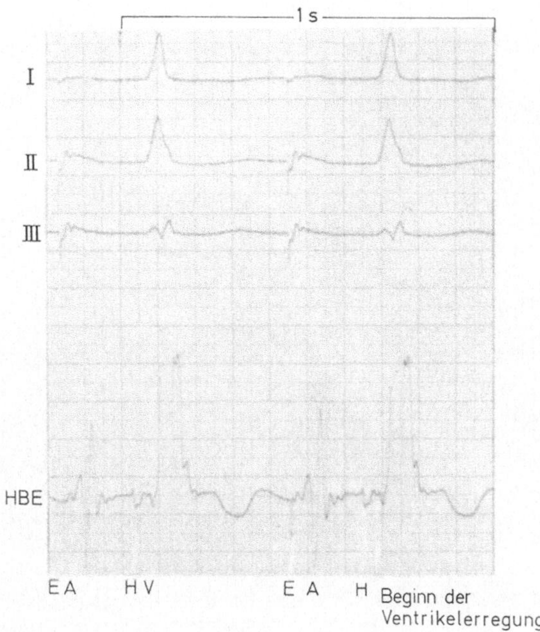

Abb. 1.10. Ableitung des His-Bündel-Potentials bei atrialer Elektrostimulation (E): 1:1-Überleitung mit Verlängerung der AV-Zeit durch eine proximale Leitungsverzögerung im Sinne des AH-Blocks 1. Grades

intrakardialen Ableitung das His-Bündel-Elektrogramm registriert. Zur Bestätigung, daß es sich bei dem abgeleiteten Potential tatsächlich um die Erregungswelle im His-Bündel handelt, kann man versuchen, über die Ableitungselektroden einen Schrittmacherimpuls zu setzen, der dann eine Ventrikelerregung zur Folge haben müßte, die im Oberflächen-EKG formal einer supraventrikulär ausgelösten Kammerdepolarisation gleicht. Nach Sicherung dieser Elektrodenlokalisation werden nun insbesondere bei noch normalen Leitungszeiten Funktionsuntersuchungen der Vorhof-Kammerüberleitung durchgeführt (Abb. 1.10). Durch Schrittmacherstimulation im Vorhof mit stufenweise steigender Frequenz wird der „Wenckebach-Punkt" ermittelt, d. h. diejenige Frequenz, bei der nur jede zweite Vorhoferregung bis zur Kammer fortgeleitet wird (Abb. 1.11). Diese Blockierung ist im hohen Frequenzbereich physiologisch, tritt sie je-

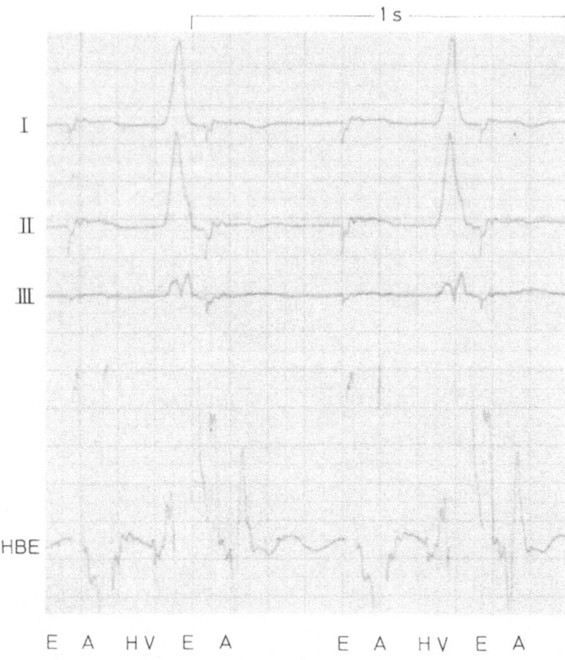

Abb. 1.11. Ableitung des His-Bündel-Potentials bei schneller atrialer Elektrostimulation: 2:1-Kammerüberleitung durch proximale Blockierung. Bei jeder zweiten Vorhoferregung (A) folgt kein His-Potential (H). Die HV-Überleitung ist ungestört

doch bei Frequenzen unter 140/min auf, gilt sie als pathologisch. Unter Stimulationsbedingungen werden die einzelnen Überleitungszeiten gemessen, sie sollen im physiologischen Frequenzbereich die Normwerte nicht überschreiten: Für die AH-Zeit gelten 54 ms bis 130 ms, für die HV-Zeit 30 ms bis 60 ms und für die Erregungsausbreitung im His-Bündel 15 ms bis 20 ms als Normwert. Unterschreitungen dieser Zeiten kommen vor bei den Präexzitationssyndromen, die somit auch näher differenziert werden können. Die Reaktion auf programmierte Einzelstimuli oder frequenzvariierte Dauerstimulation auf Vorhof- oder Kammerebene gibt Aufschluß über die Lokalisation akzessorischer Bahnen, ante- oder retrograde Leitungsfähigkeit und Dauer der Refraktärzeiten.

26

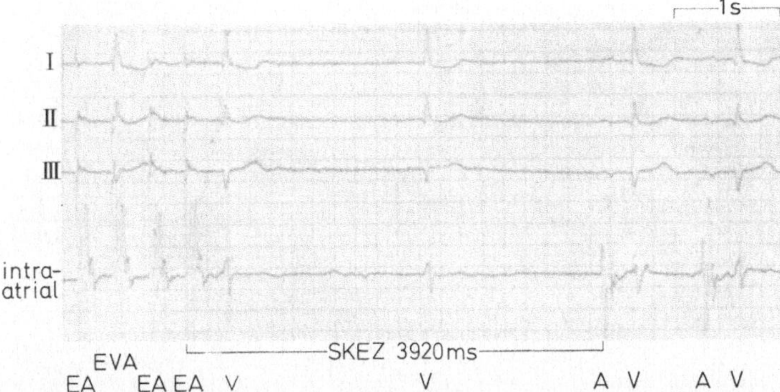

Abb. 1.12. Oberflächen-EKG und intraatriale Ableitung bei schneller Vorhofstimulation mit 3:1-Überleitung. Nach abruptem Abstellen des elektrischen Schrittmachers stellt sich eine pathologische Sinusknotenerholungszeit (SKEZ = 3920 ms) dar

Die Untersuchung mit schneller Vorhofstimulation wird ergänzt durch die Bestimmung der Sinusknotenerholungszeit (SKEZ). Im Prinzip wird hierbei eine Unterdrückung der übergeordneten Schrittmacherzellen des Sinusknotens durch vorzeitige Depolarisation wie bei einer supraventrikulären Tachykardie erzeugt und die Schnelligkeit der Wiederübernahme der Schrittmachertätigkeit durch den Sinusknoten geprüft, also das klinische Bild eines Bradykardie-Tachykardiesyndroms imitiert. Nach einer Stimulationsdauer von mindestens 30 s auf verschiedenen Frequenzstufen wird die Zeit gemessen, die nach abruptem Abschalten des künstlichen Schrittmachers von der letzten schrittmacherinduzierten Vorhofwelle bis zur ersten Sinusknotenaktion, der P-Welle verstreicht (Abb. 1.12). Diese absolute SKEZ sollte 1400 ms nicht überschreiten, sicherer ist jedoch die Angabe der korrigierten SKEZ, die nach Abzug der Zeit des normalen PP-Abstands in Ruhe errechnet wird und 500 ms nicht übersteigen soll, oder die relative SKEZ, bei der die ausgemessene Zeit ins Verhältnis zum Ruhe-PP-Abstand gesetzt wird. Die Obergrenze für diesen Wert liegt bei 140% bis 150%. Im allgemeinen wird ein Maximum der SKEZ im mittleren Stimulationsfrequenzbereich erzielt, was durch eine zunehmende Schutzblockierung des Sinusknotens bei höheren Stimulationsfrequenzen zu erklären ist. Für eine regelmä-

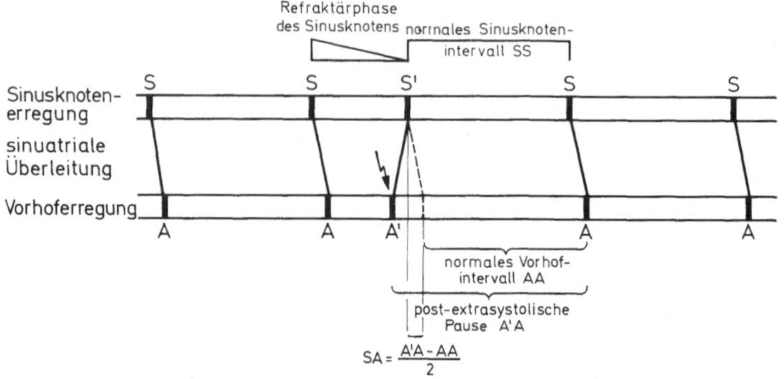

Abb. 1.13. Schematische Darstellung der Erregungsabläufe bei der Bestimmung der SA-Überleitungszeit durch vorzeitige Vorhof-Einzelstimulation (A′)

ßige Depolarisation des Sinusknotens durch den Schrittmacherstimulus spricht das Auftreten des „warming up-Phänomens", d. h. der langsamen Frequenzsteigerung der neu einsetzenden Sinusknotentätigkeit über sechs bis zehn Schläge bis zum Ausgangs-Ruhewert. Nur dann kann ein normaler Wert für die SKEZ als sicher nicht pathologisch angesehen werden.

Eine genauere Aussage über die Leitungsverhältnisse zwischen dem Sinusknoten, für dessen Tätigkeit es keine direkte EKG-Ableitungsmöglichkeit gibt, und dem Vorhofmyokard läßt sich bei Anwendung von programmierten, vorzeitig einfallenden Einzelstimuli machen. Das Intervall, das von der frühest möglichen schrittmacherinduzierten Vorhofdepolarisation bis zum Wiedereinsetzen der regelrechten sinusknoteninduzierten Vorhofaktion verstreicht, ergibt nach Abzug des normalen PP-Intervalls die Zeit, die für die Erregungsleitung vom Schrittmacher zum Sinusknoten und wieder zurück zur Vorhofmuskulatur benötigt wird. Die Hälfte dieser Zeit kann also etwa als einfache SA-Überleitungszeit angenommen werden (Abb. 1.13).

Gezielt lokalisierte und in ihrer Vorzeitigkeit variierte Schrittmacherimpulse können selbständig fortbestehende Tachykardien auslösen oder sie auch unterbrechen, was für deren Verursachung im Sinne eines „Reentry-Mechanismus" spricht. Parasystolische Rhythmen, die durch ektope Schrittmacherzentren verursacht

28

werden, lassen sich nur durch Überfahren mit noch höherer Schritt-
macherfrequenz („overdrive-suppression") unterdrücken und treten
nach Frequenzreduktion wieder auf. Diese Zentren lassen sich durch
austastende unipolare EKG-Ableitung im Sinne eines intrakardialen
Mapping lokalisieren, um sie so einer möglichen kardiochirurgischen
Intervention zugänglich zu machen.

3. Literatur

1. FRIEDBERG, C. K.: Erkrankungen des Herzens. 2. Aufl. Stuttgart: Thieme
   1972
2. KOENIG, W.: Klinisch-physiologische Untersuchungsmethoden. Stuttgart:
   Thieme 1972
3. KÜHN, H. A., LASCH, H.-G.: Untersuchungsmethoden und Funktionsprü-
   fungen in der inneren Medizin. Stuttgart: Thieme 1975
4. PÄTZOLD, J.: Kompendium Elektromedizin. Berlin: Siemens 1976
5. REINDELL, H., ROSKAMM, H.: Herzkrankheiten. Berlin, Heidelberg, New
   York: Springer 1977
6. SEIPEL, L.: His-Bündel-Elektrographie und intrakardiale Stimulation.
   Stuttgart: Thieme 1978
7. TESCHENDORF, W., ANACKER, H., THURN, P.: Röntgenologische Differenti-
   aldiagnostik. Stuttgart: Thieme 1977
8. WIRTZFELD, A., BAEDEKER, W. D.: Rhythmusstörungen des Herzens.
   2. Aufl. München: Urban & Schwarzenberg 1976

Kapitel II

Formen von Herzrhythmusstörungen

O. A. Beck und H. Hochrein

1. Elektrophysiologische Mechanismen

Für die klinische Diagnostik von Rhythmusstörungen ist das EKG unentbehrliches Hilfsmittel, seine Aussagen sind jedoch nur indirekter Natur. Der zugrundeliegende elektrophysiologische Mechanismus kann aus dem EKG in der Regel nicht erkannt werden.

Eine Arrhythmie wird hervorgerufen durch Norm-Abweichung von Frequenz und Regularität, des Ursprungsortes kardialer Impulse oder durch Störungen der Erregungsleitung des Impulses, so daß die regelhafte Folge der Aktivierung von Vorhof und Kammer gestört ist. Arrhythmien sind demnach das Ergebnis von Störungen der Erregungsbildung, Erregungsfortleitung oder einer Kombination von beiden. Bei den meisten Herzrhythmusstörungen entstehen Erregungen entweder vorzeitig oder mit abnormer Frequenz bzw. außerhalb des regulären Automatiezentrums.

Normalerweise werden Erregungen im Herzen auf zweierlei Art ausgelöst, nämlich

1. in Form der automatischen Erregungsbildung durch Schrittmacherzellen des Sinusknotens,
2. in Form der Erregungsfortleitung von Zelle zu Zelle über die Vorhöfe, das Erregungsleitungssystem und die Ventrikelmuskulatur.

Das typische Charakteristikum aller automatisch tätigen oder zur Automatie befähigten Zellen ist die langsame diastolische Depolarisation (Phase 4 des Aktionspotentials, Schrittmacherpotential). Das nicht automatisch arbeitende Arbeitsmyokard zeigt dementsprechend normalerweise keine diastolischen Depolarisationen; vielmehr stellt sich im Anschluß an ein Aktionspotential wieder ein konstantes

Ruhepotential ein; solche Zellen werden auf dem Weg der Fortleitung in Erregung versetzt (Depolarisation durch Ausgleichströme).

Die Rolle des Sinusknotens als führender Schrittmacher des Herzens beruht auf der Tatsache, daß er von allen potentiellen Schrittmachern mit der höchsten Frequenz Erregungen aussendet, die dann auf dem Weg der Erregungsfortleitung das ganze Herz und somit auch alle sonstigen Schrittmacher ergreifen. Es werden also auf diesem Wege auch solche Fasertypen miterregt, die im Prinzip selbst die Fähigkeit zur automatischen Erregungsbildung – also Schrittmachereigenschaften besitzen, wie beispielsweise das ventrikuläre Erregungsleitungssystem und Zellen um die AV-Region. In solchen potentiellen Schrittmacherzellen wird die langsame diastolische Depolarisation durch den Beginn der zugeleiteten Erregung unterbrochen, bevor sie selbst die Schwelle erreicht und ein Aktionspotential in Gang gesetzt haben. Im Vergleich zum Sinusknoten verlaufen die diastolischen Depolarisationen mit zunehmender Entfernung vom Sinusknoten immer flacher. Dies bedeutet, daß die Frequenz in den peripheren Anteilen des Erregungsleitungssystems geringer als zentralwärts ist, im His-Bündel niedriger als in der AV-Region, in den Purkinje-Fasern geringer als im His-Bündel. Solche Anteile treten normalerweise nur dann in Erscheinung, wenn die übergeordneten Automatiezentren ausfallen oder die Erregungsfortleitung unterbrochen ist. Das betreffende Zentrum erzeugt dann einen Ersatzrhythmus mit der ihm eigenen Frequenz.

1.1. Bradykarde Rhythmusstörungen

Bradykarde Rhythmusstörungen treten auf als Folge einer Störung der Erregungsbildung oder der Erregungsleitung.

Die Erregungsbildung wird durch die folgenden elektrophysiologischen Kenngrößen des Aktionspotentials einer Schrittmacherzelle beeinflußt:

1. Aktionspotentialdauer
2. Maximales diastolisches Potential
3. Spontane diastolische Depolarisation

Eine Abnahme der Frequenz der Erregungsbildung kann durch folgende Veränderungen hervorgerufen werden:
1. Zunahme der Aktionspotentialdauer
2. Zunahme des maximalen diastolischen Potentials (Hyperpolarisation)
3. Abnahme der Steilheit der spontanen diastolischen Depolarisation.

Veränderungen in der entgegengesetzten Richtung führen zu einer Zunahme der Schrittmacher-Entladefrequenz.

Als wesentliche Determinanten der **Leitungsgeschwindigkeit** gelten:
1. Aktionspotential-Amplitude
2. Anstiegsgeschwindigkeit des Aktionspotentials
3. Schwellenpotential
4. Die Glanzstreifen, die eine Verbindung zwischen den Herzmuskelzellen schaffen und zu einer funktionellen Verbindung des Myokards führen.

Eine Abnahme der Leitungsgeschwindigkeit kann bedingt sein durch Abnahme:
1. der Aktionspotential-Amplitude und -Anstiegsgeschwindigkeit, z. B. durch Hemmung des schnellen Natrium-Einstromes in die Zelle (Herzinsuffizienz, Antiarrhythmika, Hypoxie),
2. des Ruhemembranpotentials (Depolarisation), z. B. durch Hemmung des aktiven Ionentransportes bei Ischämie oder Erhöhung der extrazellulären Kalium-Konzentration,
3. der interzellulären Verbindungen, wie bei Dilatation, Nekrose oder fibrotischen Einlagerungen zwischen den Zellen.

Als Folge aller genannten Faktoren tritt dann eine Leitungsverzögerung auf, die je nach Ausprägung nur graduell sein kann oder auch zum vollständigen Block führt.

1.2. Ektope und tachykarde Rhythmusstörungen

Die vielfältigen Erscheinungsformen von tachykarden Rhythmusstörungen lassen sich auf hauptsächlich zwei elektrophysiologische Grundmechanismen zurückführen:
1. Störungen durch abnorme Erregungsbildung (Automatie-Typ)

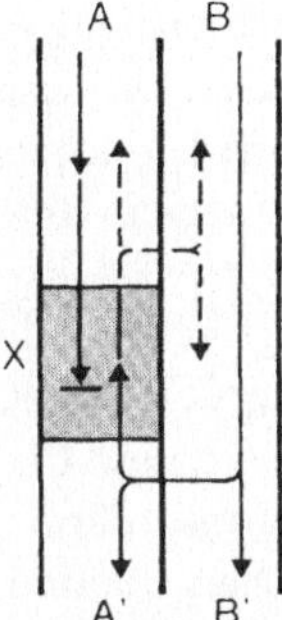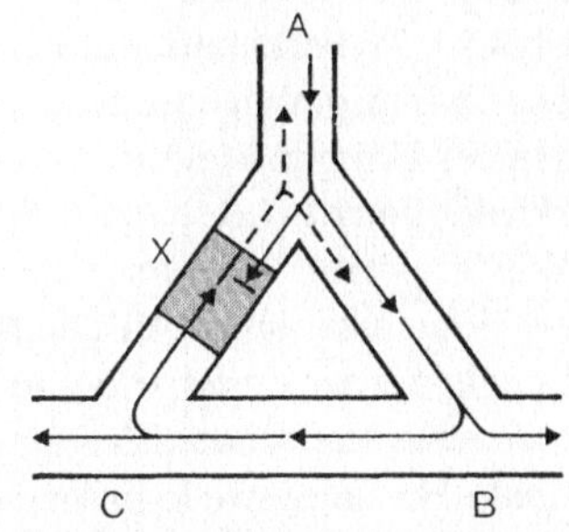

Abb. 2.1. Schematische Darstellung des Wiedereintritts. Das linke Diagramm zeigt die sogenannte funktionelle, longitudinale Dissoziation des Herzgewebes in zwei parallele Abschnitte A und B. Die nach vorn gerichtete Reizleitung läßt nach und wird schließlich in der befallenen Region X blockiert, was durch den nach unten gerichteten Pfeil angedeutet ist, während die erfolgreiche Überleitung in B eine Depolarisation von A' und B' verursacht. Je nach den elektrophysiologischen Eigenschaften von X kann der Impuls diese Region rückläufig durchqueren und den anfänglich entladenen Bezirk A (punktierte Linie) erneut erregen, wenn die Refraktärphase des letztgenannten Gewebes vorüber ist. Das rechte Diagramm zeigt statt einer funktionellen eine anatomische Trennung der beiden Bahnen (AB und AC), wieder mit einer unidirektionalen Reizleitung in der Region X, was eine Wiedereintrittsbewegung verursacht. (Aus Y. Watanabe und L. S. Dreifus: Amer. Heart J. 76, 114, 1968)

2. Störungen durch abnorme Erregungsausbreitung (Wiedereintritts-
   Typ, „Reentry", Abb. 2.1)

Beim **Automatie-Typ** entstehen die den Rhythmus störenden Erregungen durch lokale Spontandepolarisation der erregbaren Membran. Eine oder mehrere Zellen feuern selbständig außerhalb des regulären Herzrhythmus Erregungen ab. Dies kann in den regulären Automatiezentren (Aktivitätssteigerung in aktuellen oder potentiellen Schrittmachern) selbst geschehen. Im Extremfall ist aber auch das gewöhnliche Arbeitsmyokard zu einer solchen Selbstentladung fähig (Funktionswandel des Arbeitsmyokards). Das Spektrum der Arrhythmien vom Automatie-Typ reicht von der Sinustachykardie über supraventrikuläre und ventrikuläre Extrasystolen bis hin zum Flattern und Flimmern. Die Entstehung einer abnormen Automatie wird begünstigt durch Katecholamine, Kaliummangel, Herzglykoside, O_2-Mangel, Hyperkapnie mit respiratorischer Azidose.

Die zweite pathogenetische Grundform kommt durch Veränderungen der Erregungsleitung zustande. Ihr gemeinsames Merkmal ist der **Wiedereintritt** („Reentry", Abb. 2.1).

Wiedereintritt bedeutet, daß Erregungswellen bei ihrer Ausbreitung im Herzen zu ihrem Ausgangspunkt zurückfinden; sie treffen diesen bereits wieder erregbar an und münden erneut in dieselbe Bahn ein. Von einer kreisenden Erregung spricht man dann, wenn die zirkulierende Erregungswelle immer der gleichen anatomisch vorgegebenen Bahn folgt. Die Übergänge zum multiplen Wiedereintritt sind fließend. Nach diesem Modus können ebenfalls Extrasystolen, Tachykardien verschiedenen Ursprunges sowie Flattern und Flimmern entstehen. Rhythmusstörungen vom Wiedereintrittstyp können in allen Bereichen der Herzmuskulatur unter folgenden Bedingungen entstehen:

1. Die absolut refraktäre Zone einer fortschreitenden Erregungswelle muß kürzer sein als der in sich geschlossene Leitungsweg; oder anders ausgedrückt: Der Leitungsweg muß länger sein als die Erregungswelle; es entsteht dadurch eine erregbare Lücke.
2. Die Erregungsleitung muß mindestens vorübergehend in einer Richtung blockiert sein (unidirektionaler Block). Diese Bedingung ist unter anderem gegeben bei der Erregungsausbreitung in partiell refraktären Gebieten (bei inhomogener Repolarisation).

Begünstigend für Wiedereintritt wirken: Verlängerung der Leitungswege (Dilatation, Narben, ektope Erregungsbildung), Verkürzung der Refraktärperiode (Hyperkalzämie, Strophanthin, O_2-Mangel, Erregungsauslösung in der relativen Refraktärperiode) und Verminderung der Leitungsgeschwindigkeit (Erniedrigung des Ruhepotentials, erregungshemmende Pharmaka, Lokalanästhetika, Chinidin, Prokainamid).

Eine Hauptursache des **unidirektionalen Blockes** ist die inhomogene Repolarisation. Vorzeitig eintreffende Erregungen finden zum Beispiel einen Schenkel einer verzweigten Bahn noch refraktär vor und laufen über die nicht refraktäre Bahn weiter. Während dieser Zeit bildet sich der anfänglich refraktäre Zustand zurück, so daß ein retrograder Wiedereintritt erfolgen kann, wenn die übrigen Voraussetzungen dafür gegeben sind.

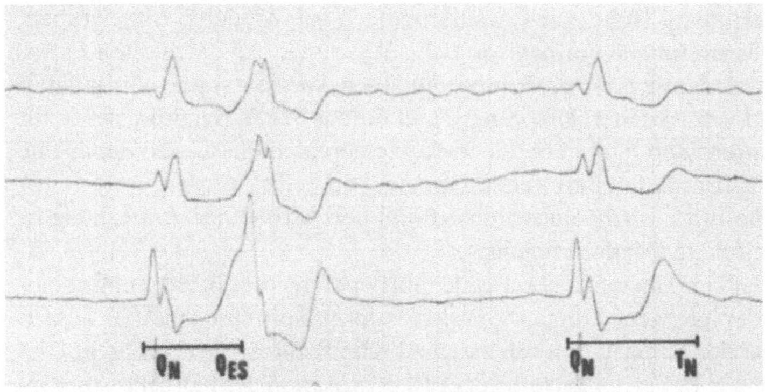

Abb. 2.2. Beispiel zur Berechnung des Vorzeitigkeitsindex.

$$\text{Vorzeitigkeitsindex} = \frac{\text{Kupplung} \;(Q_N - Q_{ES})}{\text{Kammererregungsdauer} \;(Q_N - T_N)}$$

Eine **inhomogene Repolarisation** kann zum Beispiel die Folge von lokalen Durchblutungsstörungen sein, oder auch als erbliche Störung auftreten (Jervell-Lange-Nielsen-Syndrom), medikamentös oder durch Hypokaliämie bedingt sein. Sie äußert sich im EKG als QT-U-Verlängerung oder QT-U-Abnormität (Abb. 4.7, S. 201). Die inhomogene Repolarisation ist letztlich auch die Ursache für die sog. **vulnerable Periode.** Zeitlich handelt es sich bei der Phase, in der erregte neben nicht erregten Fasern vorliegen, im EKG um den aufsteigenden Schenkel der T-Welle, wo die Gesamterregung des Herzens gerade abklingt. Der Name „vulnerable Phase" bezeichnet, daß das Herz bei Einfall von Reizen in diesen Zeitabschnitt bei gegebenen Bedingungen mit bedrohlichen Arrhythmien und Kammerflimmern reagiert. Quantitative Angaben zur Lokalisation der vulnerablen Phase im elektrischen Herzzyklus lassen sich mit Hilfe des **Vorzeitigkeitsindex** machen (Abb. 2.2):

$$\frac{Q_N - Q_{ES} \quad \text{(Abstand Q Normalschlag bis Q der Extrasystole)}}{Q_N - T_N \quad \text{(QT-Dauer des Normalschlages)}}$$

Die vulnerable Phase entspricht einem Vorzeitigkeitsindex von 0,65–0,8.

Allgemein kann gesagt werden, daß Herzrhythmusstörungen, bei deren Entstehung die zeitliche Beziehung zum Grundrhythmus eine erkennbare Rolle spielt, wahrscheinlich auf Wiedereintritt beruhen. Dies gilt für alle Formen von Echo-Rhythmen, für die meisten Extrasystolen mit fixer Kupplung, für Tachykardien supraventrikulären und ventrikulären Ursprunges und für das WPW-Syndrom sowie für Flattern und Flimmern, die in der vulnerablen Phase, also durch eine sehr frühzeitig eintreffende Erregung ausgelöst werden.

Eine dritte, mehr umstrittene Form der Arrhythmie-Entstehung ist die **fokale Wiedererregung.**

Wenn im Herzmuskel ruhende und depolarisierte Bezirke eng aneinander grenzen, können Ausgleichströme auftreten, die bei ausreichender Intensität im ruhenden Abschnitt zur Erregung führen. Dies kann z. B. bei ungleichförmiger Repolarisation der Fall sein. Auch im Randbezirk eines Infarktes können ähnliche Bedingungen vorliegen.

2. Formale Analyse von Herzrhythmusstörungen

Der Erregungsablauf am Herzen wird global durch das EKG dargestellt. Es ist eine Resultante aus der Vorhoferregung (P-Zacke), der Überleitung von den Vorhöfen auf die Kammern (P-Q-Intervall), der Kammererregungsausbreitung (QRS-Komplex) und der Kammererregungsrückbildung (T-Welle, U-Welle).

Die zur Analyse von Rhythmusstörungen hilfreichste Information erhält man aus Ableitungen, die am besten

1. die Vorhoferregung wiedergeben, wie die Standardableitungen II und V_1 sowie die Monitorableitung S_5 (positive Elektrode im 5. ICR rechts parasternal, negative Elektrode über dem Manubrium sterni);
2. die QRS-Konfiguration erkennen lassen und im besonderen die unterschiedlichen Bilder phasisch aberrierender Leitung und ventrikulärer Ektopien darstellen, wie dies Ableitung V_1 und die Monitorableitung MCL_1 tun (Abb. 1.5, S. 11).

Neben konventionellen Ableitungsprogrammen wurden in neuerer Zeit weitere spezielle Ableitungstechniken entwickelt, welche zur Differentialdiagnose und zur genaueren Ortsbestimmung von Herzrhythmusstörungen wesentliche Beiträge geleistet haben:

36

1. Unipolare Ösophagusableitungen und intraatriale Ableitungen dienen vor allem der Differenzierung von Kammertachykardien und supraventrikulären Tachykardien mit funktioneller Schenkelblockierung, indem sie eine bessere Erfassung des Elektroatriogrammes (EAG) erlauben.
2. His-Bündel-Elektrographie: Durch intrakardiale Ableitungen vom rechtsventrikulären Kammerseptum erfolgt die Darstellung eines bipolaren EKG vom His-Bündel, dessen Erregung innerhalb der normalen PQ-Strecke als definierte Gruppe von „spikes" registriert werden kann.

Im Zusammenhang mit elektrophysiologischen Befunden und anatomischen Erhebungen des Überleitungssystems ergibt sich eine exaktere Differenzierung der Überleitungsstörungen, welche proximal und distal des His-Bündels lokalisiert sein können. Auch ektopische Erregungen und Rhythmen der AV-Region lassen sich aufgrund der Befunde neu klassifizieren. Die Unterteilung in eine AN-Region (atrionodal), eine N-Region (nodal) und eine NH-Region (nodal-His) gewinnt vor allem deshalb Bedeutung, weil die N-Region keine physiologische Spontanautomatie, also keine diastolische Spontanpolarisation besitzt, während sie in der AN-Region und der NH-Region des His-Bündels regelmäßig nachweisbar ist. Nachdem im Einzelfall mit konventionellen EKG-Ableitungen eine Ortsbestimmung von Heterotopien der AV-Gegend nicht möglich ist und der AV-Knoten selbst ohne Spontanautomatie ist, wird auf die Bezeichnung AV-Knotenrhythmus ganz verzichtet zugunsten einer deskriptiven Benennung als AV-Verbindungsrhythmus, „junctional rhythm" bzw. AV-Verbindungstachykardie, „junctional tachycardia").

Folgendes **analytisches Vorgehen** wird für die Aufklärung einer Arrhythmie an Hand des Elektrokardiogrammes empfohlen:
1. Analyse der Vorhoferregung
2. Analyse des QRS-Komplexes
3. Analyse der P:QRS-Beziehung
4. Analyse vorzeitiger Ereignisse
5. Analyse von Herzpausen und verspäteten Ereignissen

2.1. Vorhoferregung

Bei der Untersuchung der Vorhoferregung soll festgestellt werden, ob der Sitz des Schrittmachers des Herzens in den Vorhöfen ist und ob eine normale Sinuserregung vorliegt. Ein ektoper Vorhofschrittmacher ist durch bizarr geformte, plumpe, gekerbte oder mehrgipfelige Konfiguration der P-Zacke gekennzeichnet. Die Vorhoferregung bei Sinusrhythmus hat in der Regel eine Achse von 40–60° (0–70°) in der Frontalebene.

Die P-Welle kann auch Ausdruck einer retrograden Aktivierung des Vorhofes von der AV-Verbindung oder von einem ventrikulären Schrittmacher her oder Folge einer retrograden atrialen Aktivierung im Sinne einer Umkehrsystole sein.

Die retrograde Vorhoferregung durch eine Impulsbildung im AV-Bereich oder tiefer mit retrograder Leitung ist durch einen Winkel alpha von -70 bis $-90°$, d. h. eine negative P-Welle in Ableitung II, III und aVF gekennzeichnet.

2.2. Kammerkomplex

Der QRS-Komplex kann Ausdruck eines übergeleiteten supraventrikulären Impulses mit Ursprung im Sinusknoten, im Vorhof oder AV-Bereich und auch Folge einer ventrikulären Reizentstehung im Sinne einer ektopen Erregung sein.

Geht der supraventrikuläre Impuls mit normaler intraventrikulärer Erregungsleitung einher, so ist der QRS-Komplex schmal ($<0,10$ s). Bei schenkelblockartig verbreitertem, deformiertem Kammerkomplex ($>0,12$ s) kann es sich um eine supraventrikulär induzierte Aktion mit gestörter ventrikulärer Erregungsausbreitung oder um einen ektopen ventrikulären Erregungsursprung handeln. Differentialdiagnostische Kriterien ergeben sich unter Umständen aus den Brustwandableitungen. Für eine gestörte intraventrikuläre Erregungsausbreitung sprechen:

– Rechtsschenkelblockbild
– erster Anteil des Kammerkomplexes ähnlich dem des normal geleiteten supraventrikulären Impulses
– rSR′-Komplex in V_1

– qR, qRs, qRS-Konfiguration in Ableitung V_6

Oft ist die Differenzierung aus dem Oberflächen-EKG unmöglich; dann hilft die His-Bündel-Elektrographie weiter.

2.3. Vorhof-Kammer-Beziehung

Die Feststellung einer festen Beziehung zwischen P-Zacke und QRS-Gruppe beruht auf dem Nachweis, daß dem QRS-Komplex ein P vorausgeht oder ihm nachfolgt und mit ihm durch ein konstantes Intervall verknüpft ist. Die Feststellung einer kausalen Beziehung kann bei schnellen Frequenzen und paroxysmalen Tachykardien schwierig, ja unmöglich sein. Außerdem muß die Frage beantwortet werden, ob alle übergeleiteten Impulse ein fixes PQ-Intervall haben oder ob beispielsweise eine zunehmende Verlängerung der Leitungszeit besteht (wie bei der Wenckebach-Periodik, wo dann gleichzeitig eine progressive Verkürzung der RR-Intervalle beobachtet wird).

Sind die P-Wellen und QRS-Gruppen nicht konstant aufeinander bezogen, handelt es sich meist um irgendeine Form der AV-Dissoziation; dies ist besonders dann wahrscheinlich, wenn die PQ-Intervalle progressiv abnehmen. Der Begriff **„AV-Dissoziation"** besagt lediglich, daß Vorhöfe und Ventrikel unabhängig voneinander aktiviert werden, die Vorhöfe durch einen, die Ventrikel durch einen anderen Schrittmacher.

Der Begriff **„Interferenz"** beinhaltet in seiner elektrophysiologischen Interpretation, daß die von zwei verschiedenen Schrittmachern ausgehenden Erregungen sich gegenseitig aufgrund der Refraktärität schon erregter Bezirke in ihrer Propagation hemmen. Dies ist überall im Herzen möglich und betrifft Vorhöfe, AV-Bereich wie auch die Kammern. So führt eine Interferenz zweier ventrikulärer Erregungszentren zu einem Fusionsschlag, wobei jeder Impuls nur einen Teil der Kammern erregt. Interferenz im AV-Knoten führt zur Dissoziation von P und QRS.

2.4. Vorzeitige Ereignisse

Vorzeitige Ereignisse können sein:

a) Extrasystolen
Vorzeitige ektopische Impulse mit meist fixem Kupplungsintervall zum vorausgehenden Normalschlag.

b) Parasystolen
Hierbei handelt es sich um unabhängige ektope Rhythmen, die vor den Impulsen des meist schnelleren führenden Schrittmachers geschützt („Schutzblockierung") und so in der Lage sind, in ihrem eigenen Rhythmus zu feuern. Das umgebende Myokard wird aktiviert, wenn immer es erregbar ist. Parasystolische Aktionen fallen unabhängig vom Grundrhythmus ein und weisen variable Kupplungsintervalle auf („gleitende" Kupplungsintervalle, Abb. 2.26).

c) Eingefangene Kammererregungen („captured beats")
In Fällen von Interferenzdissoziation interferieren die Impulse eines supraventrikulären Schrittmachers und die eines schnelleren subsidiären Erregungsbildungszentrums (Ventrikel, AV-Region) miteinander im AV-Knoten; sie hemmen sich gegenseitig an der Weiterleitung (antegrad bzw. retrograd) durch den AV-Knoten. Gelegentlich allerdings können die Sinusimpulse am AV-Knoten ankommen, wenn dieser passierbar ist, der Impuls wird dann übergeleitet. Die Kammern werden eingefangen. Diese übergeleiteten Aktionen erscheinen im Kurvenablauf wie eingestreute Extrasystolen (Abb. 2.22).

d) Umkehrextrasystolen und Umkehrrhythmen (Echo-Phänomen)
Die Erscheinung der Erregungsumkehr besteht darin, daß sich bei einer Erregungsausbreitung die Fortpflanzungsrichtung umkehrt und zur nochmaligen Erregung von Herzteilen führt, die schon erregt worden waren. Dies ist nur möglich, wenn Teile des Myokards zu Beginn der Erregungsausbreitung noch refraktär sind und während ihres Ablaufes erregbar werden. Meist spielt sich dieser Vorgang am AV-Überleitungssystem ab, und zwar in der Weise, daß ein AV-Reiz zuerst zu einer Erregung der Kammern führt, gleichzeitig rückläufig geleitet wird, dann die Vorhöfe und schließlich nochmals die Kam-

mern erregt. Hierfür ist eine Längsdissoziation der Erregbarkeit der Leitungswege Voraussetzung. Dieser Mechanismus ist auch für supraventrikuläre paroxysmale Tachykardien verantwortlich.

2.5. Herzpausen und verspätete Ereignisse

Bei Herzpausen sind folgende Mechanismen in Betracht zu ziehen:
a) Leitungsausfall bei AV-Block 2. Grades (P-Welle ohne nachfolgenden QRS-Komplex).
b) Leitungsausfall bei SA-Block 2. Grades (Ausfall von P und QRS).
c) Blockierte oder nicht geleitete atriale Extrasystole (vorzeitige, bizarr geformte P-Welle ohne nachfolgenden QRS-Komplex, oft in der T-Welle des vorangehenden Normalschlages versteckt).

Tabelle 2.1a. Bradykarde Rhythmusstörungen

Regelmäßig
Sinusbradykardie
Knotenbradykardie
AV-Block 2. Grades (2:1-, 3:1-, n:1-Überleitung)
AV-Block 3. Grades

Unregelmäßig
intermittierender SA-Block
Bradyarrhythmie bei Vorhofflimmern
AV-Block 2. Grades Typ I und II

Tabelle 2.1b. Tachykarde Rhythmusstörungen

Regelmäßig
Sinustachykardie
Supraventrikuläre Tachykardie
Ventrikuläre Tachykardie
AV-Knotenregion-Tachykardie
Vorhofflattern mit konstantem Überleitungsverhältnis

Unregelmäßig
Extrasystolie in Salvenform
absolute Tachyarrhythmie bei Vorhofflimmern und Vorhofflattern
Vorhoftachykardie mit Block

d) Blockierte AV-Extrasystole. Diese ist schwierig zu erkennen und nur indirekt zu erschließen, da ein ektopes P fehlt. Aus der Verlängerung des nachfolgenden PQ-Intervalles aufgrund verborgener Leitung der AV-Extrasystole (welche die Leitungsbahn partiell refraktär zurückläßt) kann eine solche vermutet werden.
e) Ausgeprägte Sinusarrhythmie.
Für die Beurteilung einer Herzrhythmusstörung ist weiter die Feststellung der Herzfrequenz – Bradykardie, Tachykardie – sowie die Regelmäßigkeit – regelmäßig, unregelmäßig – von wesentlicher Bedeutung. Demnach lassen sich verschiedene Arrhythmiegruppen unterscheiden (Tabelle 2.1).

3. Störungen der Erregungsbildung

Haben Störungen der Erregungsbildung ihren Ursprung im normalen Erregungsbildungszentrum, dem Sinusknoten, nennt man sie nomotope Erregungsbildungsstörungen. Stammen sie aus anderen Bezirken des Vorhofes, der AV-Übergangszone oder den Kammern, heißen sie heterotop (ektop, fehlortig, Tabelle 2.2).
Im Gegensatz zum Sinusrhythmus stellt die spezifische AV-Verbindung mit ihren verschiedenen Regionen ein sekundäres Automatiezentrum, die ventrikulären Verzweigungen und das Purkinje-System ein tertiäres Automatiezentrum dar. Bei abnormem Abfall der primären Automatiefrequenz treten tiefergelegene Zentren in Aktion, welche bei kurzfristigem Ausfall der Sinuserregung als supraventri-

Tabelle 2.2. Einteilung der Erregungsbildungsstörungen nach dem Ursprungsort

Nomotop	Sinusknoten
Heterotop	Vorhof
	AV-Knoten-Region (AV-Verbindung)
junktional	AN-Region (Zuleitung zum AV-Knoten)
	N-Region (AV-Knoten)
	NH-Region (His-Bündel, Durchtritt, Stamm)
subjunktional	His-Bündel (Teilungsstelle)
	Kammer

kuläre bzw. AV-Ersatzsystole oder Kammerersatzsystole und bei längerem Ausfall der Sinuserregung als AV-Ersatzrhythmus oder Kammerersatzryhthmus bezeichnet werden. Heterotopien von längerer Dauer und höherer Frequenz als der aktuelle Sinusrhythmus unterdrücken diesen und führen entsprechend ihrer Lokalisation zur supraventrikulären bzw. AV-Tachykardie (a-v junctional tachycardia) oder zur Kammertachykardie. Die Übergänge zum Vorhofflattern und Vorhofflimmern einerseits und zum Kammerflattern und Kammerflimmern andererseits können fließend sein.

Das Auftreten zweier Automatiezentren führt je nach Frequenzunterschied zur einfachen (inkompletten) AV-Dissoziation oder zur isorhythmischen (kompletten) Dissoziation.

Bei Schutzblockierung des langsameren Zentrums auftretende Doppelrhythmen werden als Pararrhythmien (z. B. Parasystolie mit einfacher Interferenz und Austrittsblockierung) bezeichnet. Doppelrhythmen mit Interferenz und Rhythmenverknüpfung führen schließlich zum Bild der Interferenzdissoziation.

3.1. Besonderheiten des Sinusrhythmus

Alterationen der Sinusknotentätigkeit ergeben sich durch
Beschleunigung   = Sinustachykardie
Verlangsamung   = Sinusbradykardie
Unregelmäßigkeit = Sinusarrhythmie
Versagen   = Sinusasystolie
Die Beurteilung, ob eine Beschleunigung oder Verlangsamung der Herztätigkeit vorliegt, ist nur bei Kenntnis der für das jeweilige Alter normalen Frequenzbereiche möglich. Die normale Herzfrequenz in Ruhelage schwankt beim Erwachsenen zwischen 60 und $90\,\mathrm{min}^{-1}$, bei Neugeborenen und Kindern zwischen 100 und $150\,\mathrm{min}^{-1}$.

3.1.1. Sinustachykardie

Eine Sinustachykardie liegt definitionsgemäß dann vor, wenn beim Erwachsenen die Sinusfrequenz $100\,\mathrm{min}^{-1}$ überschreitet. Im EKG ist die Sinustachykardie durch normale P-Wellen und Kammerkomplexe bei regelrechten zeitlichen Verhältnissen gekennzeichnet (Abb. 2.3).

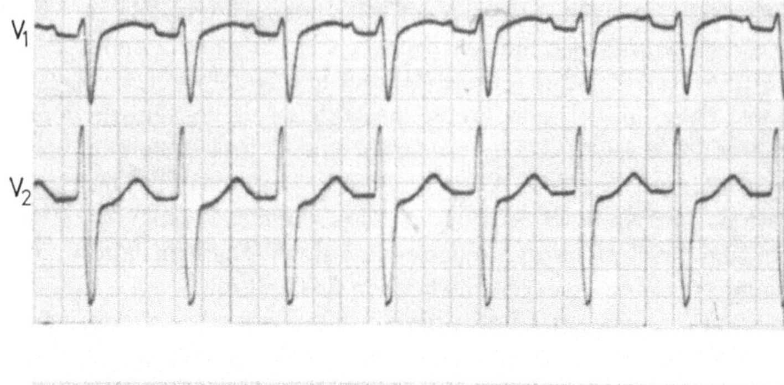

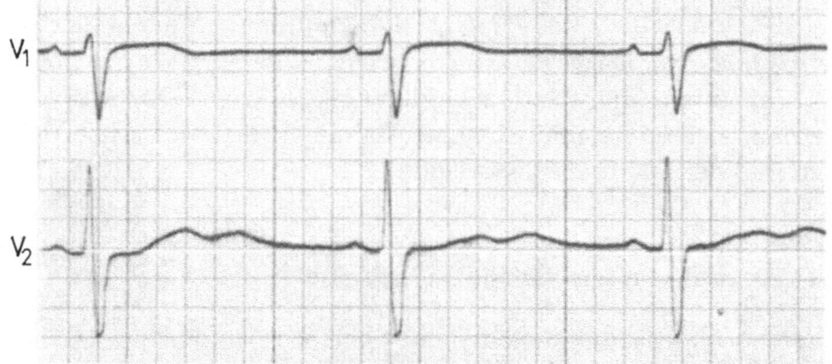

Abb. 2.3. Paroxysmale Sinustachykardie: formale Übereinstimmung der P-Wellen im Anfall (obere Reihe) und bei normaler Schlagfolge (untere Reihe)

Bei rascher Frequenz können die P-Wellen mit den vorangehenden T-Wellen verschmelzen, da der Herzzyklus im wesentlichen auf Kosten der diastolischen Phase verkürzt ist. Die Abgrenzung gegenüber ektopischen Tachykardien kann dann schwierig oder unmöglich sein. Charakteristisch ist im allgemeinen ihre reflektorische Beeinflußbarkeit, indem sowohl respiratorische Schwankungen feststellbar sein als auch insbesondere Sympathikusreiz (Arbeitsbelastung) und Erhöhung des Vagotonus (z. B. durch Karotisdruck) zu einer Steigerung bzw. Verlangsamung der Frequenz führen können.

Die Sinustachykardie entwickelt sich bei erhöhtem Sympathikotonus und vermindertem Vagotonus. Sie ist eine *physiologische* Erscheinung bei körperlicher Anstrengung und psychischer Erregung. Be-

44

Tabelle 2.3. Ursachen der Sinustachykardie

---

1. Physiologisch
beim Kind
bei Arbeitsbelastung

2. Kardial-organische Erkrankungen
akute und chronische Herzinsuffizienz, akutes und chronisches Cor pulmonale, dekompensierte Vitien, Endo-, Myo-, Perikarditis, degenerative oder
ischämische Myokardschäden

3. Extrakardiale Erkrankungen
3.1. infektiöse und febrile Zustände

3.2. nervös-reflektorisch
vegetative Dystonie, hyperkinetisches Herzsyndrom, akute Blutung, Schock
und Kollaps, Orthostase

3.3. hormonell
Hyperthyreose, Phäochromozytom

3.4. hypoxisch
Anämie, Hypoxämie, CO-Intoxikation

4. Medikamentös-toxisch
Adrenalin, Isoprenalin, Atropin, Schilddrüsenhormon,
Genußgifte: Nikotin, Koffein, Alkohol

---

sonders untrainierte Menschen neigen schon bei geringster körperlicher Belastung und bei orthostatischer Kreislaufbelastung zu Tachykardie.

Als Krankheitsphänomen kann sie anfallsartig auftreten (paroxysmale Sinustachykardie) oder während längerer Dauer gleichmäßig
bestehen. Dem Symptom Sinustachykardie können extrakardiale
und kardiale Ursachen zugrundeliegen (Tabelle 2.3). Unter den *extrakardialen* Ursachen sind besonders hervorzuheben: Fieber, Thyreotoxikose, infektiöse Zustände, Anämie und akute Blutung,
Schockzustände, vegetative Labilität, Syndrom der funktionellen
Kreislaufstörungen (Da Costa-Syndrom, Effort-Syndrom, sympathikotone Anfälle), hyperkinetisches Herzsyndrom, Medikamente
(Adrenalin, Atropin), Genußmittel (Tee, Kaffee, Nikotin, Alkohol).

Als häufige *kardiale* Ursachen kommen Myokarditis, dekompensierte Herzerkrankungen, akutes Cor pulmonale bei Lungenarterienembolie und degenerative oder ischämische Myokardschäden in Betracht. Treten Sinusknotentachykardien mit eventuell geringer atrialer Leitungsstörung, kenntlich an einer Verbreiterung oder Vektordrehung der P-Welle, anfallsweise als paroxysmale Rhythmusstörung auf, können ihnen auch Reentry-Mechanismen zugrundeliegen. Solche anfallsweise, durch atriale Extrasystolen auszulösende und zu beendende Sinusknotentachykardien werden als Sinusknotenreentrytachykardien bezeichnet. Die Strukturen des Reentry-Kreises bestehen aus Teilen der Vorhofmuskulatur und des Sinusknotens.

3.1.2. Sinusbradykardie

Bei der Sinusbradykardie beträgt die Sinusfrequenz weniger als 60 min^{-1}. Das elektrokardiographische Bild ist eindeutig, wenn jedem Kammerkomplex eine unveränderte P-Welle vorangeht. Die Abnahme der Herzfrequenz bewirkt vorwiegend eine Zunahme der Diastolendauer, wodurch der T-P-Abstand verlängert wird (Abb. 2.4). Bei Abfall der Sinusfrequenz unter 50 min^{-1} springt nicht selten ein untergeordnetes Ersatzzentrum (Ersatzrhythmus) ein.

Das Spektrum möglicher Ursachen ist weit gestreut (Tabelle 2.4). Die *konstitutionelle* Sinusbradykardie ist ohne Bedeutung. *Funktionell-reflektorische* Sinusbradykardien sind durch einen erhöhten Vagotonus bedingt und lassen sich durch Atropin beseitigen. In diese Gruppe gehört die Sinusbradykardie bei Leistungssportlern (Trainings-Vagotonie als Anpassungserscheinung an körperliche Anstrengungen), die Sinusbradykardie bei erhöhtem intrakraniellen Druck, nach Karotissinusmassage oder Bulbusdruck und beim Karotissinussyndrom. *Medikamentös-toxische* Bradykardien beobachtet man bei Behandlung mit Glykosiden (Digitalis) und Betarezeptorenblockern. *Hormonal* bedingt ist die Sinusbradykardie beim Myxödem. *Kardialorganische* Sinusbradykardien werden meist im Rahmen des Sinusknotensyndroms als Folge degenerativ-ischämischer (also hypoxischer) oder entzündlicher Prozesse gesehen. Im Gegensatz zu funktionell-reflektorischen Sinusbradykardien zeigt sich hier unter Arbeitsbelastung kein adäquater Frequenzanstieg; eine unzurei-

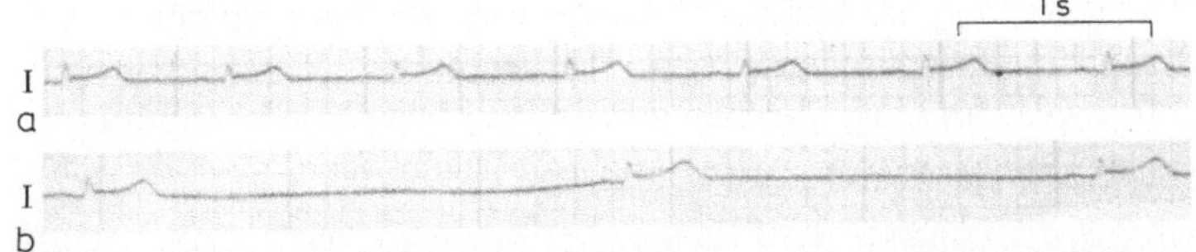

Abb. 2.4a u. b. Hochgradige Sinusbradykardie (Frequenz 24 min^{-1}) mit Synkope bei einem 45jährigen Patienten mit akuter Perikarditis **b**. Differentialdiagnostisch ist ein sinuatrialer Block mit mehrfach hintereinander ausfallenden Überleitungen zu erwägen (z. B. 3:1- und 4:1-Block), insbesondere unter Berücksichtigung eines kurz zuvor abgeleiteten EKG **a**

Tabelle 2.4. Ursachen der Sinusbradykardie

---

1. Physiologisch
konstitutionell
Vagotonie, trainierte Sportler

2. Nervös-reflektorisch
vaso-vagale Reaktion
Karotissinus-Reflex
Hirndruck

3. Hormonell
Hypothyreose, Myxödem

4. Medikamentös-toxisch
Digitalis, Betarezeptorenblocker, Rauwolfia-Alkaloide, Clonidin, Antiarrhythmika

5. Kardial-organisch
koronarsklerotische Herzleiden und Myokarditis („Syndrom des kranken Sinusknotens")

6. Infektiös-toxisch
Typhus abdominalis, Morbus Bang, Ikterus (Gallensäuren)

---

chende Frequenzzunahme läßt sich auch mit dem Atropin-Test (0,5 bis 1 mg Atropin intravenös) feststellen.

Differentialdiagnostisch ist bei einer konstanten niederfrequenten Sinusbradykardie an eine 2:1-SA-Blockierung zu denken; plötzliche Frequenzverdoppelung erhärtet dann die Diagnose (Abb. 2.4).

Die Bedeutung der Sinusbradykardie wird gemessen an den möglichen hämodynamischen Folgen (herabgesetztes Herzzeitvolumen, Leistungsminderung, Zeichen zerebraler Mangeldurchblutung) und an der Gefahr, ektope Arrhythmien zu begünstigen.

3.1.3. Sinusarrhythmie

Bei der Sinusarrhythmie schwankt die Impulsgabe im Sinusknoten, es resultiert eine wechselnde Herzfrequenz. Häufigste und physiologische Form ist die *respiratorische Sinusarrhythmie*. Sie ist durch eine synchron mit der Inspiration einhergehende Frequenzbeschleunigung und die Exspiration begleitende Frequenzverlangsamung charakterisiert. Im EKG zeigt sich ein regelmäßiger zyklischer Wechsel zwischen kürzeren und längeren RR-Intervallen bzw. PP-Intervallen bei normalen Vorhof-Kammererregungen (Abb. 2.5). Die respiratorische Sinusarrhythmie ist eine Begleiterscheinung des gesunden Herzens.
Völlig regellose und von der Atmung unabhängige Sinusarrhythmien sind selten; sie kommen vor bei Digitalisüberdosierung, bei infektiös-toxischen oder ischämisch-degenerativen Herzerkrankungen und als *Sinusbradyarrhythmie* als Erscheinungsform des Sinusknotensyndroms.

3.1.4. Sinusasystolie („sinus arrest")

Die Sinusasystolie ist elektrokardiographisch durch das Fehlen von Vorhoferregungen (Fehlen von normalen P-Wellen) gekennzeichnet. Differentialdiagnostisch ist sie mit Hilfe der konventionellen Elek-

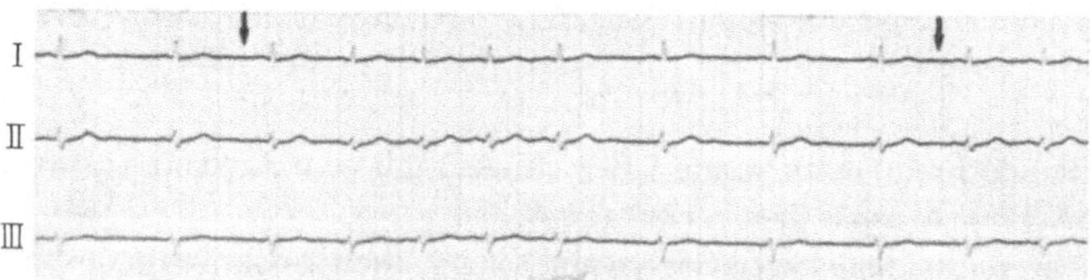

Abb. 2.5. Respiratorische Sinusarrhythmie mit Frequenzzunahme während der Inspiration (↓)

trokardiographie von der totalen sinuatrialen (SA-)Blockierung (Unmöglichkeit der Impulsabgabe vom Sinusknoten an das umgebende Vorhofgewebe) nicht zu trennen.

Fällt der Sinusknoten als Schrittmacher des Herzens aus, so übernehmen in der Regel tiefere Automatiezentren die Funktion der Erregungsbildung. Bleiben diese aus, so resultiert ein totaler Herzstillstand („Nullinien-EKG").

Ursächlich kommen entzündliche, toxisch-pharmakologische, ischämische und tumorös-destruktive Herzerkrankungen in Betracht. Ein reflektorischer Sinusstillstand wird gelegentlich beim hypersensitiven Karotissinussyndrom angetroffen.

Die klinische Bedeutung der Sinusasystolie liegt in der Gefahr des Auftretens bradykarder Rhythmusstörungen (Ersatzrhythmen) mit allen möglichen Folgen von Leistungsminderung, Zeichen zerebraler, kardialer oder peripherer Minderdurchblutung bis hin zum Morgagni-Adams-Stokes-Anfall bzw. totalen Kreislaufstillstand.

3.2. Heterotope Erregungsbildungsstörungen

3.2.1. Extrasystolen

Extrasystolen sind zusätzliche vorzeitige, aktive, die normale Schlagfolge unterbrechende Erregungen des Herzens. Extrasystolen sind zweifellos die häufigsten Herzrhythmusstörungen überhaupt. Sie entstehen nicht nur im kranken Herzen, auch der Gesunde kann Extrasystolen haben (ohne daß man primär Extrasystolen als physiologische Normvariante betrachten sollte).

Zur Erklärung der Entstehung von Extrasystolen werden zwei Mechanismen herangezogen:

1. Bei dem ersten (Wiedereintrittstheorie) wird eine lokale Erregungsleitungsverzögerung mit einem unidirektionalen Block angenommen.

2. Die zweite Theorie besagt, daß lokale Veränderungen des elektrischen Potentials in einem ektopischen Fokus temporär die Reizschwelle überschreiten und eine fortgeleitete Erregung auslösen (oszillatorische Potentiale, sog. Nachpotentiale, sekundäre Spitzenentladung).

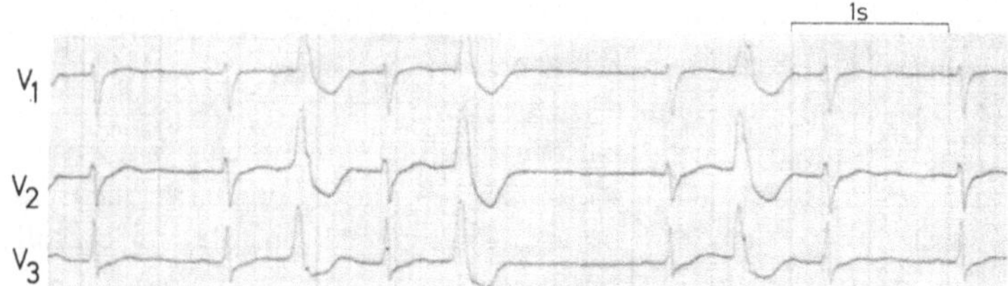

Abb. 2.6 Kammerextrasystolen, teils interponiert, teils mit kompensatorischer Pause folgen in fixem Intervall den Normalschlägen. Die interponierten Extrasystolen hinterlassen das Leitungssystem noch partiell refraktär, so daß die AV-Überleitung verzögert ist

Die meisten Extrasystolen erfordern eine Initialkontraktion, was bedeutet, daß die vorzeitige Erregungsbildung zur vorangehenden Depolarisation (und Repolarisation) in ursächlicher Beziehung steht.

Die *Klassifikation der Extrasystolen* erfolgt

1. nach formanalytischen Gesichtspunkten, wobei enge Beziehungen zwischen Ursprungsort und Form der Extrasystole bestehen (Tabelle 2.5); supraventrikuläre Extrasystolen zeigen in der Regel gleiche Konfiguration wie der Normalschlag, ventrikuläre sind schenkelblockartig deformiert (Abb. 2.6); das His-Bündel-Elektrogramm und Elektroatriogramm erlauben eine weitergehende Unterteilung in junktionale und subjunktionale Extrasystolen.

2. Nach ihrer Beziehung zum Grundrhythmus in interponierte Extrasystolen und solche mit postextrasystolischer Pause.

Von einer kompensatorischen Pause spricht man, wenn die Summe der RR-Intervalle vor und nach der Extrasystole gleich der Summe von zwei normalen RR-Intervallen ist. Sie ist ein wichtiges Kennzeichen von ventrikulären Extrasystolen und entsteht dadurch, daß die auf die Extrasystole folgende Normalerregung auf refraktäres Myokard trifft und sich deshalb nicht weiter fortpflanzen kann (Abb. 2.6). Ist der Abstand zwischen den Kammererregungen vor und nach der Extrasystole kleiner als zwei Sinusperioden, so bezeichnet man die postextrasystolische Pause als nichtkompensierend. Sie kommt bei Vorhofextrasystolen vor, die so rechtzeitig einfallen, daß die rückläufige Erregung den Sinusknoten erreicht, bevor dieser eine neue Erregung gebildet hat;

Tabelle 2.5. Elektrokardiographische Formanalyse von Extrasystolen verschiedenen Ursprunges: Die Unterteilung in junktionale und subjunktionale ES ergibt sich aus dem His-Bündel-Elektrogramm (HBE) und dem Elektroatriogramm (EAG)

Ursprung	EKG
Sinus-Extrasystolen	entsprechend der Grundform
Vorhof-Extrasystolen	abnorme P-Zacke (Veränderung der PQ-Zeit)
	junktional
„Koronarsinus"-Extrasystolen	negative P-Wellen in II, III und AVF, PQ>0,12 s (wie kaudale Vorhof-ES)
AV-Extrasystolen	mit vorangehender (PQ verkürzt), gleichzeitiger oder nachfolgender Vorhoferregung; EAG: retrograde Vorhoferregung
His-Bündel-Extrasystolen	Vorhoferregung fehlend, QRS-Komplex entsprechend der Grundform, HBE mit normalem HV-Intervall
	subjunktional
Kammer-Extrasystolen	
linksventrikulär	rechtsschenkelblockartige Deformierung von QRS
rechtsventrikulär	linksschenkelblockartige Deformierung von QRS
septumnah	inkomplette QRS-Verspätung; HBE ohne vorangehende H-spikes

die Reizbildung in ihm wird unterdrückt und muß sich von neuem sammeln. Der Abstand von der Extrasystole zum nachfolgenden Normalschlag entspricht daher einem normalen Sinusintervall plus der doppelten Leitungszeit der ektopen Erregung zum Sinusknoten, d. h. die postextrasystolische Pause ist etwas länger als die Normalperiode.

Bei den selteneren interponierten Extrasystolen geht trotz der vorzeitigen Erregung die Herztätigkeit ungestört weiter. Man findet interponierte Extrasystolen dann, wenn Kammerextrasystolen so frühzeitig einfallen, daß sich das Leitungssystem bis zur nächsten Normalerregung so weit erholt, daß es für diese wieder gangbar ist. Meist ist es aber noch relativ refraktär, so daß die Überleitung verzögert wird (Abb. 2.6).

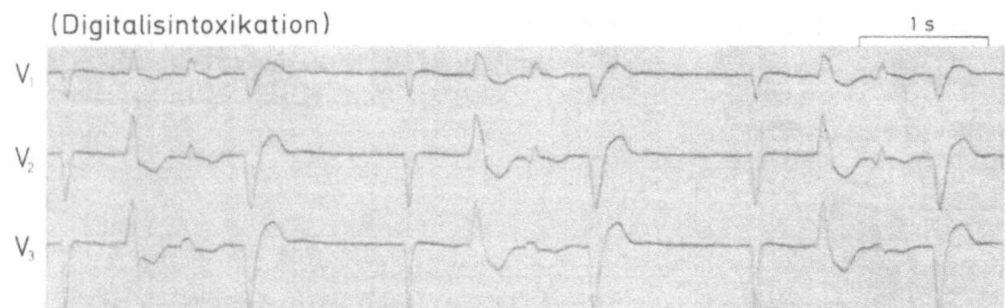

Abb. 2.7. Multiforme ventrikuläre Extrasystolen, Quadrigeminus: kurze arrhythmische Episoden, bestehend aus uniformen Sequenzen multiformer Extrasystolen von repetitivem Charakter (sog. „cardiac ballet")

3. Nach der Unterschiedlichkeit ihrer Konfiguration in monotope (monomorphe) und polytope (polymorphe) Extrasystolen (Abb. 2.7).
4. Nach ihrer Beziehung zum vorausgehenden Normalschlag: Beim Bigeminus folgt jedem Normalschlag eine Extrasystole (Abb. 2.9), beim Trigeminus zwei, beim Quadrigeminus drei Extrasystolen (Abb. 2.7). Wenn einer Extrasystole zwei Normalschläge vorangehen, spricht man von einer 2:1-, bei drei Normalschlägen von einer 3:1- usw. bis zur n:1-Extrasystolie.
5. Nach der Häufigkeit: Extrasystolen treten vereinzelt, gehäuft, in Ketten oder Salven auf.
6. Nach der Vorzeitigkeit: Extrasystolen, die auf dem Gipfel der T-Welle einer vorangehenden Normalerregung und in deren aufsteigenden Schenkel einfallen und einen Vorzeitigkeitsindex von 0,65–0,80 (s. S. 35) aufweisen, führen, falls weitere disponierende Faktoren bestehen, besonders leicht zum Flimmern (supraventrikuläre Extrasystolen zu Vorhofflimmern, ventrikuläre Extrasystolen zu Kammerflimmern).

Die *klinische Bedeutung* der Extrasystolie ergibt sich aus den möglichen Effekten:

1. Extrasystolen stören den Grundrhythmus des Herzens und führen zu Beschwerden wie Herzstolpern, Herzunregelmäßigkeit und dadurch zum Organgefühl des Herzens.
2. Extrasystolen können die Zahl der hämodynamisch voll wirksamen Herzschläge reduzieren (peripheres Pulsdefizit). Folgen sind verlangsamter peripherer Puls, herabgesetztes Herzzeitvolumen,

verminderte Leistungsfähigkeit und unter besonderen Bedingungen der Gefäßsklerose können auch die Zeichen koronarer und zerebraler Minderdurchblutung auftreten.

3. Extrasystolen können maligne Tachykardien auslösen.

Die Beurteilung der pathologischen Wertigkeit einer Extrasystole kann nur unter Berücksichtigung der Gesamtlage des jeweiligen Krankheitsbildes einschließlich des klinischen Untersuchungsbefundes und der Anamnese erschlossen werden. Stets muß das gesamte differentialdiagnostische Repertoire ausgeschöpft werden. Eine Extrasystole darf erst dann als harmlos abgetan werden, wenn sämtliche in Frage kommenden pathologischen Ursachen ausgeschlossen sind. Hierzu gehören alle Formen entzündlicher, toxischer, degenerativer, ischämisch-hypoxischer Herzerkrankungen, Herzinsuffizienz jeglicher Genese, postmyokarditische Zustände, Perikarditiden, Elektrolytverschiebungen, Digitalisintoxikation, Nikotin-Alkohol-Koffein-Abusus, psychische Streß-Situation, extrakardiale Ursachen wie Tumoren und Schwarten im Mediastinalbereich. Oft sind Extrasystolen der einzige Hinweis für das Vorliegen einer Myokarditis oder Koronarinsuffizienz. Extrasystolen im Rahmen der Herzkatheterisierung sind in der Regel mechanisch induziert.

Diagnostischen Wert besitzen Extrasystolen besonders bei der Digitalisbehandlung als Hinweis für eine Überdosierung; umgekehrt kann das Verschwinden von Extrasystolen unter einer Glykosidbehandlung als Zeichen der Rekompensation mit besserer Tonisierung des Herzens und Verbesserung der Koronardurchblutung gelten.

3.2.1.1. Supraventrikuläre Extrasystolen

Unter supraventrikulären Extrasystolen seien diejenigen Extrasystolen verstanden, die im Bereich des Sinusknotens, des AV-Bereiches und des His-Bündelstammes entstehen, wenngleich das His-Bündel anatomisch schon im Ventrikel liegt.

1. Sinusextrasystolen

Sie sind selten und zeigen bei vorzeitigem Einfall einen dem Normalschlag völlig gleichen Ablauf der Vorhof- und Kammerschwankung. Die PQ-Zeit unterscheidet sich nicht von der der Normalschläge.

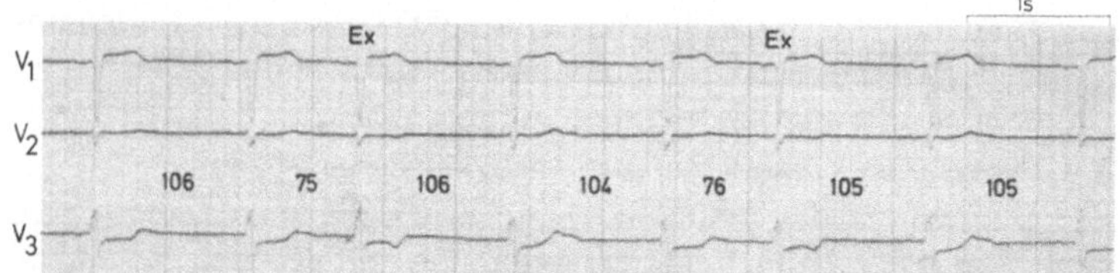

Abb. 2.8. Sinusextrasystolen: vorzeitig einfallende, der Grundform der Sinus-erregung entsprechende Vorhofaktionen; das postextrasystolische Intervall entspricht der Periodendauer des Grundrhythmus

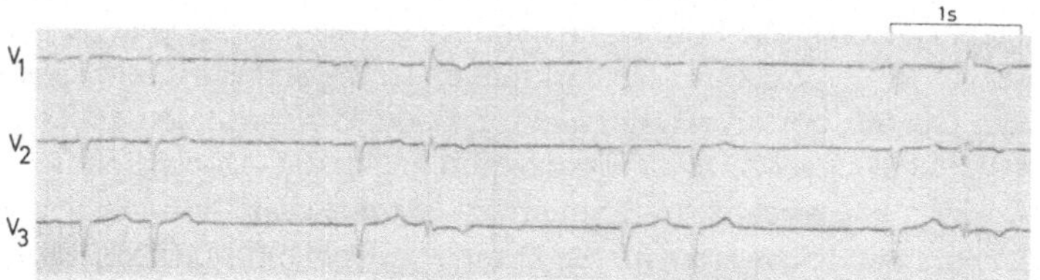

Abb. 2.9. Bigeminiforme Vorhofextrasystolie. Jedem Normalschlag folgt eine ektope vorzeitige Vorhoferregung, die mit relativ langem AV-Intervall zu einer Kammererregung führt. Die 2. und 4. Vorhofextrasystole fallen ver-gleichsweise früher ein und treffen auf ein noch nicht vollständig erholtes intraventrikuläres Leitungssystem, sie werden aberrierend geleitet (Rechts-schenkelblockbild)

Der auf die Extrasystole folgende Herzschlag folgt im gleichen Inter-vall wie die Normalschläge untereinander (Abb. 2.8).

2. Atriale Extrasystolen

Der Erregungsursprung liegt im Vorhof, die vorzeitig auftretende P-Welle ist im allgemeinen deformiert, die PQ-Zeit kann verkürzt oder verlängert sein entsprechend dem Quellpunkt der Erregung und den Leitungsverhältnissen (Abb. 2.9). Die Kammerschwankung ist meist regelrecht. Je nach Vorzeitigkeit der Extrasystole kann aber auch eine veränderte Erregungsleitung in den Kammern angetroffen wer-den; die übergeleitete Erregung zeigt den Typ eines inkompletten bis kompletten Schenkelblockes. Solche Bilder müssen dann von ventri-kulären Extrasystolen unterschieden werden.

Desgleichen kann auch ein verlängertes AV-Intervall bei frühzeiti-

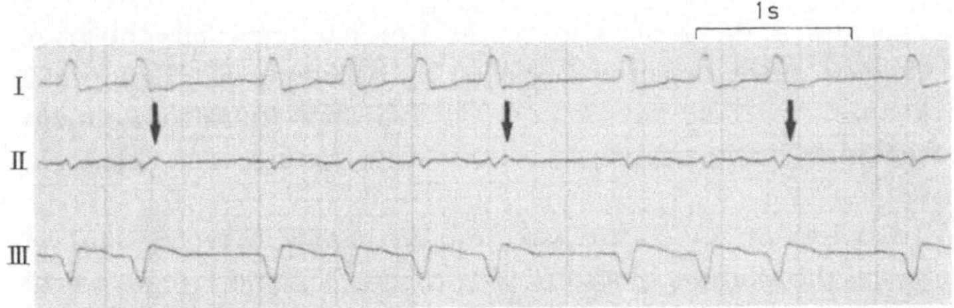

Abb. 2.10. Blockierte Vorhofextrasystolen. Im Beginn der ST-Strecke wird eine ektope Vorhoferregung sichtbar (↓), die eine nicht-kompensatorische postextrasystolische Pause nach sich zieht, selbst aber nicht zur Kammer übergeleitet wird

gem Einfall durch partielle Refraktärität des AV-Leitungssystems bedingt sein. Die postextrasystolische Pause kann kompensierend oder nichtkompensierend sein. Gelegentlich tritt der heterotope Impuls so frühzeitig auf, daß er nicht über den AV-Knoten und das His-Bündel übergeleitet wird, da diese noch refraktär sind. Das EKG zeigt eine vorzeitig einfallende P-Welle ohne nachfolgende Kammererregung. Dieses Phänomen wird als *blockierte Vorhofextrasystole* bezeichnet (Abb. 2.10).

3. AV-Extrasystolen und His-Bündel-Extrasystolen

Kennzeichen der *AV-Extrasystole* ist das vorzeitige Auftreten einer Herzaktion, bei der Vorhöfe und Kammern durch ein gemeinsames, zwischen ihnen liegendes Erregungsbildungszentrum erregt werden. Die Vorhöfe werden stets in retrograder Richtung aktiviert, kenntlich an negativen P-Wellen in den Extremitätenableitungen II, III und aVF.

Aus der Stellung der P-Welle in bezug auf den Kammerkomplex ist zu entnehmen, welcher Herzteil (Vorhof oder Kammer) früher oder später oder ob beide gleichzeitig erregt werden, je nachdem negative P-Wellen vor der QRS-Gruppe, in ihr verborgen oder nach ihr auftreten. Deskriptiv spricht man von AV-Extrasystolen mit vorangehender Vorhoferregung, mit gleichzeitiger Vorhof- und Kammererregung oder mit vorangehender Kammererregung. Als Ursprungsorte nimmt man Zentren im Bereich der Grenzzone des AV-Knotens zum Vorhof bzw. zum His-Bündel an.

Extrasystolen, die in der Gegend des Koronarvenensinus entstehen, sind auch durch negative P-Wellen in Ableitung II, III und aVF gekennzeichnet, die indessen der QRS-Gruppe (normale Leitungsverhältnisse vorausgesetzt) beträchtlich vorangehen (mehr als 0,12 s).

Wird bei einer AV-Extrasystole die retrograde Erregungsausbreitung auf die Vorhöfe blockiert, so wird eine Kammererregung sichtbar ohne wesentliche Störung des Sinusrhythmus, d. h. eine normale P-Welle erscheint an der dem Sinusrhythmus entsprechenden Stelle; die postextrasystolische Pause ist kompensatorisch. Dieser Befund ist differentialdiagnostisch mit der konventionellen EKG-Registrierung nicht von Extrasystolen abzutrennen, die ihren Ursprung im His-Bündelstamm nehmen.

Im His-Bündel-Elektrogramm ist eine *His-Bündel-Extrasystole* dadurch charakterisiert, daß dem Kammerkomplex ein H-Potential mit normalem HV-Intervall vorausgeht. Antegrad blockierte His-Bündel-Erregungen können zu funktionellen AV-Leitungsstörungen führen, die als AV-Blockierungen fehlgedeutet werden können. Eine verborgene retrograde Leitung bei His-Bündel-Extrasystolie mit Impulspenetration vom Erregungszentrum im His-Bündel zum AV-Knoten ohne retrograde Vorhoferregung („concealed conduction") kann indirekt aus einer Verlängerung der PQ-Zeit (AH-Intervall) des nächsten übergeleiteten Sinusschlages abgeleitet werden; die Leitungserschwerung weist auf partiell refraktäre Leitungsbahnen, verursacht durch die zusätzliche Herzerregung, hin.

3.2.1.2. Ventrikuläre Extrasystolen

Kammerextrasystolen entstehen in den Kammern. Der QRS-Komplex weicht im allgemeinen auffallend vom individuellen Grundtypus ab, da die heterotope Erregung einen abnormen Weg durch die Ventrikelmuskulatur zurücklegt. Der Kammerkomplex ist im EKG plump verbreitert, aufgesplittert und von großer Amplitude, die T-Welle ist sekundär verändert (Abb. 2.6). Extrasystolen aus dem rechten Ventrikel sind linsschenkelblockartig, solche aus dem linken Ventrikel rechtsschenkelblockartig deformiert. Die ventrikuläre Extrasystole tritt unabhängig von einer P-Welle auf. Sie kann interponiert sein oder eine kompensierende Pause verursachen, je nach ihrem Einfallszeitpunkt. Die kompensatorische Pause entsteht dadurch, daß die normale, der Extrasystole folgende Sinuserregung sich wegen der Refraktärität des Ventrikelmyokards nicht auswirken kann. Erst die nachfolgende Sinuserregung wird wirksam; dadurch ist die Summe der Intervalle vor und nach der Extrasystole gleich der zweier Normalschläge. Bei niedrigen Herzfrequenzen kann ein vorzeitiger Schlag so rechtzeitig einfallen und abgeschlossen sein, daß auch der direkt folgende Sinusschlag eine Kammeraktion auslöst. Die Extrasystole ist dann in den Rhythmus zwischen zwei Normalaktionen eingeschaltet, interponiert (Abb. 2.6).

Bei einer ventrikulären Extrasystole kann der Impuls sowohl retrograd zum Vorhof geleitet, als auch in allen Abschnitten des Erregungsleitungssystems blockiert werden. Dies hängt einmal von den retrograden Leitungseigenschaften des His-Bündels und AV-Knotens ab, zum anderen vom zeitlichen Verhältnis der ventrikulären Zusatzerregung zur vorangehenden und folgenden Sinusaktion. Auch eine verborgene retrograde Leitung ist bei ventrikulären Extrasystolen möglich und erklärt funktionelle AV-Blockierungen bei der nachfolgenden Normalerregung (Abb. 2.6).

Zu weiteren Merkmalen der Kammerextrasystolen gehören:

1. Die Konstanz der Kopplungsintervalle bei monotopen Extrasystolen.
2. Das Zusammentreffen der vorzeitigen Kammererregung mit der T- oder U-Welle des vorangehenden Normalschlages.
3. Das gelegentliche Auftreten von gepaarten Extrasystolen (als Kennzeichen eines wiederholten Wiedereintritts)
4. Die sog. Bigeminie-Regel (Abb. 2.11): Sie bedeutet, daß vorzeitige Erregungen dazu neigen, nach einer längeren Zyklusdauer (RR-Intervall) aufzutreten. Dieser Befund läßt sich mit der Wie-

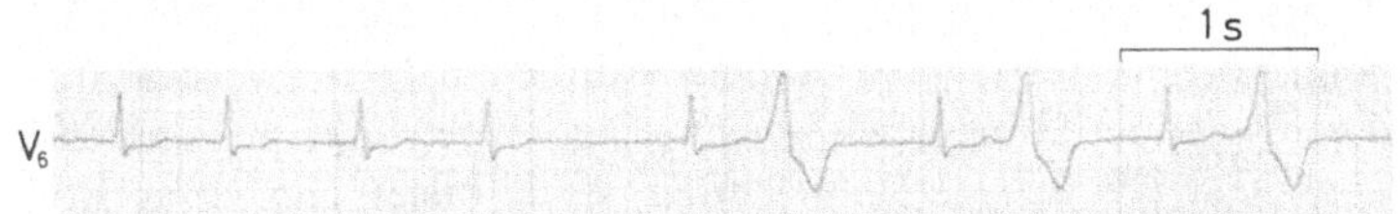

Abb. 2.11. Sog. Bigeminie-Regel: Vorzeitige Extrasystolen neigen dazu, nach einer längeren Zyklusdauer aufzutreten. Durch die postextrasystolische Pause unterhält sich dann der Bigeminus selbst

dereintrittstheorie erklären. Bei Vorhandensein einer langsamen diastolischen Depolarisation ist der Membranpotentialverlust mit zunehmender Zeitdauer (längere Diastolendauer) immer größer, was mit einer Verlangsamung der Erregungsleitungsgeschwindigkeit in diesen Bezirken einhergeht. Damit werden die Voraussetzungen für Wiedereintritt als Ursache von Extrasystolen geschaffen. Der Bigeminus kann sich nach Ingangkommen weiter perpetuieren, wenn die Extrasystolen zu kompensatorischen Pausen führen.

Ventrikuläre Extrasystolen können maligne Tachykardien, Kammerflattern und Kammerflimmern einleiten, insbesondere wenn sie als R-auf-T-Phänomen, in Ketten oder Salven in Erscheinung treten, eine Polymorphie des Erregungsursprunges erkennen lassen oder in Verbindung mit einer inhomogenen Repolarisation (QT-U-Abnormität) auftreten. Hier liegt der Einfallszeitpunkt allerdings meist im absteigenden T-Wellenschenkel bzw. in der U-Welle (Abb. 4.7, S. 201). Differentialdiagnostisch ist von der Extrasystolie die Parasystolie abzugrenzen (s. dort, S. 86).

3.2.1.3. Umkehrextrasystolen

Sie entstehen sehr selten nach AV-Extrasystolen mit retrograder Vorhoferregung und erneuter Überleitung in antegrader Richtung. Voraussetzung ist allerdings, daß die retrograde Vorhoferregung andere Leitungsbahnen in Anspruch nimmt als die antegrade Überleitung der Umkehrextrasystole, deren Konfiguration dann dem supraventrikulär ausgelösten QRS-Komplex entspricht.

3.2.1.4. Kombinationssystolen (Fusionsschläge)

Sie entstehen durch Einfall einer ventrikulären Extrasystole oder Parasystole zum Zeitpunkt der AV-Überleitung einer supraventrikulären Normalerregung. Die Kammer wird dann durch zwei aufeinanderzulaufende Erregungen gleichzeitig erregt, der resultierende QRS-Komplex ist eine Kombination des normalen und extrasystolischen QRS-Komplexes (Abb. 2.26, S. 86).
Kombinationssystolen werden bei Patienten mit elektrischem Schrittmacher gehäuft beobachtet (s. S. 88).

3.2.2. Ersatzsystolen und Ersatzrhythmen

Ersatzrhythmen und Ersatzsystolen werden unter dem Begriff der
passiven Heterotopie zusammengefaßt. Sie entstehen immer dann,
wenn die Sinusfrequenz unter die Eigenfrequenz sekundärer Automatiezentren absinkt, sei es, daß die vom Sinusknoten her fortge-
pflanzten Erregungen abnorm spärlich sind oder durch eine Leitungsstörung (SA-, AV-Block) von tiefer gelegenen Automatiezentren abgehalten werden. Je nach den zugrundeliegenden Bedingungen kann sich die Ersatzautomatie in einer einzelnen Herzerregung
oder in einer längeren Erregungsfolge äußern.

3.2.2.1. AV-Ersatzsystolen, AV-Ersatzrhythmen

Springt das Gewebe um den AV-Knoten als Schrittmacher für einen
einzelnen Schlag ein, so bezeichnet man dies als AV-Ersatzsystole,
wird er rhythmusbestimmend für längere Zeit, so bezeichnet man
den Ersatzrhythmus als AV-Ersatzrhythmus (Abb. 2.30, S. 92).
Dem klassischen Konzept des oberen, mittleren und unteren *AV-
Knotenrhythmus,* wonach dem jeweiligen Ursprungsort bestimmte
EKG-Bilder zugeordnet werden, liegt die Annahme von Schrittmacheraktivität in allen Teilen des AV-Knotens zugrunde. Nach neue-
ren Erkenntnissen befinden sich im eigentlichen AV-Knoten (N-Region) keine Schrittmacherzellen; diese konnten lediglich im Gebiet
zwischen AV-Knoten und Koronarvenensinus sowie am Übergang
vom AV-Knoten zum His-Bündel bzw. im His-Bündel selbst nachgewiesen werden. Die Erregungsbildungszentren im His-Bündel zeich-
nen sich durch eine niedrigere Frequenz und die fehlende Frequenzsteigerung nach Atropin gegenüber anderen AV-Region-Schrittma-
chern aus. Im angelsächsischen Schrifttum wird wegen der Unmöglichkeit der klaren Ortsbestimmung von AV-Knoten-Rhythmen daher meist der umfassendere und damit unschärfere Begriff „junctional rhythm" benutzt. Dieser umfaßt den basalen Vorhof in der Um-
gebung des AV-Knotens, den AV-Knoten und den His-Bündelstamm.
Im EKG gleichen die QRS-Komplexe den vom Sinusknoten her ausgelösten Kammererregungen, die Aktivierung der Vorhöfe erfolgt
rückläufig (retrograd). Vollzieht sich die Aktivierung der Kammern

später als die der Vorhöfe, gehen negative P-Wellen (II, III, aVF) dem QRS-Komplex voraus; bei gleichzeitiger Erregung gehen die Vorhöfe im Kammerteil unter, werden die Kammern eher als die Vorhöfe erregt, folgen den QRS-Gruppen negative P-Wellen.

Gehen dem QRS-Komplex negative P-Wellen in Ableitung II, III und aVF bei relativ langem PQ-Intervall ($>0,12$ s) voraus, so wird – normale Leitungsverhältnisse vorausgesetzt – ein Erregungszentrum in der Gegend des Koronarvenensinus angenommen, der Rhythmus als *Koronarsinusrhythmus* bezeichnet.

Klinisch werden AV-Knoten-Rhythmen und der Koronarsinusrhythmus sowohl bei anderweitig gesunden als auch kranken Herzen beobachtet. Alle Zustände, die zu einem Verlust oder erheblicher Verminderung der Impulsfolge im Sinusknoten führen bzw. dessen Impulsabgabe erschweren oder verhindern, liefern die Voraussetzung für ihr Auftreten. Ursächlich sind extreme Steigerungen des Vagotonus, infektiös-toxische und ischämische Erkrankungen des Herzens, hochdosierte Glykosidmedikation. Klinische Symptome sind selten; durch mit dem Schrittmacherwechsel einhergehende Bradykardien mit Hypotonie können insbesondere bei älteren Menschen Störungen der zerebralen Durchblutung auftreten.

3.2.2.2. Kammerersatzsystolen, Kammerersatzrhythmus

Übernimmt ein Zentrum in den Kammern die Kontrolle über die Ventrikelkontraktion, so spricht man von einem Kammerersatzrhythmus (Kammereigenrhythmus), wenn ein gleichmäßiger Rhythmus vorliegt, und von Kammerersatzsystolen bei einzelnen Schlägen. Die Voraussetzungen für das Erwachen eines Kammerautomatismus sind gegeben bei Frequenzsenkung der primären (Sinusknoten) und sekundären (AV-Übergangszone) Automatiezentren oder durch Blockierung der atrioventrikulären oder intraventrikulären Erregungsleitung. Am häufigsten wird der Kammereigenrhythmus bei totalem AV-Block beobachtet. Das Schrittmacherzentrum kann im His-Bündel unterhalb der Blockierung erwachen, der QRS-Komplex zeigt dann einen normalen supraventrikulären Typ (Einschränkung siehe unter AV-Block). Liegt der Schrittmacher der Kammern distal unterhalb der Bifurkation des His-Bündels, so besteht ein abnormer QRS-Komplex mit schenkelblockartiger Verformung (Abb. 2.35).

3.2.2.3. Wandernder Schrittmacher

Gelegentlich werden einzelne Schläge von Erregungen um den AV-Knoten, andere vom Vorhofgewebe, wieder andere regelrecht vom Sinusknoten her ausgelöst. Dieses Phänomen wird als wechselnder oder wandernder Schrittmacher bezeichnet.
Zu solchen Verschiebungen des Schrittmacherzentrums kommt es immer dann, wenn die Geschwindigkeit der Erregungsbildung im Sinusknoten und AV-Erregungsbildungszentren nahezu gleich ist. Veränderungen des Vagotonus können die Frequenzen angleichen, so daß das eine oder andere Erregungszentrum die Führung über den Herzrhythmus gewinnen kann.

3.2.3. Vorhofflimmern und Vorhofflattern

3.2.3.1. Vorhofflimmern
Vorhofflimmern ist eine Rhythmusstörung, die durch extrem schnelle, unregelmäßige Vorhoferregungen, durch unwirksame, wurmförmige Vorhofkontraktionen und im allgemeinen unregelmäßige rasche Kammeraktionen gekennzeichnet ist.
Im EKG finden sich anstelle von P-Wellen Vorhoferregungen in Form von Flimmerwellen, die unregelmäßig in der Frequenz, von ständig wechselnder Form, Gestalt und Größe als Undulieren der Grundlinie imponieren. Die Vorhoffrequenz liegt im Mittel bei 350–400 min^{-1}. Manchmal finden sich im EKG aber neben sicher übergeleiteten Kammerkomplexen mit schmaler QRS-Gruppe auch solche mit verlängerter QRS-Dauer und schenkelblockartiger Deformierung. Dann kommen zwei verschiedene Ursachen in Betracht:
1. Übergeleitete Komplexe mit aberranter ventrikulärer Leitung bzw. meist mit einem funktionellen Rechtsschenkelblock.
2. Ventrikuläre Extrasystolen, wofür das Vorliegen von fixen Kopplungen und eher langen postextrasystolischen Intervallen spricht.

Vorhofflimmern kann anfallsweise (paroxysmal) auftreten oder dauerhaft persistieren (chronische Form). Paroxysmales Vorhofflimmern geht anfangs meist mit hohen Kammerfrequenzen einher, verursacht dadurch subjektive Beschwerden und evtl. hämodynamische Störungen. Die Entwicklung eines persistierenden Vorhofflimmerns ist ein ungünstiges Zeichen, es verbindet sich in der Regel mit einem

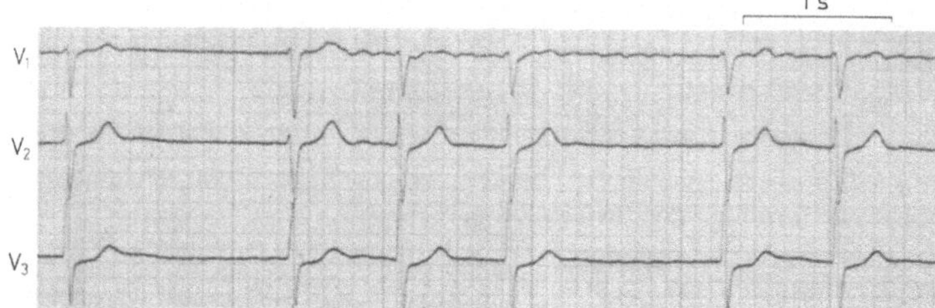

Abb. 2.12. Absolute Arrhythmie bei Vorhofflimmern. Die Flimmerwellen sind in ihrer Amplitude unterschiedlich ausgeprägt, zum Teil kaum erkennbar; sie kommen am besten in Ableitung V_1 zur Darstellung

organischen Herzleiden und deutet auf eine drohende oder bereits vorhandene Stauungsinsuffizienz mit Vorhofdilatation hin.

Darüberhinaus begünstigen die unökonomische Arbeitsweise des Herzens durch hohe Kammerfrequenzen und der Verlust wirksamer Vorhofkontraktionen das Auftreten einer Herzinsuffizienz. Bildung von Vorhofthromben und arterielle Embolien stellen weitere Gefahrenquellen dar.

In den sternalen Brustwandableitungen sind die Flimmerwellen meist am besten zu erkennen (V_{1-3}, Abb. 2.12). Durch unregelmäßige Überleitung auf die Kammern entsteht – abgesehen von seltenen Fällen mit totalem AV-Block – eine absolute Arrhythmie mit ständig wechselnden RR-Intervallen. Gelegentlich sind die Vorhofwellen im EKG kaum zu erkennen („Unruhe der Nullinie"); aufgrund der absoluten Kammerarrhythmie ist dann Vorhofflimmern zu vermuten oder durch Ösophagus- oder intrakardiale Ableitungen zu sichern.

Je nach der AV-Überleitungsrate unterscheidet man Vorhofflimmern mit tachykarder, normaler, bradykarder und wechselhafter Kammerfrequenz. Tachykarde Formen gehen oft mit einem Pulsdefizit einher. Bei bradykarden Formen sind die Voraussetzungen zum Auftreten von Ersatzsystolen und Ersatzrhythmen gegeben. Folgen sich Kammererregungen in langsamem aber regelmäßigem Abstand, so handelt es sich um einen Ersatzrhythmus infolge atrioventrikulären Blockes.

Die QRS-Komplexe können bei Vorhofflimmern recht unterschiedlich sein, und es können auch Schenkelblöcke vorkommen. Wenn bei

Tabelle 2.6. Ursachen von Vorhofflimmern und Vorhofflattern

1. Kardiale Ursachen
Rheumatische Herzerkrankungen und Klappenfehler
Koronarsklerotisches Herzleiden (Herzinfarkt!)
mit/ohne Herzinsuffizienz
Entzündliche Herzerkrankungen
Primäre Myokarderkrankungen (Kardiomyopathien)

2. Extrakardiale Ursachen
Hyperthyreose
Fokaltoxikose
Hypertone Krisen
Hyperkinetisches Herzsyndrom
Pleuroperikardschwiele

3. Seltene Ursachen
Familiäres Vorhofflimmern
Paroxysmales Vorhofflimmern im Rahmen des Sinusknotensyndroms
ohne erkennbare Ursache (ca. 5%)

anfallsweisem Vorhofflimmern die Kammerkomplexe aber besonders bizarr deformiert sind und vor allem wenn sie einen trägen Anstieg der Hauptschwankung zeigen, muß an eine Erregungsausbreitung über ein akzessorisches Bündel gedacht werden, wie es beim WPW-Syndrom vorliegt.

Am häufigsten ist Vorhofflimmern bei Patienten mit Mitralstenose, bei Myokarditis, bei Herzinsuffizienz und bei Hyperthyreose anzutreffen. Beim akuten Myokardinfarkt ist Vorhofflimmern meist vorübergehend und von kurzer Dauer. Akutes und chronisches Cor pulmonale und mediastinale Prozesse (Tumoren, Schwarten) sind weitere Ursachen (Tabelle 2.6).

Eine absolute Arrhythmie, die bei der Arterienpulsation und Herzauskultation festzustellen ist, beruht häufig auf Vorhofflimmern. Differentialdiagnostisch kann eine solche auch bedingt sein durch

- eine regellose Sinusarrhythmie,
- Vorhofanarchie (multiple Reizbildungs- und Leitungsstörungen in den Vorhöfen als Vorläufer des Vorhofflimmerns),
- Vorhofflattern mit stark wechselnder Überleitung,
- Kammeranarchie (kaum ein Kammerkomplex der dissoziierten Erregungsform stimmt mit dem anderen überein).

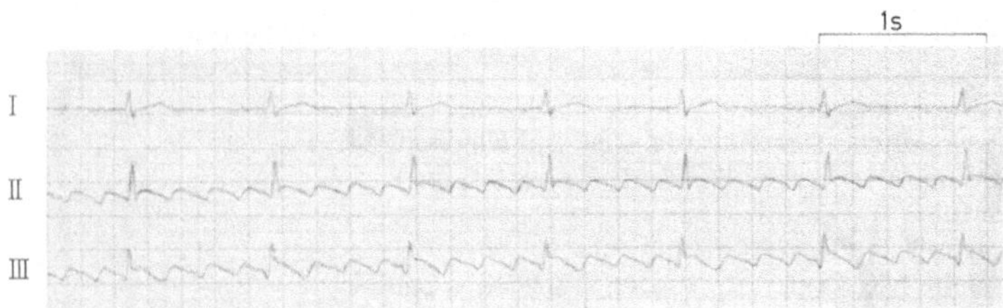

Abb. 2.13. Vorhofflattern mit rhythmischer, normfrequenter Kammertätigkeit durch 4:1-Überleitung. Typisches „Sägezahnbild"

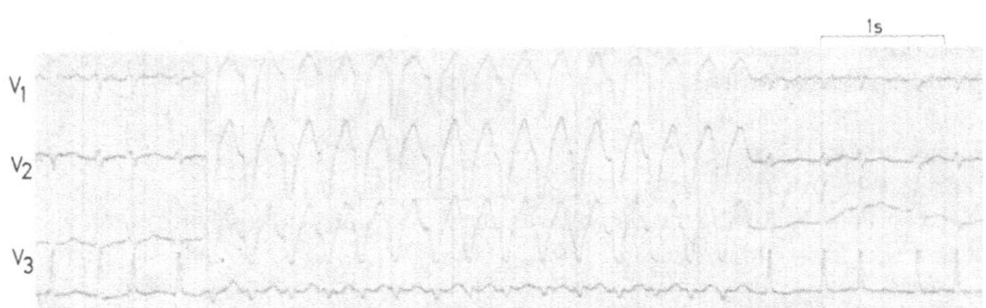

Abb. 2.14. Vorhofflattern mit z. T. regelmäßiger 2:1-Überleitung und damit einhergehendem funktionellen Schenkelblock; hierdurch kann eine Kammertachykardie vorgetäuscht werden

3.2.3.2. Vorhofflattern

Vorhofflattern ist Ausdruck einer abnormen, hochfrequenten Vorhoftätigkeit, bei der die Vorhöfe regelmäßig mit einer Frequenz von 250–350 min^{-1} arbeiten.

Im EKG sind die in den einzelnen Ableitungen formgleichen Flatterwellen kennzeichnend. Oft zeigen diese einen steilen Anstieg und einen langsameren Abfall, wodurch eine charakteristische Reihe von kontinuierlichen Wellen („Sägezahnbild") entsteht, ohne daß eine isoelektrische Linie deutlich abzugrenzen wäre. Die Flatterwellen werden am besten in den Extremitätenableitungen II und III erkannt (Abb. 2.13). Die Kammertätigkeit kann dabei rhythmisch und arrhythmisch, tachykard, normfrequent und bradykard sein. Die Überleitung jeder Flatterwelle auf die Kammern ist selten und kommt nur bei relativ niedriger Flatterfrequenz vor (z. B. unter dem Einfluß von Chinidin). Die Rhythmik der normalen oder abnormen Kammerkomplexe wird von der Flatterfrequenz und durch die AV-Überlei-

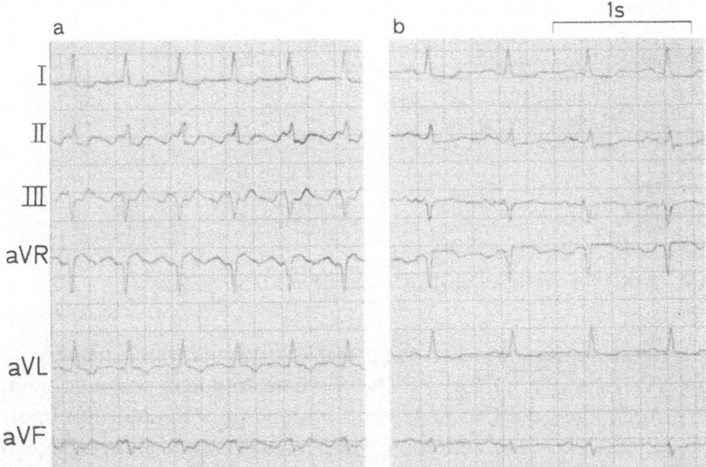

Abb. 2.15a u. b. Paroxysmales Vorhofflattern: **a** Tachykardie durch 2:1-Überleitung (Vorhoffrequenz 300 min^{-1}, Kammerfrequenz 150 min^{-1}). Typisches „Sägezahnbild" in Ableitung II, III und aVF, eine Flatterwelle überlagert sich jeweils mit dem QRS-Komplex. **b** Sinusrhythmus nach spontaner Beendigung des Vorhofflatterns

tungsfunktion diktiert. Besteht gleichzeitig ein Schenkelblock, so kann eine Kammertachykardie vorgetäuscht werden (Abb. 2.14). Kammerfrequenzen von 125–150 min^{-1}, die einer 2:1-Überleitung entsprechen, sind besonders verdächtig auf Vorhofflattern. Typisch ist, daß sie sich spontan oder durch Karotisdruck oft schlagartig verändern können, indem ein anderes Blockierungsmuster hervortritt.

Meist besteht ein regelmäßiges Überleitungsverhältnis im AV-Knoten (2:1, 3:1, 4:1), und die Kammern schlagen regelmäßig (Abb. 2.15). Bei 4:1-Überleitung resultiert eine normale Kammertätigkeit (Abb. 2.13). Bei unregelmäßigem Überleitungsverhältnis schlagen die Kammern unregelmäßig. Auch beim Vorhofflattern kann die AV-Überleitung gänzlich unterbleiben (totaler AV-Block) und eine Kammerautomatie einsetzen. Dies ist anzunehmen, wenn sich zwischen den Flatterwellen und den Kammererregungen keine festen Beziehungen feststellen lassen.

Durch Vagusreiz (Karotissinusdruck) oder medikamentös (Verapa-

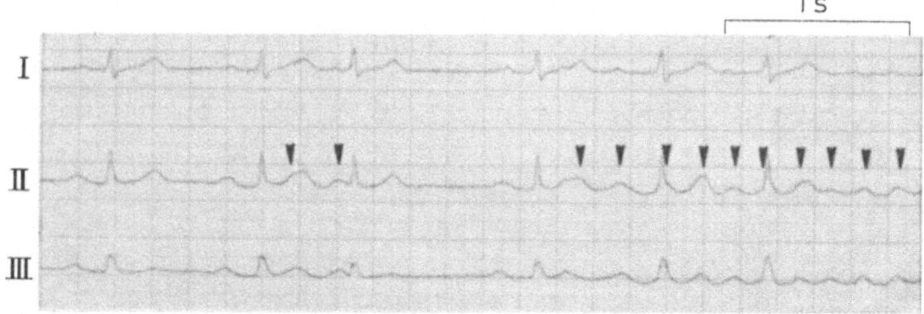

Abb. 2.16. Paroxysmales Vorhofflattern (❘ = Flatterwellen)

mil, Betarezeptorenblocker, Digitalis) läßt sich der Blockierungsgrad im AV-Knoten erhöhen und die Kammerfrequenz verlangsamen. Hierdurch kann die Diagnose von Formen mit frequenter Kammertätigkeit (2:1-, 1:1-Überleitung), insbesondere wenn gleichzeitig ein begleitender Schenkelblock (funktionell, organisch) besteht, erleichtert werden, indem Vorhofwellen in der verlängerten Kammerdiastole sichtbar werden. Chinidin, Propafenon, Lidoflazin erniedrigen die Flatterfrequenz, Digitalis erhöht sie, senkt aber die Kammerfrequenz durch Verstärkung der AV-Blockierung (Abb. 4.5, S. 196). Übergänge von Vorhofflattern in Vorhofflimmern sind möglich, beispielsweise durch Digitalis.

Vorhofflattern ist wie Vorhofflimmern in der Regel mit einer organischen Herzerkrankung verknüpft. Am häufigsten wird es bei rheumatischen Herzleiden und Mitralstenose gesehen, kann aber auch bei Hyperthyreose und ischämisch-degenerativen Herzkrankheiten auftreten. Myokarditis und mediastinale Prozesse sind weitere Entstehungsursachen (Tabelle 2.6).

Vorhofflattern tritt meist anfallsartig auf und ist wesentlich seltener als Vorhofflimmern (Abb. 2.16).

Differentialdiagnostisch können sich gelegentlich Schwierigkeiten gegenüber Vorhoftachykardien mit AV-Block ergeben. Diese zeigen die gleichen Muster von Überleitungsblockierungen, jedoch P-Zacken mit isoelektrischen Zwischenstrecken statt Flatterwellen. Vorhoftachykardien mit AV-Block sind meist Folge einer Überdigitalisierung, und Digitalis ist in diesen Fällen abzusetzen, während bei Vorhofflattern mit und ohne vorgängige Digitalismedikation Glykoside gegeben werden können.

66

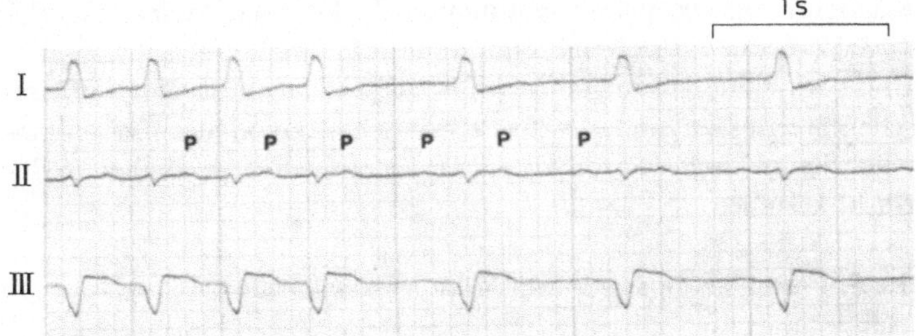

Abb. 2.17. Vorhoftachykardie mit AV-Block bei Digitalisintoxikation. Tachykarde Vorhoftätigkeit, Frequenz 135 min^{-1}, Strecke zwischen den P-Wellen isoelektrisch. Linke Bildhälfte AV-Block 1. Grades (PQ-Intervall 0,26 s), rechte Bildhälfte 2 : 1-AV-Block 2. Grades

3.2.4. Paroxysmale atriale Tachykardien

Paroxysmale atriale Tachykardien, bei denen häufig Digitalisüberdosierung und/oder Kaliummangel ursächlich in Frage kommen, beruhen wahrscheinlich auf aktiver ektoper Erregungsbildung im Vorhof.

Die resultierenden P-Wellen sind in Ableitung II, III und aVF sowie in V_{2-6} positiv und gleichen denen bei normaler Erregung. Auch hier kann die Diagnose durch im QRS-Komplex verborgene P-Wellen gegenüber einer Sinustachykardie schwierig sein. Durch Karotisdruck oder Verapamil-Gabe kann hier ein höheres Blockierungsverhältnis erreicht und dadurch die Konfiguration und Zuordnung der P-Wellen zu den QRS-Komplexen deutlich werden.

Die diagnostischen Kriterien der paroxysmalen Vorhoftachykardie mit AV-Block sind:

1. Tachykarde Vorhoftätigkeit mit einer Frequenz meist zwischen 120 und 250 min^{-1}; je nach Sitz des ektopischen Fokus variable Konfiguration der P-Welle.
2. Isoelektrische Zwischenstrecke zwischen den P-Wellen.
3. Vorkommen aller Grade von AV-Block, am häufigsten 1. bis 2. Grades (Abb. 2.17).

Gelegentlich beobachtet man das Vorkommen von zwei oder mehreren Vorhofschrittmachern gleichzeitig nebeneinander; im EKG finden sich zwei oder mehrere ektope P-Wellen von unterschiedlicher

Konfiguration, die sich in bestimmten Zyklen wiederholen: *multifokale Vorhoftachykardie* mit oder ohne AV-Block.

Diese Rhythmusstörungen gehen im allgemeinen mit einem organischen Herzleiden einher, wobei chronisches und akutes Cor pulmonale, rheumatische, koronare und hypertensive Herzkrankheit in Betracht kommen.

3.2.5. Paroxysmale supraventrikuläre Tachykardie

Die paroxysmale supraventrikuläre Tachykardie ist die häufigste Form von anfallsartigem Herzjagen, die mit hoher aber regelmäßiger Herztätigkeit einhergeht. Charakteristisch ist der plötzliche Beginn (gewöhnlich mit einer Extrasystole) und das plötzliche Ende; die

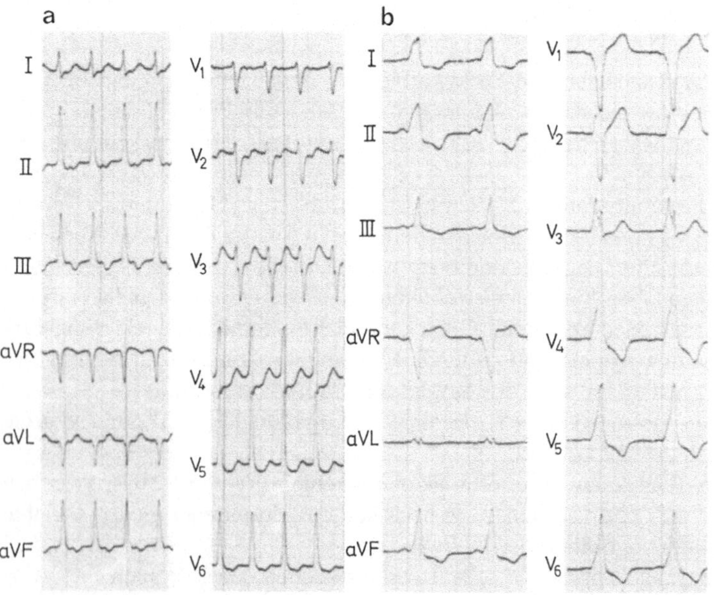

Abb. 2.18a u. b. Paroxysmale supraventrikuläre Tachykardie bei WPW-Syndrom. **a** Im Anfall, Frequenz 230 min^{-1}, schmale QRS-Komplexe, P-Wellen in der ST-Strecke besonders gut in Ableitung II erkennbar. **b** Nach dem Anfall typisches WPW-Syndrom mit kurzem PP-Intervall und breitem QRS-Komplex mit positiver Delta-Welle, besonders kenntlich in Ableitung V$_3$

Kammerfrequenz liegt im allgemeinen um 180–220 min^{-1} (Schwankungsbreite 100–250 min^{-1}). Die Dauer des einzelnen Anfalles schwankt zwischen Minuten und Stunden.

Im EKG sind die RR-Intervalle regelmäßig, der QRS-Komplex ist meistens normal konfiguriert und nicht selten können negative P-Wellen (als Ausdruck retrograder Vorhoferregung) nach dem QRS-Komplex identifiziert werden. Sofern Vorhoferregungen erkennbar sind, lassen sie sich in bestimmter Sequenz den Kammererregungen zuordnen (Abb. 2.18). Bei längerer Dauer sind funktionelle Schenkelblockierungen nicht selten. Gelegentlich sieht man auf längeren EKG-Streifen die allmähliche Verbreiterung des QRS-Komplexes ohne Änderung der Frequenz, was als Argument für die supraventrikuläre Entstehung mit Schenkelblock gilt. In anderen Fällen ist die Differentialdiagnose gegenüber Kammertachykardien nicht ohne weiteres möglich (s. S. 74f., Tabelle 2.9).

An Hand elektrokardiographischer Merkmale ist eine unvollständige und mit Ausnahmen behaftete Unterteilung der anfallsweisen supraventrikulären Tachykardien möglich:

1. Ruhe-EKG bezüglich PQ-Zeit und QRS-Komplex bei Sinusrhythmus unauffällig.
2. Elektrokardiographische Merkmale des klassischen WPW-Syndroms (Abb. 2.18).
3. PQ-Zeit unter 0,12 s verkürzt, QRS-Komplex jedoch normal gestaltet (LGL-Syndrom).
4. PQ-Zeit normal, jedoch mit deutlicher Delta-Welle und dadurch bedingter Deformierung des QRS-Komplexes infolge nodo-, faszikulo-ventrikulärer Verbindungen (Mahaim-Fasern).

Paroxysmale supraventrikuläre Tachykardien können auf verschiedenen pathophysiologischen Mechanismen beruhen. Prinzipiell können sie von einem ektopischen Fokus im Atrium oder im oberen Teil des atrioventrikulären Leitungssystems ausgehen.

Im überwiegenden Teil scheint es sich bei supraventrikulären Tachykardien jedoch um kreisende Erregungen zu handeln, wobei ein solcher Reentry-Kreis den Sinusknoten, den Vorhof, den AV-Knoten oder das His-Bündel oberhalb der Bifurkation einbeziehen kann. Voraussetzung für das Ingangkommen eines Reentry-Mechanismus sind unterschiedliche elektrophysiologische Eigenschaften zweier parallel laufender Bahnen, die sich hinsichtlich Refraktärität und Leitungsgeschwindigkeit unterscheiden. Eine die dissoziierten Leitungsbahnen treffende Erregung findet eine Bahn refraktär – es besteht ein funktioneller unidirektionaler Block – und durchläuft die andere mit langsamer Geschwindigkeit. Sie kann die orthograd blockierte Bahn bei Erreichen der gemeinsamen Mündungsstelle beider Bahnen außerhalb der Refraktärzeit antreffen und diese nun retrograd durchlaufen. Es kommt zur Wiedererregung eines schon vorher durch die gleiche Erregung depolarisierten Bezirkes, eine Echo-Erregung tritt auf. Wird nun die andere Bahn erneut orthograd durchlaufen, schließt sich der Erregungskreis und die Tachykardie kann sich selbst unterhalten.

Bei Patienten mit paroxysmal auftretenden supraventrikulären Ta-

Tabelle 2.7. Ursachen supraventrikulärer Tachykardien

---

1. Funktionelle Ursachen
Ausschlußdiagnose
Vegetative Labilität, körperliche und seelische Belastung

2. Kardiale Ursachen
Myokarditis
Koronarsklerotisches Herzleiden, Myokardinfarkt
Herzklappenfehler
WPW-Syndrom, LGL-Syndrom

3. Extrakardiale Ursachen
Hyperthyreose
Hyperkinetisches Herzsyndrom
Phäochromozytom
Fokaltoxikosen

4. Abdominelle Ursachen
Hiatushernie

5. Iatrogene und toxische Ursachen
Digitalisglykoside
Diuretika (Hypokaliämie)
Sympathikomimetika
Trizyklische Antidepressiva

Genußmittel: Nikotin, Koffein, Alkohol

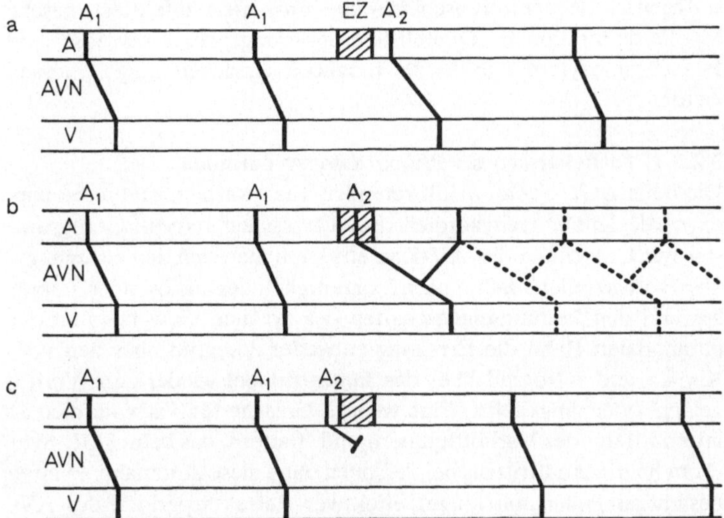

Abb. 2.19 a–c. Induktion einer paroxysmalen supraventrikulären Tachykardie mit Bestimmung der Echo-Zone (EZ) durch atriale Extrastimulus-Technik A = Atrium, AVN = AV-Knoten, V = Ventrikel, A₁ = Sinusimpuls, A₂ = Extrastimulus. **a** A₁A₂ außerhalb der Echozone; **b** A₁A₂ in der Echozone, Auslösen einer Tachykardie; **c** A₁A₂ kürzer als die AV-Knoten-Refraktärzeit. (Nach Wu, D. und Denes, P., Arch. Intern. Med. **135**, 438, 1975)

chykardien sprechen die Befunde für das Vorliegen einer funktionellen Längsdissoziation im AV-Knoten selbst. Ausgedehnte Erregungskreise bestehen beim WPW-Syndrom. Reentry-Tachykardien können durch Elektrostimulation beliebig ausgelöst und beendet werden. Die Auslösung der Tachykardie gelingt allerdings nur in einem definierten Vorzeitigkeitsbereich des Stimulus (Echozone, Abb. 2.19).

Eine Beeinflussung der supraventrikulären Tachykardie ist möglich durch Vagusreiz (Bulbusdruck, Valsalva-Preßversuch, Karotisdruck), was ein differentialdiagnostisches Kriterium zur Abgrenzung gegenüber Kammertachykardien ist.

Die Ätiologie der paroxysmalen supraventrikulären Tachykardien ist nicht einheitlich (Tabelle 2.7). In jedem Falle muß an das Vorhandensein eines Präexzitationssyndromes gedacht werden. Koronarinsuffizienz, degenerativ-ischämische Prozesse, infektiös-toxische Myokardalterationen, Digitalisüberdosierung, Hyperthyreose und Phäochromozytom müssen als mögliche Ursachen ausgeschlossen werden.

3.2.5.1. Tachykardien bei Präexzitationssyndromen

Die beim *LGL-Syndrom* auftretenden Tachykardien sind meist paroxysmale Knotentachykardien. Beim typischen James-Leitungsmuster mit Umgehung des AV-Knotens kann man sich den Erregungskreis so vorstellen, daß je nach Vorzeitigkeit des auslösenden Impulses und den Leitungseigenschaften des nodalen Gewebes und der paranodalen Bahn die Erregung entweder antegrad über den AV-Knoten und retrograd über das James-Bündel wieder zum Vorhof gelangt oder umgekehrt. Eine weitere Ursache für Tachykardien ist intermittierendes Vorhofflimmern und -flattern, das beim LGL-Syndrom häufiger auftritt als bei Personen ohne diese Anomalie. Hierbei besteht in Fällen mit kurzer effektiver Refraktärperiode des AV-Knotens die Gefahr einer schnellen Überleitung mit Auslösung gefährlicher ventrikulärer Arrhythmien. Möglicherweise ist dies die Ursache für plötzliche Todesfälle beim LGL-Syndrom, die allerdings selten sind.

Tachykardien beim *WPW-Syndrom* können auf verschiedenen Mechanismen beruhen; den akzessorischen Leitungsbahnen kommt dabei eine mehrfache Bedeutung zu:

1. Sie können Teil eines Reentry-Kreises werden, indem die akzessorische Bahn meist retrograd, seltener auch antegrad durchlaufen wird. Der Auslösungsmechanismus ist gleich dem bei supraventrikulärer Tachykardie mit ausschließlicher Längsdissoziation des AV-Knotens. Vorzeitige Extrasystolen atrialen Ursprunges oder ventrikulärer Herkunft treffen eine der parallelen Bahnen refraktär an und werden über die andere verzögert geleitet, so daß es im oberen oder unteren gemeinsamen Leitungsweg zu einer Erregungsumkehr und zum Reentry kommen kann. Wird die akzessorische Bahn retrograd durchlaufen, normalisiert sich der QRS-Komplex während der Tachykardie; wird diese Bahn dagegen orthograd durchlaufen, entsteht während der Tachykardie das Vollbild der Präexzitation.

2. Die Erregung erfährt in der akzessorischen Bahn keine physiologi-

sche Verzögerung, und dadurch können Erregungen, von schnellen atrialen Erregungsbildungszentren ausgehend, ohne Passage des AV-Filters ungehindert die Kammern erreichen, zu Kammertachykardie führen und evtl. tödliches Kammerflimmern auslösen. Dies gilt insbesondere für das Auftreten von Vorhofflimmern, das bei 11% der Patienten mit WPW-Syndrom gefunden wird.

Bei Auftreten von Vorhofflimmern und hohen Kammerfrequenzen bei WPW-Syndrom muß defibrilliert werden. Eine medikamentöse Behandlung mit Verapamil ist hier kontraindiziert, da dieses Medikament die Leitungseigenschaften der akzessorischen Bahn verbessern kann. Faktoren, die das Auftreten von Vorhofflimmern begünstigen, müssen beseitigt und eine Prophylaxe gegen Extrasystolen betrieben werden, die hauptsächlich für die Induktion kreisender Erregungen verantwortlich zu machen sind.

3. Ventrikuläre Tachykardien können bei WPW-Syndrom dadurch ausgelöst werden, daß bei stark unterschiedlichen Leitungsgeschwindigkeiten das Ventrikelmyokard zu einem Zeitpunkt erregt wird, wenn das His-Purkinje-System noch teilweise refraktär ist.

3.2.6. AV-Knoten(region)-Tachykardien

Die Zellen in der Übergangsregion vom AV-Knoten zum His-Bündel (sog. H-Region) weisen ein instabiles Ruhemembranpotential und damit potentielle Schrittmachereigenschaften auf. Durch aktive Heterotopie dieser Region kann ihre Depolarisationsfrequenz die des Sinusknotens übersteigen und die Führung des Herzens übernehmen. Die Frequenz eines solchen heterotopen AV-Rhythmus kann ausnahmsweise über 100 min^{-1} liegen. Die Erregungen werden antegrad zum Ventrikel geleitet und führen zu normal konfigurierten QRS-Komplexen, wenn keine zusätzlichen intraventrikulären Leitungsstörungen auftreten. Retrograd verlaufen die Erregungen zu den Vorhöfen und führen zu negativen P-Wellen in Ableitung II, III und aVF (Abb. 2.20). Je nach den retrograden Leitungseigenschaften können die Vorhoferregungen dabei vor, in oder hinter dem QRS-Komplex liegen, so daß solche heterotopen Tachykardien aufgrund der elektrophysiologischen Erkenntnisse nicht mehr in oberen, mittleren und unteren Knotenrhythmus eingeteilt werden, sondern die exaktere Bezeichnung „tachykarder AV-Knoten(region)-Rhyth-

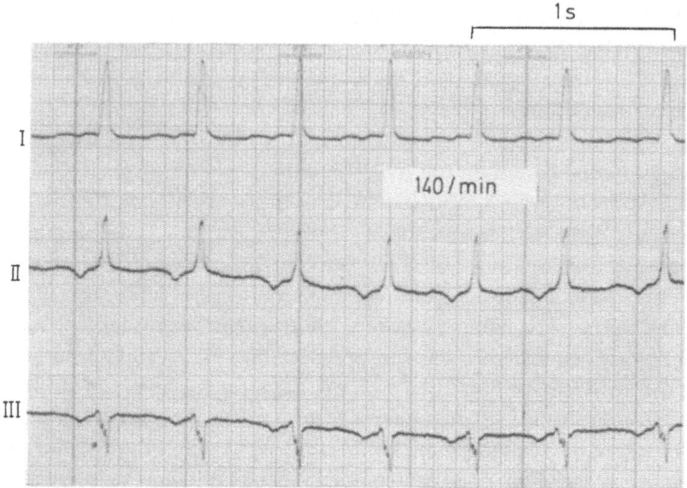

Abb. 2.20. Tachykarder AV-Knotenregion-Rhythmus, Frequenz 140 min⁻¹. Negative P-Wellen (in Ableitung II und III) gehen mit kurzem Intervall den QRS-Gruppen voraus. 30jährige Patientin mit Dauertachykardie

mus mit vorangehender, gleichzeitiger oder nachfolgender Vorhoferregung" benutzt wird.

3.2.7. Kammertachykardien

Die elektrokardiographische Diagnose einer ventrikulären Tachykardie und damit die differentialdiagnostische Abgrenzung gegenüber einer supraventrikulären Tachykardie beruht auf deren Lokalisation des Erregungsursprunges in ventrikulären Strukturen.
Wichtigste Orientierungsmerkmale sind die Morphologie des QRS-Komplexes und die fehlende zeitliche Zuordnung der P-Wellen zu den QRS-Komplexen. Bei ventrikulären Tachykardien wird der QRS-Komplex immer deformiert und verbreitert sein (Abb. 2.21). Aus seiner Konfiguration kann jedoch nicht ohne weiteres auf rechts- oder linksventrikuläre Entstehung geschlossen werden, da zusätzliche intraventrikuläre Erregungsausbreitungsstörungen den QRS-Komplex beeinflussen. Während der Tachykardie können die P-Wellen häufig nur mit Hilfe intrakardialer oder ösophagealer

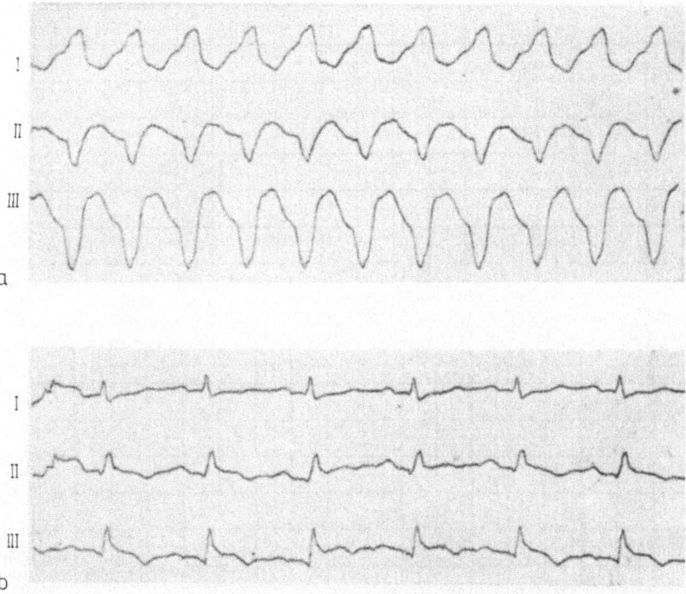

Abb. 2.21a u. b. Paroxysmale ventrikuläre Tachykardie, Frequenz 187 min^{-1}
a: plump verbreiterte, schenkelblockartig deformierte Kammerkomplexe, P-
Wellen nicht sicher erkennbar. Nach Elektrokonversion Sinusrhythmus **b**

Ableitungen identifiziert werden. Da meist eine retrograde (ventri-
kulo-atriale) Blockierung besteht, stehen die P-Wellen in keiner festen Beziehung zu den QRS-Gruppen. Ist die antegrade Leitung erhalten, bestehen die Gegebenheiten einer Interferenzdissoziation
(Abb. 2.22). Unter diesen Umständen können vorzeitig in den Tachykardiezyklus einfallende supraventrikuläre Erregungen normal
übergeleitet werden, und der QRS-Komplex kann dann dem bei Sinusrhythmus gleichen. Solche eingefangenen Erregungen (captured
beats) sind beweisend für das Vorliegen einer ventrikulären Tachykardie, besonders dann, wenn Kombinationssystolen aus zwei Erregungen (ventrikulär und supraventrikulär) entstehen. Voraussetzung
für das Auftreten solch eingefangener Erregungen sind neben einer
ungestörten antegraden AV-Leitung auch eine nur mäßige Tachy-
kardiefrequenz sowie eine kurze Refraktärität des Ventrikelmyo-

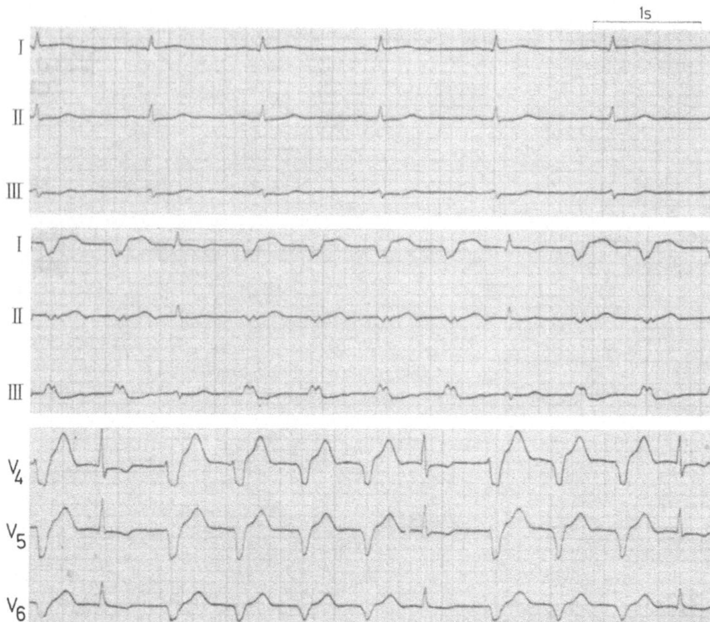

Abb. 2.22. „Langsame" Kammertachykardie (beschleunigter Idioventriku-larrhythmus) mit Interferenzdissoziation: Aufgrund der langsamen Tachykar-diefrequenz können vorzeitig in den Tachykardiezyklus einfallende supra-ventrikuläre Erregungen normal übergeleitet werden. Solche „captured beats" sind nahezu beweisend für das Vorliegen einer ventrikulären Tachy-kardie

kards. Solche supraventrikulären Erregungen wirken wie Extrasysto-len (Abb. 2.22).

Auch ventrikuläre Tachykardien können sowohl auf kreisenden Er-regungen beruhen als auch durch aktive Heterotopie aus Arealen mit ursprünglichen oder wiedergewonnenen Schrittmachereigenschaften fokalen Ursprunges sein. Bei mäßiger Frequenz bis 150 min^{-1} und fokalem Ursprung spricht man von benignen (beschleunigten, iso-rhythmischen, idioventrikulären) Kammertachykardien. Sie führen selten zu deletären ventrikulären Tachykardien wie Kammerflattern und Kammerflimmern.

Höherfrequente Tachykardien, die meist Reentry-Tachykardien dar-

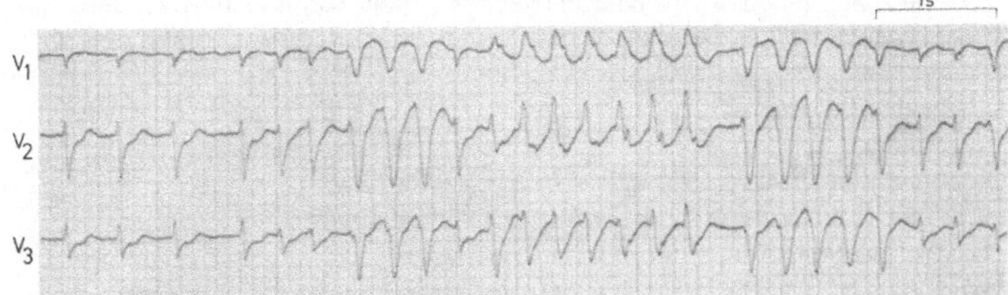

Abb. 2.23. Unkoordinierte Kammertachykardie im Sinne der „Torsades de pointes": in Amplitude und Ausschlagsrichtung wechselnde bizarr deformierte Kammerkomplexe

stellen, neigen spontan zum Übergang in Kammerflattern und -flimmern. Sie zeigen häufig schwankende RR-Intervalle und sind von ventrikulären Rhythmusstörungen im Sinne des paroxysmalen Kammerflatterns oder der paroxysmal unkoordinierten Kammertachykardie („Torsades de pointes") abzugrenzen (Abb. 2.23). Elektrokardiographisch bestehen undulierende Flatter- und Flimmerwellen, die in ihrer Amplitude und ihrer Ausschlagsrichtung (Spitzenumkehr) ständig wechseln, ohne daß Normalschläge zwischengeschaltet sind. Die einzelnen Phasen können kurz sein, so daß ein Wechsel der QRS-Komplexe über 10–20 Erregungen vorliegt. Bei längerem Bestehen kann diese Tachykardie in echtes Kammerflimmern übergehen. In typischer Weise tritt diese Rhythmusstörung bei der kongenitalen QT-Verlängerung bei Patienten mit Jervell-Lange-Nielsen-Syndrom oder dem Romano-Ward-Syndrom auf und wird auch unter toxischem Antiarrhythmika-Einfluß (Chinidin, Lidoflazin) beobachtet (sog. Chinidin-Synkopen). Die auslösenden Extrasystolen fallen außerhalb der vulnerablen Phase ein und führen zu kreisenden Erregungen.

Als *alternierende Kammertachykardie* bezeichnet man den Wechsel der QRS-Konfiguration. Ursächlich kommen zwei unabhängige, sich ablösende Tachykardie-Zentren oder ein suprabifurkales Zentrum mit alternierender Erregungsausbreitung (bidirektionale Tachykardie) in Betracht. Mit der His-Bündel-Elektrographie konnte erstmals nachgewiesen werden, daß es sich in den meisten Fällen um eine ventrikuläre Rhythmusstörung handelt.

Während supraventrikuläre paroxysmale Tachykardien auch „idio-

Tabelle 2.8. Ursachen von Kammertachykardien, Kammerflattern und Kammerflimmern

---

1. Kardiale Ursachen
Herzinfarkt
Koronarsklerotisches Herzleiden mit Herzinsuffizienz
Akutes (Lungenembolie) und chronisches Cor pulmonale
Totaler AV-Block

2. Mechanische und elektrische Ursachen
Herztrauma (Messerstich-Verletzungen)
Herzoperationen
Herzkatheterisierung (Ventrikulographie)
Koronarangiographie
Starkstromverletzung (Blitzschlag!)
Elektrische Defibrillation
Elektrischer Schrittmacher

3. Metabolische Ursachen
Hypoxie, Azidose
Hypokaliämie
Hyperkalzämie

4. Iatrogene Ursachen
Digitalis-Intoxikation
Diuretika (→ Hypokaliämie)
Sympathikomimetika
Antiarrhythmika

---

pathisch" vorkommen können, sind ventrikuläre paroxysmale Tachykardien praktisch ausschließlich Ausdruck einer Myokarderkrankung, wie frischer oder überwundener Myokardinfarkt, degenerative Herzmuskelerkrankungen bei Koronarsklerose oder Myokarditis (Tabelle 2.8). Beim Myokardinfarkt beruhen die früh auftretenden Tachykardien auf Reentry-Vorgängen, die sich in den Zonen zwischen infarziertem und normalem Myokard einstellen. Diese Tachykardien sind von kurzer Dauer und enden entweder spontan oder gehen in Kammerflimmern über. Sowohl eine Bradykardie als auch eine Tachykardie können dabei arrhythmogen wirken. Die Kurzzeitigkeit dieser Tachykardien läßt sich mit der Instabilität des Reentry-Kreises erklären. Die langsameren idioventrikulären Rhythmen, die

Tabelle 2.9. Differentialdiagnose zwischen supraventrikulärer Tachykardie (SVT) mit Schenkelblock und ventrikulärer Tachykardie (VT)

SVT		VT
„idiopathisch"	**Vorkommen**	nur bei Herzkranken
Frequenzsenkung	**Vagus-Reiz**	keine Frequenzbeeinflussung
1. Herzton gleichbleibend	**Auskultation**	periodische Verstärkung des 1. Herztones
fehlen	**Fusionsschläge**	falls vorhanden: beweisend
fehlen	**„captured beats"**	selten vorhanden, dann beweisend
H-Potential jeweils vor der QRS-Gruppe	**His-Bündel-EG**	H-Potential im oder nach dem QRS-Komplex
Vorhöfe im Takt der Kammern	**Vorhofableitungen**	Vorhoferregungen unabhängig von den Kammererregungen (AV-Dissoziation)
	(Ausnahmen möglich!)	

nach der ersten Phase auftreten, beruhen wahrscheinlich auf einer gesteigerten Automatie.

Gelingt es, eine Tachykardie durch Einzel- oder Mehrfachstimuli auszulösen oder zu beenden, wird damit sehr wahrscheinlich, daß ein Reentry-Vorgang vorliegt, der größere Strukturen wie z. B. Teile des Erregungsleitungssystems erfaßt.

Voraussetzungen für das Auftreten von ventrikulären Tachykardien werden durch eine inhomogene verlängerte Repolarisation geschaffen. Elektrolytstörungen (Hypokaliämie), höhergradige AV- und SA-Blockierungen mit konsekutiver Bradykardie sowie psychotrope Medikamente und Antiarrhythmika können solche Störungen hervorrufen.

Zur **Differenzierung** ventrikulärer und supraventrikulärer paroxysmaler Tachykardien gehört ein bestimmtes Untersuchungsschema, das Pulspalpation, Herzauskultation, Karotisdruckversuch und EKG umfaßt (Tabelle 2.9).

Die Diagnose einer supraventrikulären Tachykardie ist dann leicht, wenn die QRS-Komplexe weder verbreitert sind noch Achsenabweichungen zeigen und sich entweder orthograd oder retrograd erregte Vorhofdepolarisationen in bestimmter Sequenz (1:1, n:1) den QRS-Komplexen zuordnen lassen. Die fehlende Verbreiterung von QRS allein spricht aber nicht gegen einen ventrikulären Reizursprung, da hoch im posterioren Faszikel des linken Schenkels die QRS-Dauer 0,10 s betragen kann. Die Achse verschiebt sich dabei im Sinne eines linksanterioren Hemiblockes mit Rechtsverspätung. Die größere Schwierigkeit liegt in der Unmöglichkeit, bei ventrikulärer aberranter Leitung und regelmäßig zugeordneten P-Wellen zwischen ventrikulären und supraventrikulären Tachykardien zu unterscheiden. Bei supraventrikulären Tachykardien kann der QRS-Komplex durch drei Mechanismen deformiert und verbreitert sein:

1. durch einen begleitenden Schenkelblock, der dann auch außerhalb der Tachykardie nachweisbar sein müßte,
2. durch Auftreten einer frequenzabhängigen intraventrikulären Leitungsstörung und
3. durch ausschließliche antegrade Leitung über eine akzessorische AV-Verbindung (WPW-Syndrom).

Nur wenn der Nachweis einer orthograden Erregungsfolge von den Vorhöfen auf die Kammern z. B. mit intrakardialen Ableitungen gelingt, ist die Diagnose der supraventrikulären Reizentstehung gesichert. Die retrograde Erregung der Vorhöfe kann sowohl bei supraventrikulärem Reizursprung als auch bei Kammertachykardien vorhanden sein. P-Wellen ohne Beziehung zum Kammerkomplex kommen bei ventrikulärer Tachykardie nur dann vor, wenn gleichzeitig eine AV-Dissoziation (retrograde Blockierung) besteht. Durch intrakardiale Ableitungen kann dann die langsamere Vorhoftätigkeit erkannt werden.

Die Diagnose einer ventrikulären Tachykardie wird eindeutig durch den Nachweis früher einfallender, normal konfigurierter QRS-Komplexe mit vorausgehender P-Welle („captured beats"); nur in diesem

Falle wird eine aberrante Leitung im His-Purkinje-System ausgeschlossen (Abb. 2.22).

Irreguläre Tachykardien mit breiter QRS-Konfiguration können verursacht sein durch

1. Vorhofflimmern mit aberranter Leitung,
2. Vorhofflimmern mit Leitung über ein akzessorisches Bündel,
3. eine unregelmäßige Kammertachykardie.

3.2.8. Kammerflattern und Kammerflimmern

Kammerflattern und Kammerflimmern sind hinsichtlich ihrer hämodynamischen Auswirkungen die wichtigsten, weil gefährlichsten heterotopen Rhythmusstörungen. Unregelmäßige und unbeständige örtlich kreisende Erregungen der Ventrikelmuskulatur bedingen im Fall des Kammerflimmerns eine elektrische Fragmentation des Herzmuskels durch Bildung isolierter Abschnitte mit eigenständiger Funktion. Die einzelnen Muskelabschnitte arbeiten nicht mehr in Phase. Unterschiedliche Refraktärzeiten verschiedener Muskelareale sorgen für das Vorhandensein stets erregbaren Gewebes und schaffen die Voraussetzung für eine ständige Wiedererregung mit konsekutiver Desorganisation der elektrischen und mechanischen Herztätigkeit.

Spontane Beendigung ist beim Kammerflattern möglich und wird beim Kammerflimmern nur ausnahmsweise beobachtet. Die Übergänge von Kammertachykardien zum Kammerflattern und schließlich zum terminalen Kammerflimmern können fließend sein.

3.2.8.1 Kammerflattern

Kammerflattern unterscheidet sich von den Kammertachykardien durch die höhere Frequenz (250 min^{-1} und mehr) und dadurch, daß Kammerkomplexe nicht mehr in typischer Weise ausgebildet sind. Die Aktionen folgen nach Art regelmäßiger Wellen meist unmittelbar aufeinander, ohne daß eine Unterscheidung der QRS-Gruppe und des ST-T-Abschnittes möglich wäre (sog. Haarnadelkurve) (Abb. 6.11, S. 257). Das Kammerflattern ist begleitet von einer Störung der peripheren und koronaren Zirkulation und geht meist mit einem Adams-Stokes-Syndrom und kardiogenem Schock einher.

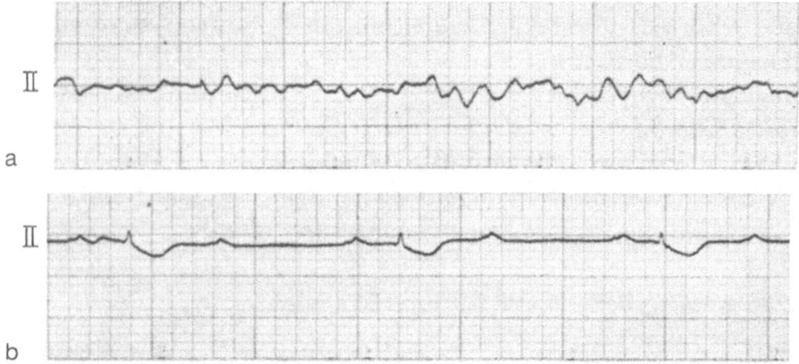

Abb. 2.24a u. b. Primäres Kammerflimmern nach durchgemachtem Herzinfarkt. **a** Unregelmäßige Kurvenschwankungen als elektrokardiographische Ausdrucksform des Kammerflimmerns; **b** nach erfolgreicher Defibrillation Sinusrhythmus mit AV-Block 2. Grades

3.2.8.2. Kammerflimmern

Kammerflimmern ist durch unregelmäßige, ungleich große, arrhythmische wellen- und zackenförmige Kurvenschwankungen gekennzeichnet; die Aktionen weisen keinerlei geordneten Ablauf mehr auf (Abb. 2.24). Grobschlägiges Kammerflimmern (Frequenz bis 600 min^{-1}) geht allmählich in mittel- bis feinschlägiges Flimmern über mit abnehmender Amplitude, bis schließlich auch elektrokardiographisch keine Erregung mehr nachweisbar ist.

Kammerflimmern ist gleichbedeutend mit einem Kreislaufstillstand, da eine wirksame Herzaktion nicht mehr zustande kommt.

Als Vorläufer von Kammerflimmern und -flattern sind Salven und Ketten von ventrikulären Extrasystolen, insbesondere sich wiederholende kurze Salven mit kleiner werdendem Vorzeitigkeitsindex, Polytopie des Erregungsursprunges und in die vulnerable Phase einfallende Extrasystolen anzusehen. Auch extreme Bradykardien sind als auslösendes Moment erkannt worden.

Ursache von Kammerflimmern und -flattern sind in der Regel organische Herzerkrankungen (s. Tabelle 2.8, S. 78). Besonders beim akuten Koronarverschluß ist mit diesen Rhythmusstörungen zu rechnen. Elektrolytverschiebungen, Digitalisintoxikation, allgemeine Azidose, Katecholamine begünstigen darüberhinaus die Entstehung dieser Arrhythmien.

3.2.9. Doppelrhythmen (Pararrhythmien)

Besondere Funktionsverhältnisse mit zwei oder mehreren selbständigen Schrittmachern der Herztätigkeit werden Pararrhythmie (Doppel- oder Mehrfachrhythmus) bezeichnet.
Doppelrhythmen mit Interferenz beeinflussen sich gegenseitig in Abhängigkeit vom Frequenzunterschied, von der Dauer der Refraktärzeit und der Leitungsgeschwindigkeit. Der Zustand ist als „Wettstreit" zweier Automatiezentren charakterisiert worden. Die geläufigsten Beispiele sind die einfache AV-Frequenzdissoziation, die Interferenzdissoziation, die Parasystolie, der totale AV-Block, der artifizielle Pacemaker-Rhythmus bei erhaltenem Sinusrhythmus.
Ein Doppelrhythmus kann sich um so leichter manifestieren, je ähnlicher die Frequenz, je weiter die Entfernung und je niedriger die Leitungsgeschwindigkeit zwischen den konkurrierenden Erregungsbildungsherden sind. Heterotope, d. h. nicht vom Sinusknoten ausgehende Rhythmen treten dann in Erscheinung, wenn entweder die Sinusknotenfrequenz absinkt oder die Automatiefrequenz tiefer gelegener Areale ansteigt. Darüberhinaus schafft jede Erregungsleitungsstörung die Voraussetzung für das Auftreten eines sekundären und tertiären Rhythmus, der dann als Ersatzrhythmus bezeichnet wird.

3.2.9.1. Einfache AV-Frequenzdissoziation
(= inkomplette AV-Dissoziation)

AV-Dissoziation heißt, daß die Ventrikel und die Vorhöfe von zwei unabhängigen Schrittmachern gesteuert werden.
Einfache AV-Frequenzdissoziation bezeichnet eine nebeneinanderherlaufende Tätigkeit der Vorhöfe und der Kammern ohne Vorliegen einer Blockierung der AV-Überleitung. Vorhöfe und Kammern werden von unterschiedlichen Zentren aus erregt. Der Schrittmacher der Vorhöfe ist in der Regel der Sinusknoten, der der Kammern liegt im His-Bündel bzw. in der AV-Zone oder tiefer. Die Aktivierung der Ventrikel erfolgt vor dem Eintreffen der Erregung von den Vorhöfen; die Kammern können auf den Sinusimpuls nicht mehr reagieren, weil sie bzw. das Leitungssystem refraktär sind, wenn der Impuls ankommt. Das gleiche gilt umgekehrt auch für die Vorhöfe. Unab-

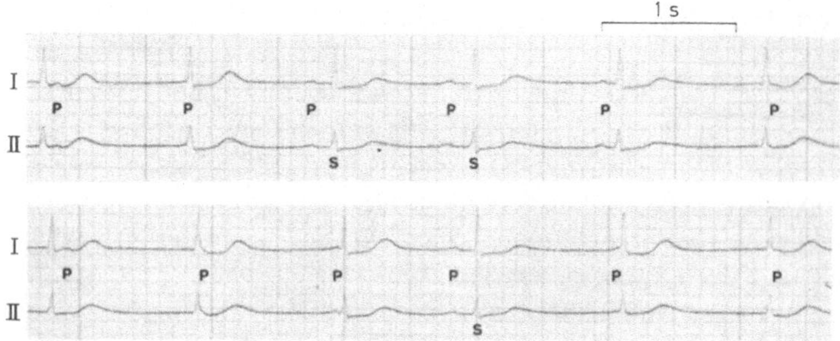

Abb. 2.25. Einfache AV-Frequenzdissoziation durch Absinken der Sinusfrequenz (67–46 min⁻¹) unter die AV-Frequenz (55 min⁻¹). Die mit S gekennzeichneten Aktionen sind Sinuserregungen

dingbare Voraussetzung für das Auftreten dieser Störung ist daher eine Ähnlichkeit der Frequenz beider Schrittmacher (Abb. 2.25). Ausgelöst wird die einfache AV-Frequenzdissoziation meist dadurch, daß die Sinusfrequenz unter die AV-Frequenz absinkt oder durch das kaudale Schrittmacherzentrum (junktional oder subjunktional) überholt wird. Sie kann sich verständlicherweise nur bei geringen und vorübergehenden Frequenzunterschieden halten und ist daher immer flüchtiger Natur, indem sie sich zu einem AV-Rhythmus weiterentwickelt, bei dem die Kammern und Vorhöfe wieder im gleichen Takt funktionieren, oder in einen Sinusrhythmus zurückpendelt und der Ersatzrhythmus durch Zuleitung gelöscht wird. Unter Umständen ist die AV-Dissoziation nur während einer Herzaktion vorhanden.

Elektrokardiographisch fehlt die normale Beziehung zwischen Vorhof- und Kammererregung. Die P-Wellen sind positiv, die PP-Intervalle größer als die RR-Intervalle des AV-Rhythmus. Die QRS-Komplexe sind bei vorbestehendem Schenkelblock oder einer AV-Frequenzdissoziation zwischen dem primären und einem tertiären Automatiezentrum deformiert. Typisch ist das Kürzerwerden der PQ-Intervalle (Abb. 2.25).

Nicht nur die Angleichung der Erregungsbildungsfrequenz sekundärer oder tertiärer (z. B. idioventrikuläre Tachykardie) Automatiezentren an die Sinusfrequenz schaffen die Voraussetzung für das

84

Auftreten einer AV-Frequenzdissoziation; auch kompensatorische Pausen nach Kammerextrasystolen und SA-Blockierungen sind geeignet, sekundäre Automatiezentren neben der für die Kammern zu spät kommenden Sinuserregung manifest werden zu lassen.
Ursächlich kommen in erster Linie Schwankungen im vegetativen Tonus, ein kranker Sinusknoten oder eine Digitalisintoxikation in Betracht.

3.2.9.2. Interferenzdissoziation

Die Interferenzdissoziation stellt einen Sonderfall der AV-Dissoziation dar, bei der die Vorhöfe und Kammern durch unabhängige Schrittmacher gesteuert werden bei gleichzeitigem, retrogradem, ventrikulo-atrialem Block und erhaltener kranio-kaudaler (antegrader) Erregungsleitung. Infolge der regelrecht erhaltenen AV-Überleitung werden daher von Zeit zu Zeit die Sinuserregungen auf die Kammern übergeleitet, die das AV-Leitungssystem nicht im Zustand der Refraktärität antreffen. Es entsteht dadurch eine Rhythmik wie bei Extrasystolen. Die AV-Frequenz ist immer höher als diejenige der auf das Überleitungssystem zukommenden und leitbaren Vorhoferregungen.
Im EKG sind Vorhof- und Kammerteile dort voneinander unabhängig, wo die Vorhoferregung das Überleitungssystem und die Kammern im Refraktärstadium trifft. Überall dort, wo sie später erfolgt, tritt eine normale Erregungsfolge auf. Die Diagnose einer Interferenzdissoziation wird nahegelegt

1. durch die inkonstante Beziehung zwischen den P-Wellen und QRS-Komplexen,
2. durch die gegenüber der Vorhoffrequenz wenig schnellere Kammerfrequenz,
3. durch einen allmählichen Wechsel der Lage der P-Wellen in Beziehung zu den Kammerkomplexen; dabei rücken sie in aufeinanderfolgenden Perioden zunehmend näher an den QRS-Komplex, bis sie schließlich mit einem Kammerkomplex zusammenfallen und ihm dann wieder folgen;
4. beim Grundtypus ist der Kammerrhythmus an den vom Vorhof ausgehenden Normalschlag mit einem RR-Intervall angekoppelt, das der Frequenz des Kammerrhythmus entspricht. Dies kommt dadurch zustande, daß der AV- oder Kammerrhythmus durch die

übergeleitete Vorhoferregung gelöscht wird und damit eine Versetzung seiner eigenen Periodik erfährt (Rhythmenverknüpfung). Die Interferenzdissoziation findet sich bei allen Arten der Myokardschädigung, wie infektiös-toxisch, hypoxisch oder digitalisbedingt.

3.2.9.3. Parasystolie

Die Parasystolie ist eine Form von Doppelrhythmus mit Interferenz jedoch ohne Rhythmenverknüpfung. Außer vom normalen Automatiezentrum wird der Herzrhythmus auch durch ein manifestes, oft langsameres Kammerautomatiezentrum (Parasystoliezentrum) bestimmt. Als Ursache der parasystolischen Reizbildung wird eine gesteigerte Automatie in einem heterotopen Fokus angenommen. Infolge einer „Schutzblockierung" ist das heterotope Zentrum vor den Sinuserregungen geschützt. Dieser Block ist unidirektional und läßt so den Austritt von Impulsen aus dem Fokus zu. Das Parasystoliezentrum kann infolgedessen völlig unabhängig von der Tätigkeit des anderen Zentrums seine Erregungen bilden, die jedesmal dann zu einer Kammererregung führen, wenn die heterotope Erregung außerhalb der Refraktärphase auftritt.

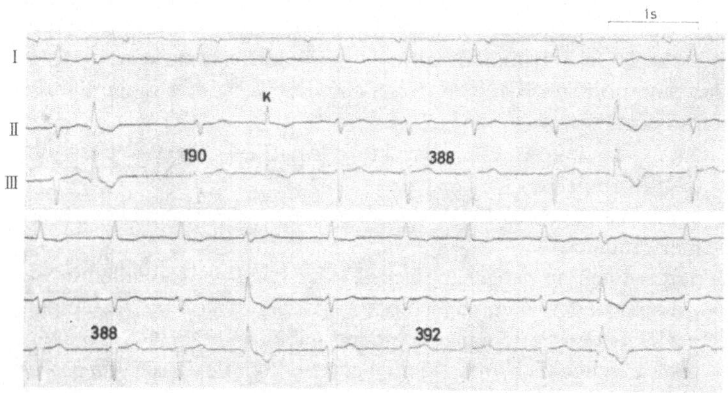

Abb. 2.26. Ventrikuläre Parasystolie mit einfacher Interferenz als Einzelschläge. Die Parasystolen treten wie Extrasystolen über den Kurvenablauf verstreut in Erscheinung, es fehlen jedoch „fixe Kuppelungen". Die 4. Aktion ist eine Kombinationssystole, d. h. die Kammer wird gleichzeitig durch den Sinusimpuls und vom Parasystoliezentrum her aktiviert

Im EKG können die Parasystolen wie Extrasystolen über den Kurvenablauf verstreut in Erscheinung treten; charakteristischerweise fehlen ihnen jedoch fixe Kuppelungen, d. h. die Intervalle zwischen den Parasystolen und den vorangehenden Normalschlägen sind Schwankungen unterworfen. Da sich das Parasystoliezentrum durch eine konstante Frequenzbildung auszeichnet, ist ein wichtiges elektrokardiographisches Kriterium der Parasystolie der Nachweis, daß die Intervalle zwischen den heterotopen Erregungen in einem bestimmten Zahlenverhältnis zueinander stehen (Abb. 2.26).

Bei *Parasystolie mit einfacher Interferenz* ist der Sinusrhythmus frequenter als der Parasystolie-Rhythmus. Beide Rhythmen wechseln einander ab, und die Refraktärzeitverhältnisse bestimmen, welcher Rhythmus im Augenblick führt. Wenn der Frequenzunterschied zwischen Sinus- und Parasystolierhythmus sehr gering ist, tritt die Parasystolie in der Form des *periodischen Steuerungswechsels der Kammern* in Erscheinung. Dann folgen die Kammern wechselnd eine Zeitlang dem einen, dann wieder dem anderen Schrittmacherzentrum (Abb. 2.27).

Ein weiteres elektrokardiographisches Merkmal der Parasystolie ist der Nachweis von *Kombinationssystolen,* die durch gleichzeitige Aktivierung der Kammern von beiden Zentren her entstehen (Abb. 2.26).

Ein temporäres Verschwinden der Schutzblockierung führt zur *intermittierenden Parasystolie.*

Nach der Lokalisation kann die sehr seltene supraventrikuläre oder

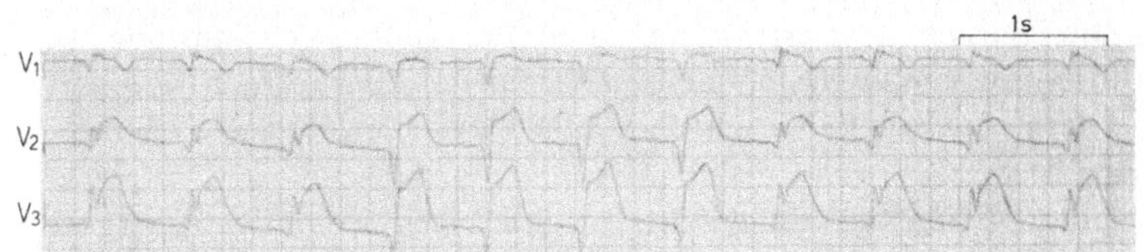

Abb. 2.27. Ventrikuläre Parasystolie mit einfacher Interferenz als Wechselrhythmus (periodischer Steuerungswechsel der Kammern). Die Vorhöfe folgen konstant dem Sinusrhythmus, während die Kammern teils vom Sinusknoten, teils vom Parasystoliezentrum aus erregt werden. Übernimmt das Parasystoliezentrum die Führung über die Kammern, so kommt es zu einem „Durchwandern" der P-Wellen durch die Kammerkomplexe

Vorhof- von der häufigeren ventrikulären Parasystolie unterschieden werden.

Die Parasystolie wird besonders bei Patienten beobachtet, bei denen wegen eines totalen AV-Blockes ein Schrittmacher (starrfrequent!) implantiert wurde. Einer der Schrittmacher ist der implantierte, der andere das kammereigene Zentrum.

4. Störungen der Erregungsleitung

Sinusknoten, AV-Knoten, His-Bündel mit den beiden Tawara-Schenkeln und das Purkinje-Fasernetz bilden das Erregungsbildungs- und -leitungssystem des Herzens. Im AV-Knoten erfährt die Erregungsleitung von den Vorhöfen auf die Kammern eine physiologische Verzögerung, die für die notwendige zeitliche Differenz zwischen der Aktivierung der Vorhöfe und der Kammern sorgt.

Aufgrund der Blutversorgung läßt sich das Erregungsleitungssystem in drei Abschnitte gliedern:

1. AV-Knoten mit His-Bündel und dem oberen Abschnitt des linken Schenkels (Nodalarterie, die zuverlässig aus dem hinteren absteigenden Koronararterienast entspringt, der seinerseits in 90% aus der rechten Koronararterie gespeist wird),
2. den Rest des linken Schenkels (Ramus descendens posterior) und
3. den rechten Schenkel (Ramus descendens anterior der linken Koronararterie).

Die Sinusknotenarterie entspringt aus der größten Vorhofarterie, die ihrerseits am häufigsten aus dem Anfangsteil der rechten Koronararterie, etwas seltener aus dem linken umschlingenden Ast hervorgeht.

Unter Erregungsleitungsstörung wird eine Beeinträchtigung der Fortleitung der Erregung im Erregungsleitungssystem verstanden.

Besonders bedeutungsvoll werden Leitungsstörungen dann, wenn Bahnen betroffen sind, die bei der Überleitung der Erregung von höher gelegenen Herzteilen zu tieferen unbedingt durchschritten werden müssen. Diese Überleitungsstörungen betreffen die Grenzzone des Sinusknotens zum Vorhof und die AV-Grenze (Vorhof-

Tabelle 2.10. Einteilung der Erregungsleitungsstörungen

Nach dem Sitz
sinuaurikuläre
atrioventrikuläre
intraventrikuläre

Nach dem Grad
1. Grad partieller Block mit Überleitungsverzögerung
2. Grad partieller Block mit Überleitungsausfällen
3. Grad totaler Block ohne Überleitung

Kammer-Grenze). Sie beherrschen den Katalog der bradykarden Rhythmusstörungen.

Die Einteilung der Erregungsleitungsstörungen folgt dem Lokalisationsprinzip und dem Schweregrad: Beide sind für das Verständnis etwaiger klinischer Folgen entscheidend (Tabelle 2.10). Der Grad der Überleitungsstörung wird als unvollständig oder partiell bezeichnet, wenn die Überleitung verlangsamt ist und Überleitungen zeitweise ausfallen, als vollständig oder total, wenn Überleitungen gänzlich unterbleiben. Wenn bei einem Block 2. Grades nur selten Überleitungen vorkommen, kann von einem subtotalen Block gesprochen werden.

Wenn durch einen Leitungsausfall eine lange Herzpause entsteht, tritt der Schutzmechanismus des Herzens in Form des Manifestwerdens tieferer Automatiezentren in Funktion; er äußert sich im Auftreten von Ersatzschlägen oder eines Ersatzrhythmus. Beim totalen Block ist das Einspringen tieferer Automatiezentren eine Voraussetzung für die Erhaltung des Lebens. Die klinischen Erscheinungen hängen wesentlich von ihrem Einsatz und ihrer Frequenz ab. Schwerwiegende Auswirkungen stellen sich ein, wenn außer der Überleitungsstörung auch eine Störung der Erregungsbildung in den tieferen Automatiezentren vorliegt und die automatische Erregungsbildung ausbleibt.

Die Leitfähigkeit ist in gewissen Grenzen physiologischerweise variabel. Sie wird vom Tonus des vegetativen Nervensystems gesteuert: Sympathikusreiz beschleunigt die Leitung (positiv dromotrope Wirkung), Vagusreiz verlangsamt sie (negativ-dromotrope Wirkung).

Eine Störung der Leitfähigkeit kann sich bei verschiedenen organischen Erkrankungen des Herzmuskels entzündlicher, toxischer, ischämischer, degenerativer, metabolischer und destruktiver Art über eine strukturelle Gewebsveränderung ergeben. Darüber hinaus kann die Leitfähigkeit durch Einwirkung toxisch-pharmakologischer Art (Digitalis, Antiarrhythmika, Hypnotika, Psychopharmaka) und durch Elektrolytstörungen (Hyperkaliämie) negativ beeinflußt werden. Rasch aufeinanderfolgende Erregungen werden besonders dann auf ein nur teilweise erholtes und mit Verzögerung leitendes Überleitungsgewebe treffen, wenn die Refraktärzeit aus den verschiedenen pathologischen Gründen verlängert ist.

4.1. Sinuatrialer Block (SA-Block)

Die Überleitungsstörung vom Sinusknoten auf den Vorhof wird sinuatrialer Block genannt. Da die Erregung des Sinusknotens selbst im EKG nicht erkannt werden kann, ist der sinuatriale Block nur indirekt zu erschließen.

4.1.1. SA-Block 2. Grades, Typ I

Der Typus I des sinuatrialen Blockes 2. Grades mit periodischer Zunahme der sinuatrialen Leitungszeit bis zum Überleitungsausfall und nachfolgender Erholung (Wenckebach-Periodik) ist aus dem

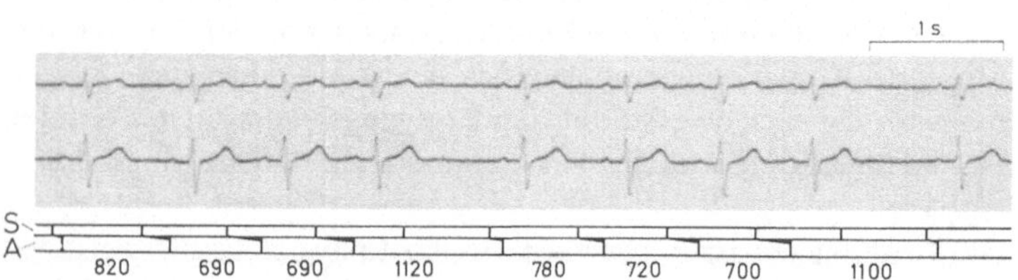

Abb. 2.28. Sinuatrialer Block 2. Grades, Typus I (Wenckebach-Periodik) mit 5:4-Überleitung. In der Schema-Zeichnung sind die PP-Intervalle in ms angegeben. S = Sinusimpuls, A = Vorhoferregung

charakteristischen Verhalten der Anordnung der Aktionen distal vom Block zu ersehen, auch wenn die sinuatriale Überleitungszeit nicht unmittelbar gemessen werden kann (Abb. 2.28). Der Block ist elektrokardiographisch folgendermaßen charakterisiert:

1. phasisch auftretende große PP-Intervalle (diese schließen den blockierten Sinusreiz ein), die kleiner sind, als dem Doppel des vorangehenden PP-Intervalles entspricht;
2. das PP-Intervall nach der blockierten Erregung ist größer als das davor;
3. die PP-Intervalle werden vor der Blockierung progressiv kürzer.

Durch einen 3:2-SA-Block sind z. B. die Voraussetzungen für eine Pseudobigeminie gegeben.

4.1.2. SA-Block 2. Grades, Typ II

Wenn bei Sinusrhythmus plötzlich ein oder mehrere Vorhof- und Kammerkomplexe fehlen und Herzpausen entstehen, deren Lücken das Doppelte oder ein Mehrfaches der normalen Herzperioden (PP-Intervalle) betragen, so liegt der Typus II des SA-Blockes 2. Grades vor mit einzelnen Überleitungsausfällen bei konstantem Überleitungsintervall der geleiteten Aktionen (Abb. 2.29).

Im Gegensatz zu dieser intermittierenden Form imponiert der SA-Block mit 2:1-Überleitung als Sinusbradykardie und kann demnach im EKG allenfalls vermutet werden, z. B. bei sprunghafter Verdoppelung der Herzfrequenz während körperlicher Belastung oder unter Atropin (Abb. 2.4, S. 47).

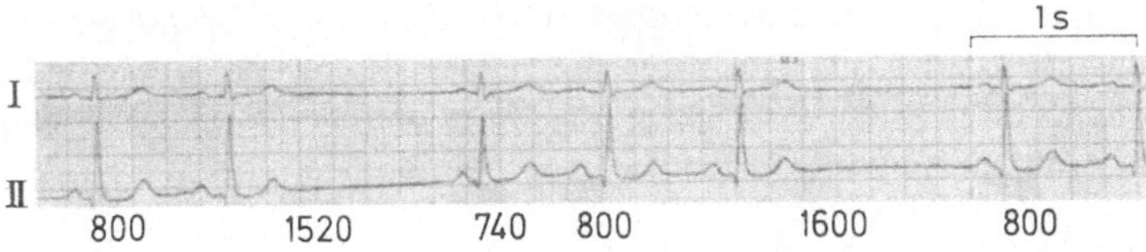

Abb. 2.29. Sinuatrialer Block 2. Grades, Typus II. Durch Ausfall von Vorhoferregungen (und dementsprechend auch der QRS-Gruppen) entstehen Herzpausen, deren Lücken das Doppelte der normalen Herzperiode (PP-Intervall) betragen. PP-Intervalle in ms

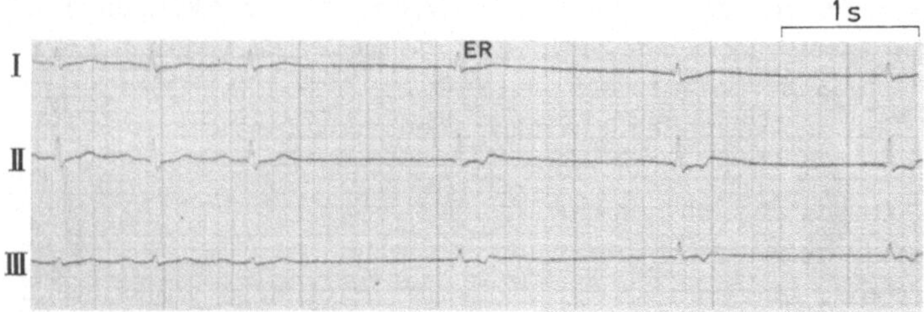

Abb. 2.30. Sinuatrialer Block mit längerdauerndem Überleitungsausfall, Erwachen eines sekundären Automatiezentrums (ER = AV-Ersatzrhythmus mit retrograder Vorhoferregung, wobei die P-Wellen den QRS-Gruppen nachfolgen)

4.1.3. SA-Block 3. Grades

Das länger dauernde Ausbleiben von Vorhoferregungen kann als SA-Block 3. Grades aufgefaßt werden (Abb. 2.30). Dieser totale SA-Block imponiert als intermittierender Vorhofstillstand mit oder ohne Ersatzrhythmus und ist differentialdiagnostisch vom Sinusknotenstillstand nicht zu trennen.

Im Einzelfall entstehen bei SA-Blockierungen häufig wechselvolle Bilder mit eingestreuten supraventrikulären oder ventrikulären Ersatzsystolen. Wenn lange kein Ersatzrhythmus einspringt, kann es zu Synkopen oder Adams-Stokes-Anfällen kommen.

Steigerungen des Vagotonus verschiedenster Ursache sind auch bei sonst Herzgesunden und bei Herzkranken besonders bei gleichzeitiger Digitalisbehandlung imstande, SA-Blockierungen auszulösen. Diese können durch vagolytische Maßnahmen (Atropin 0,5–2,0 mg intravenös) rückgängig gemacht werden. Bei den übrigen Formen auf rein entzündlicher, degenerativer oder ischämischer Grundlage gelingt dies in der Regel nicht. Auch von einer Reihe von Antiarrhythmika sind negative Wirkungen auf die sinuatriale Erregungsleitung bekannt geworden (Tabelle 2.11).

4.2. Atrioventrikulärer Block (AV-Block)

Die wichtigsten Überleitungsstörungen treten an der AV-Grenze uf, da hier die Erregung, von den Vorhöfen kommend, passieren

92

Tabelle 2.11. Ursachen pathologischer sinuatrialer (SA-)Bradykardien

1. Degenerative Herzerkrankungen
Koronarsklerotisches Herzleiden, Herzinfarkt
Hypertensive Herzkrankheit

2. Entzündliche Herzkrankheiten
Myokarditis jedweder Genese

3. Metabolische Störungen, Elektrolytstörungen
Amyloidose
Hämochromatose
Hyperkaliämie

4. Medikamentöse Ursachen
Digitalis-Glykoside
Betarezeptorenblocker
Chinidin und andere Antiarrhythmika

5. Sonstige Ursachen
Primäre oder metastatische Tumoren
Kardiomyopathien

muß, um die Kammer zu erreichen (Abb. 2.31). Eine Einteilung der AV-Leitungsstörungen ist in Tabelle 2.12 gegeben. Die AV-Block-bilder umfassen die verschiedensten Formen einer gestörten Erregungsleitung zwischen den Vorhöfen und Kammern. Klinische Bedeutung haben vor allem die AV-Blöcke 2. und 3. Grades, da sie für eine Vielzahl bradykarder Rhythmusstörungen in Betracht kommen. Eine AV-Blockierung kann im AV-Knoten selbst, im His-Bündel und innerhalb der Faszikel des intraventrikulären Erregungsleitungssystems lokalisiert sein. Die effektive Herzfrequenz wird bei höhergradigen Leitungsstörungen durch die Automatie eines Ersatzzentrums distal von der Blockierung bestimmt. Je peripherer das Ersatzzentrum, desto niedriger wird die Kammerfrequenz in der Regel sein.

Hinsichtlich der prognostischen und therapeutischen Bedeutung der einzelnen Blockbilder ist die konventionelle Einteilung in Grad 2 und 3 oft nicht ausreichend. Wichtiger ist die exakte Lokalisation der durch das Oberflächen-EKG dokumentierten Leitungsstörung mittels His-Bündel-Elektrogramm.

Tabelle 2.12. Einteilung der AV-Leitungsstörungen aufgrund der His-Bündel-Elektrographie

---

I. AV-Dissoziation ohne Block (intakte antegrade Leitung)
  A) Depression atrialer Schrittmacher mit junktionalem oder subjunktionalem Ersatzrhythmus (mit retrogradem Block)
  B) Beschleunigte junktionale oder subjunktionale Rhythmen (mit retrogradem Block)

II. AV-Blockierung (erschwerte oder unterbrochene antegrade Leitung)
  A) Verlängertes AV-Intervall
    (AV-Block 1. Grades)
  B) Inkompletter AV-Block mit wechselnder Überleitung
    (AV-Block 2. Grades)
    1. Junktional
      a) Zunehmende Verlängerung des AH-Intervalls mit Systolenausfall (AV-Block mit Wenckebach-Periodik, Mobitz Typ I)
      b) AH-Intervall konstant (normal oder verlängert) mit Systolenausfall (Mobitz Typ II)
    2. Subjunktional (hochsitzend)
      a) Zunehmende Verlängerung des HV-Intervalls mit Systolenausfall
      b) Konstantes HV-Intervall (normal oder verlängert) mit Systolenausfall (Mobitz Typ II)
    3. Subjunktional (tiefsitzend). Intermittierender bilateraler Schenkelblock oder distaler Block (Mobitz Typ I oder II)
    4. Kombinationsformen (AV-Block infolge junktionaler oder subjunktionaler Leitungsstörungen)
  C) Totaler AV-Block
    (AV-Block 3. Grades)
    1. Junktional (A-Welle ohne nachfolgendes H; Kammerrhythmus mit normalem HV-Intervall; QRS-Komplex normal oder leicht verlängert)
    2. Subjunktional (normales AH-Intervall der blockierten Vorhoferregungen; verbreiterter, selten normaler QRS-Komplex)
      a) Blockierung im Bündelstamm
      b) Kompletter multifaszikulärer Block (trifaszikulärer Block)
    3. Kombinationsformen

4.2.1. AV-Block 2. Grades

Der atrioventrikuläre Block 2. Grades ist durch eine erschwerte Überleitung mit Überleitungsausfällen gekennzeichnet, Pulslücken sind die klinische Äußerung. Man unterscheidet zwei Typen.

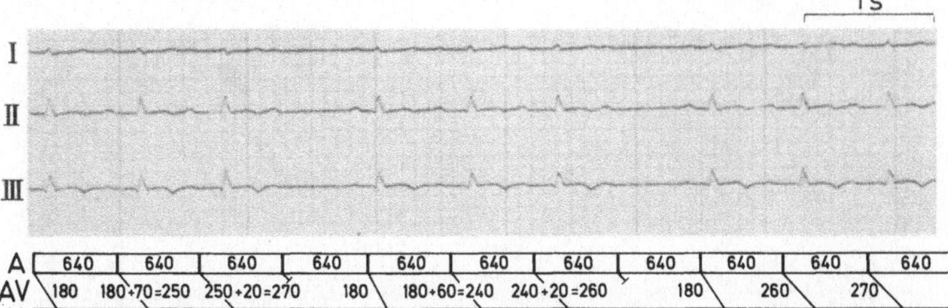

Abb. 2.31. Schematische Darstellung der klassischen Wenckebach-Periodik am Beispiel des AV-Blockes: Vorhoferregungen werden mit zunehmender Verzögerung auf die Kammern übergeleitet. Die stärkste Zunahme der Leitungsverzögerung findet sich zwischen der 1. und 2. übergeleiteten Aktion nach Beginn eines neuen Zyklus. Die Intervalle der Kammeraktionen setzen sich zusammen aus den Intervallen der Sinuserregungen plus der Differenzen der Überleitungszeiten zweier aufeinanderfolgender Erregungen. Sie zeigen daher eine progressive Verkürzung. Das Zeitintervall zwischen den Aktionen, die den blockierten Impuls einschließen, ist gleich dem doppelten PP-Abstand minus der Differenz der Überleitungszeiten dieser beiden Erregungen $(2 \times 640 - (270-180) = 1190)$

4.2.1.1. AV-Block 2. Grades, Typ I

Der häufigere Typ I ist dadurch bestimmt, daß die AV-Intervalle mit jeder Herzaktion länger werden, bis eine Überleitung ausfällt, d. h. es erscheint ein P ohne nachfolgenden QRS-Komplex; während der Pause erholt sich das AV-Überleitungssystem und die nächste Überleitung erfolgt mit verkürztem AV-Intervall, um eine neue Periode einzuleiten (Wenckebach-Periodik, Abb. 2.31). Je nach der Schnelligkeit der Zunahme der Überleitungszeit und je nachdem die Kammerausfälle regelmäßig oder unregelmäßig sind, kommen verschiedene Bilder zustande (z. B. 3:2-, 5:4-Block).

Die für die Diagnose einer Wenckebach-Periodik entscheidenden elektrokardiographischen Kriterien lassen sich folgendermaßen zusammenfassen:

1. progressive Zunahme des PQ-Intervalles mit dem größten Zuwachs der PQ-Zeit in der 2. geleiteten Aktion;
2. die Überleitungszeit ist vor einer Pause am längsten, nach einer Pause am kürzesten;
3. progressive Abnahme des PQ-Zuwachses, was eine progressive

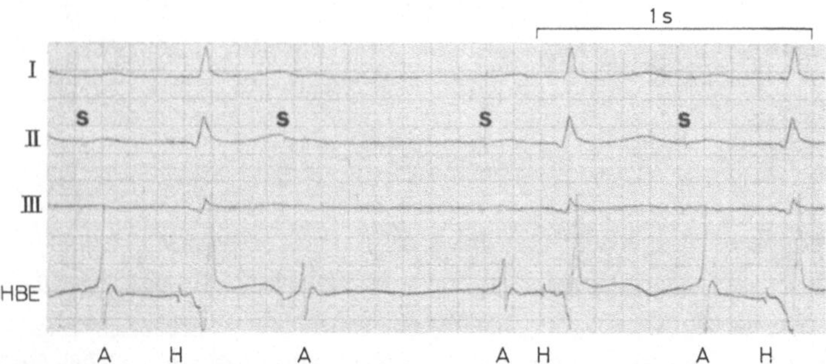

Abb. 2.32. Proximaler AV-Block 2. Grades, Typ I unter frequenter Vorhofstimulation. Progressive Zunahme des AH-Intervalles bis zum Überleitungsausfall. Der A-Welle folgt kein His-Potential. S = Stimulationsimpuls

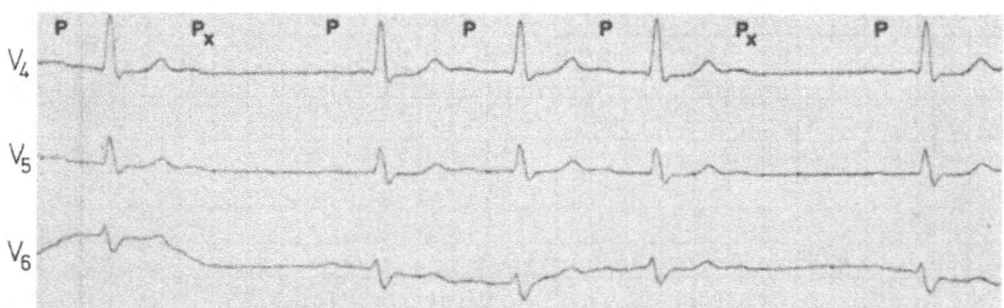

Abb. 2.33. AV-Block 2. Grades, Typ II: vereinzelte Überleitungsausfälle (P_x) bei sonst fixierter und gleichzeitig verlängerter AV-Überleitungszeit

Verkürzung aufeinanderfolgender RR-Intervalle bedingt; dadurch ist auch der 1. Zyklus nach einer Pause länger als der letzte vor der Pause;

4. die Pause durch den Überleitungsausfall ist weniger als 2 PP-Intervalle.

Nach dem Ergebnis der His-Bündel-Elektrographie ist dieser Typ der Blockierung ganz besonders bevorzugt im AV-Knoten lokalisiert. Der typische Befund im HBE ist die mehr oder weniger ausgeprägte Verlängerung des AH-Intervalles, bevor die Blockierung nach der A-Welle auftritt. Im nächsten übergeleiteten Schlag ist die AH-Zeit kürzer als beim letzten noch übergeleiteten Impuls vor der Blokkierung (Abb. 2.32).

Dieser Leitungstyp spiegelt die zunehmende Ermüdung des vorge-
schädigten oder toxisch gehemmten Erregungsleitungssystems wider.
Er ist oft flüchtig und reversibel und geht häufig aus einem AV-Block
1. Grades hervor. In vielen Fällen kann durch Atropin wieder eine
1:1-Überleitung hergestellt werden. Dies gilt naturgemäß vor allem
für funktionelle Blockierungen aufgrund eines erhöhten Vagotonus.
Alle möglichen Myokardschäden, Vaguseinflüsse, Digitalis und Antiarrhythmika können ihn verursachen.

4.2.1.2. AV-Block 2. Grades, Typ II

Dieser Typ ist ungleich seltener und durch Kammersystolenausfall
bei Konstanz der AV-Intervalle mit Überleitung gekennzeichnet. Bei
gleichbleibender PQ-Zeit, die normal oder verlängert sein kann, treten Kammerausfälle regellos oder in einem bestimmten Rhythmus,
mitunter mehrere hintereinander auf (Abb. 2.33).
Aufgrund von elektrophysiologischen Untersuchungen ist eine Blokkierung ohne vorangehende Leitungsverzögerung entsprechend dem
Alles-oder-Nichts-Gesetz eine typische Eigenschaft des His-Purkinje-Systems. Bei klinischen Untersuchungen konnten die meisten
Autoren einen Typ-II-Block nur im Bereich des His-Purkinje-Systems nachweisen.
Die exakte Definition des AV-Blockes 2. Grades, Typ II beinhaltet
eine konstante, wenn auch unter Umständen verlängerte PQ-Zeit
sowohl vor der Blockierung als auch nach der Pause. Verkürzt sich
das PQ-Intervall nach der Pause, spricht dies gegen einen echten Typ
II, da frequenzabhängige Leitungszeiten typisch für das Verhalten
des AV-Knotens sind.
Bei Beachtung dieser Kriterien kann die Lokalisation der Blockierung im Bereich des His-Purkinje-Systems beim AV-Block 2. Grades, Typ II mit ziemlicher Sicherheit auch aus dem Oberflächen-
EKG vorausgesagt werden, insbesondere wenn gleichzeitig breite
QRS-Komplexe vorliegen. Nur ausnahmsweise werden Wencke-
bach-Perioden im His-Purkinje-System gesehen. Der Zuwachs an
Leitungsverzögerung ist dann jedoch meist gering.
Die His-Bündel-Elektrographie deckt in diesen Fällen die distale
Lokalisation des Blockes auf, d. h. eine Leitungsunterbrechung jen-
seits des His-Potentials.
Es ist bedeutungsvoll, daß beim Typ II stets organische Verände-

rungen des Überleitungssystems vorliegen. Es besteht die Neigung zu
Adams-Stokes-Anfällen. Nicht selten wird eine Progredienz zum totalen Block beobachtet.

4.2.1.3. 2:1-, 3:1-AV-Block

Eine konstante 2:1- oder 3:1-(n:1)-Blockierung kann sowohl im
Bereich des AV-Knotens als auch des His-Purkinje-Systems nachgewiesen werden. Es gibt keine eindeutige Prävalenz hinsichtlich der
Lokalisation der Blockierung bei diesem Typ des AV-Blockes, wenn
auch das His-Purkinje-System häufiger betroffen ist. Der 2:1-Block
im AV-Knoten stellt sozusagen die Extremform einer Wenckebach-
Periodik mit Ausfall nach jedem übergeleiteten Schlag dar.

4.2.2. AV-Block 3. Grades, totaler AV-Block

Der totale AV-Block ist durch das völlige Fehlen von Überleitungen
vom Vorhof auf die Kammern charakterisiert. Es liegt eine völlige
AV-Dissoziation vor, indem Vorhöfe und Kammern selbständig in
ihrem eigenen, grundsätzlich regelmäßigen Rhythmus arbeiten.
Im EKG kommt es zum Durchwandern der P-Wellen durch die
Kammerkomplexe, falls die Vorhöfe dem Sinusknoten folgen
(Abb. 2.35). Das Elektroventrikulogramm kommt in zwei Hauptty-
pen vor: Die QRS-Gruppen der kammerautomatischen Herzerre-
gungen können normal oder verbreitert, d. h. schenkelblockartig deformiert sein.
Kammerkomplexe mit normaler QRS-Dauer und solche, die in der
Konfiguration übergeleiteten Aktionen gleichen, stammen aus einem
Erregungszentrum oberhalb der Teilungsstelle des His-Bündels (su-
prabifurkaler Ursprung) oder aus dem Kammerseptum mit gleichzeitiger Erregung beider Tawara-Schenkel (Abb. 2.34).
Kammerkomplexe mit breiter QRS-Dauer lassen entweder auf ein
tertiäres Automatiezentrum in einer der Kammern oder auf einen
suprabifurkalen Ursprung mit gleichzeitigem Schenkelblock schließen (Abb. 2.35).
Auch die Frequenz kann einen gewissen Hinweis auf den Ursprungsort geben. Frequenzen von über $45 \, \text{min}^{-1}$ sprechen für ein hochsit-
zendes, solche unter $40 \, \text{min}^{-1}$ für ein tertiäres Automatiezentrum.
Auch Fälle mit wechselndem Schrittmacher kommen vor. Beein-

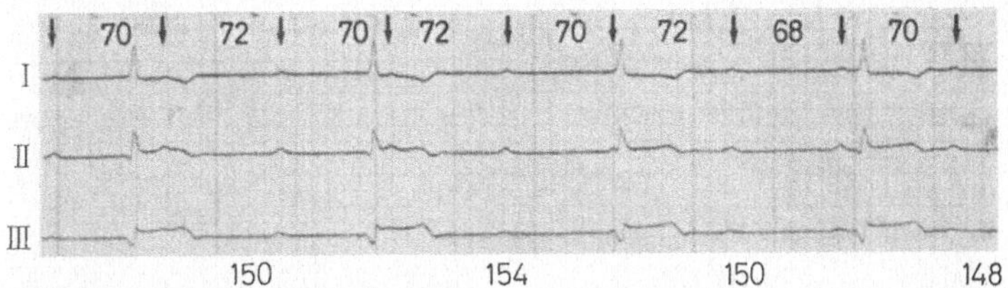

Abb. 2.34. Totaler AV-Block mit suprabifurkalem Ersatzrhythmus bei akutem Hinterwandinfarkt. Vorhoffrequenz 83 min^{-1}, Kammerfrequenz 40 min^{-1}

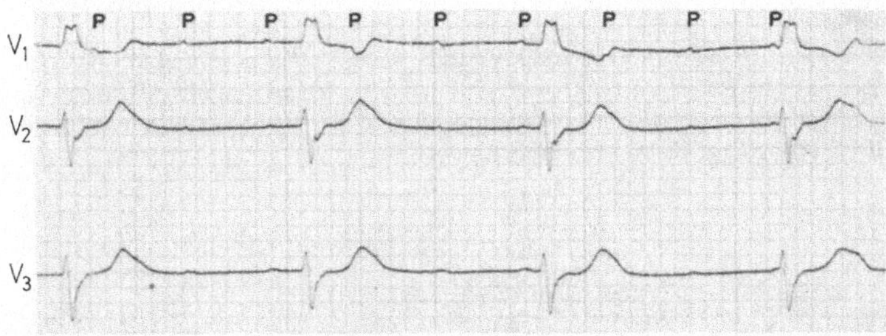

Abb. 2.35. Totaler atrioventrikulärer Block mit tertiärem ventrikulären Automatiezentrum (rechtsschenkelblockartig deformierte Kammerkomplexe). „Durchwandern" der P-Zacken. Vorhoffrequenz 107 min^{-1}, Kammerfrequenz 37 min^{-1}

flussungen des Kammerrhythmus sind durch Arbeitsbelastung und unter Pharmakawirkung festzustellen. Sympathikuserregung und Vagolyse (Atropin) können sekundäre Automatiefrequenzen beschleunigen, tertiäre nur gelegentlich.

Der Ersatzrhythmus entsteht in der Regel dicht unterhalb des Blokkes. Je tiefer das Ersatzzentrum lokalisiert ist, desto niedriger die Frequenz, desto unzuverlässiger und instabiler der Ersatzrhythmus, desto größer die Neigung zu Adams-Stokes-Anfällen.

Der totale AV-Block kann sowohl im AV-Knoten als auch im His-Purkinje-System lokalisiert sein. Erworbene totale AV-Blockierungen treten bevorzugt im His-Purkinje-System auf. Entsprechend der Ontogenese sind die angeborenen AV-Blöcke in Höhe des AV-Knotens lokalisiert.

Beim *proximalen Block* liegt die Blockierung nach der A-Welle im

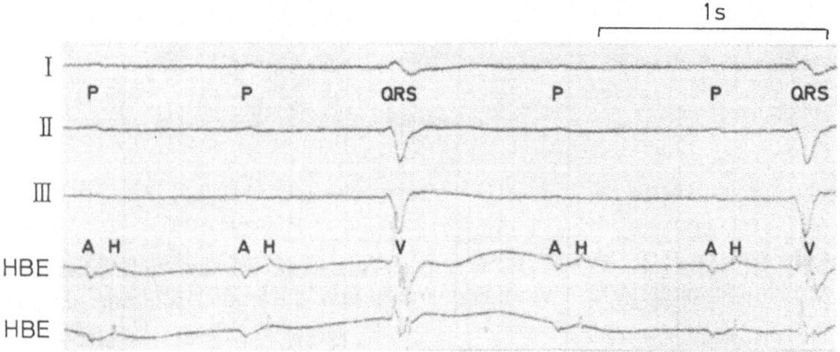

Abb. 2.36. Distaler AV-Block 3. Grades: Den Vorhofpotentialen (A) folgt stets ein His-Potential (H), ohne daß ein Ventrikelpotential (V) folgt; die Kammererregungen fallen unabhängig von den A- und H-Potentialen ein, die Blockierung liegt distal vom His-Bündel

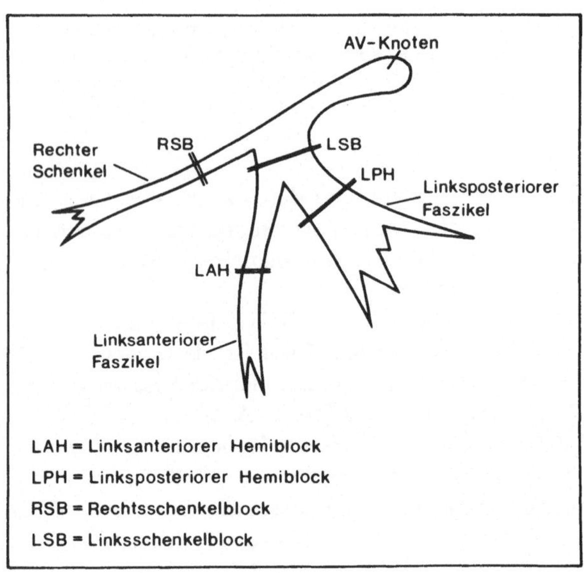

Abb. 2.37. Schematische Darstellung von faszikulären Blockbildern

HBE, den V-Komplexen geht ein H-Potential in normalem Abstand voraus.

Bei einer umschriebenen Läsion im Bereich des His-Bündelstammes (*Intra-His-Block*) ist zu erwarten, daß nach der A-Welle ein H-Potential folgt, bevor es zur Blockierung kommt, und den QRS-Komplexen ebenfalls ein H-Potential vorangeht. Wenn keine zusätzlichen Leitungsstörungen vorliegen, sind die QRS-Komplexe schmal.

Erfolgt die Blockierung distal der Ableitungsstelle am His-Bündelstamm, d. h. nach dem H-Potential, und ist vor dem V-Komplex kein zweites H-Potential nachweisbar, muß in erster Linie an eine trifaszikuläre, bilaterale Leitungsunterbrechung gedacht werden (*distaler Block*, Abb. 2.36). Die QRS-Komplexe sind dabei verbreitert.

Der totale AV-Block mit breitem QRS-Komplex des Ersatzrhythmus beruht ebenso wie der AV-Block 2. Grades, Typ II mit breitem QRS-Komplex in der überwiegenden Zahl der Fälle auf einer Leitungsunterbrechung distal der His-Brücke, d. h. er ist Folge und Ausdruck eines bilateralen Schenkelblockes bzw. eines trifaszikulären Blockes.

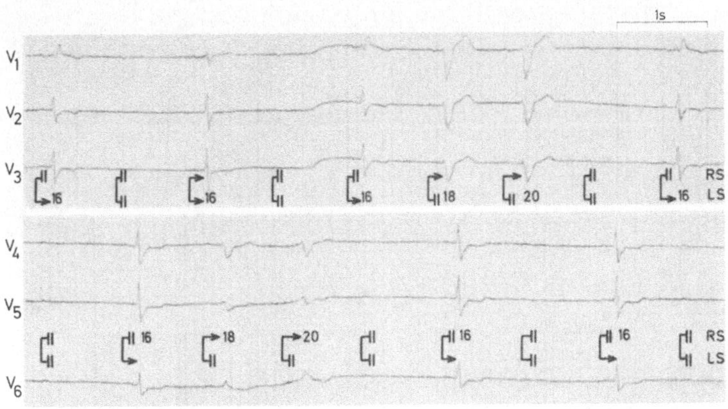

Abb. 2.38. Inkompletter bilateraler Schenkelblock: alternierend und intermittierend auftretende Rechts- und Linksschenkelblockbilder bei Sinusrhythmus in Verbindung mit verschiedenen AV-Intervallen und teilweise mit Leitungsunterbrechungen. Schematische Darstellung der Leitungsverhältnisse innerhalb der Schenkel: RS = rechter Schenkel, LS = linker Schenkel; die Zahlen entsprechen den AV-Intervallen in 1/100 s

4.2.3. Bilateraler Schenkelblock, bi- und trifaszikuläre Blockierungen

Besondere Bedeutung kommt den inkompletten bilateralen Schenkelblockierungen sowie den bi- und trifaszikulären Blockbildern als mögliche Vorläufer höhergradiger AV-Blockierungen zu (Abb. 2.37).

Die Diagnose eines inkompletten bilateralen Schenkelblockes kann bei Vorliegen folgender Bilder gestellt werden:

1. Alternierendes oder intermittierendes Auftreten eines Rechts- sowie Linksschenkelblockes bei ein und demselben Patienten, insbesondere wenn jedem Blockbild ein bestimmtes PQ-Intervall zugeordnet ist (Abb. 2.38).
2. Kombination eines Rechtsschenkelblockes mit einem linksanterioren Hemiblock (Abb. 2.39).

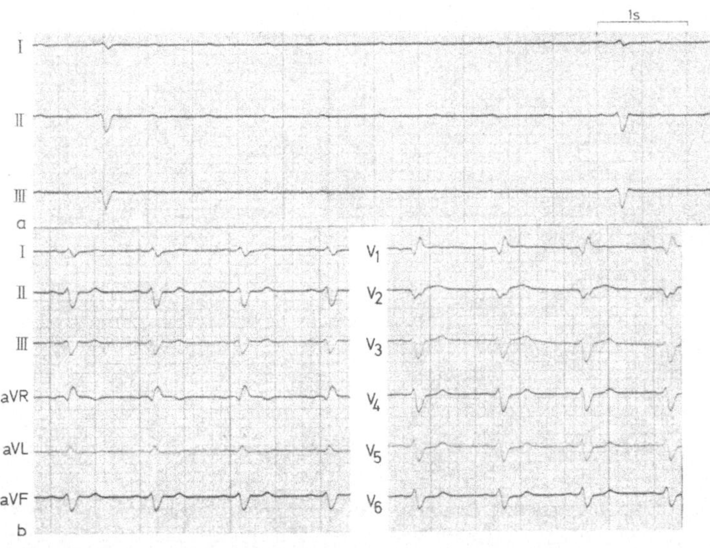

Abb. 2.39a u. b. Totaler AV-Block mit extremer Kammerbradykardie durch bilateralen (trifaszikulären) Schenkelblock **a.** Nach Rückbildung des AV-Blockes stellt sich das Bild des kompletten Rechtsschenkelblockes mit linksanteriorem Hemiblock dar **b**

3. Kombination von Rechtsschenkelblock mit linksposteriorem Hemiblock.
4. Rechtsschenkelblock mit alternierendem LAH und LPH.
5. Unilateraler Schenkelblock (Rechts- oder Linksschenkelblock)
   mit AV-Block 1. und 2. Grades.

Entsprechend dem zeitlichen Auftreten von AV-Blockierungen unterscheidet man verschiedene Erscheinungsformen: den permanenten, den transitorischen oder temporären und den intermittierenden
AV-Block.
Die Unterscheidung hat therapeutische Konsequenzen. Die perma-

Tabelle 2.13. Ursachen höhergradiger Überleitungsstörungen

1. Degenerative Herzerkrankungen
Koronarsklerotisches Herzleiden (40–80% der
AV-Blockierungen 3. Grades)
Herzinfarkt

2. Entzündliche Herzerkrankungen
Rheumatische Myokarditis, Diphtherie, Lues, Pneumonie, Scharlach, Grippe,
Mumps, Morbus Boeck

3. Rheumatische Herzklappenfehler

4. Angeborene Herzfehler
Ostium-primum-Defekt, Endokardkissendefekt, AV-Kanal, Ventrikelseptumdefekt, Trikuspidalatresie, Aortenisthmusstenose, Ductus Botalli

5. Angeborener AV-Block ohne Vitium
Familiärer angeborener AV-Block (80% der Fälle mit suprabifurkalem Ersatzrhythmus ohne Synkopen)

6. Chirurgisch bedingte AV-Blockierungen
Korrektur der Fallot-Tetralogie, Ventrikelseptumdefekt, AV-Kanal, Aorten-
klappenersatz

7. Medikamentös bedingte Überleitungsstörungen
Digitalisglykoside, Antiarrhythmika, Betarezeptorenblocker

8. Seltene Ursachen
Kardiomyopathien, primäre und metastatische Herztumoren, Hypothyreose,
Hämochromatose

nente Form ist meist Ausdruck einer durchgemachten Herzerkrankung und geht im allgemeinen mit einer stabilen Kammerautomatie einher. Der intermittierende Block im Rahmen vaskulär-degenerativer Erkrankungen kann jederzeit zum Versagen der Kammerautomatie führen und Adams-Stokes-Anfälle auslösen. Der transitorische Block im Rahmen eines akuten Krankheitsprozesses bedarf einer kontinuierlichen elektrokardiographischen Überwachung (z. B. nach akutem Myokardinfarkt oder nach Medikamentenintoxikation).

AV-Überleitungsstörungen können in jedem Alter vorkommen. Die einmalige Feststellung sagt nichts darüber aus, welche klinische Bedeutung sie beanspruchen darf. Dies ergibt sich erst aus der Gesamtlage des jeweiligen „Falles". Das Erregungsleitungssystem muß in die Gesamtpathologie des Herzens miteinbezogen werden, auf Verlaufskontrollen wird man nicht verzichten können.

Ätiologisch stellen die koronaren Durchblutungsstörungen auf arteriosklerotischer Basis insbesondere beim totalen AV-Block das Hauptkontingent. Demgegenüber steht eine große Zahl anderer möglicher Ursachen wie entzündliche und mechanisch-destruktive Veränderungen, metabolische Störungen, toxisch-pharmakologische Einwirkungen und Elektrolytentgleisung (Tabelle 2.13).

4.2.4. Pseudo-AV-Block

Gelegentlich wird bei regelrechtem Sinusrhythmus eine Zunahme des AV-Intervalles mit prompter Rückkehr zum vorhergehenden Wert beobachtet. Auch ein AV-Block 2. Grades mit Leitungsausfällen wird beobachtet. Als Ursache dieses Phänomens konnten verborgene junktionale Extrasystolen erkannt werden, welche, ohne auf den Vorhof oder Ventrikel übergeleitet zu werden, den AV-Knoten partiell oder komplett refraktär gegenüber dem nächsten Sinusschlag machen.

5. Literatur

1. AKHTAR, M., DAMATO, A. N., RUSKIN, J. N., BATSFORD, W. P., REDDY, C. P., TICZON, A. R., DHATT, M. S., GOMES, J. A. C., CALON, A. H.: Antegrade and retrograde conduction characteristics in three patterns of paroxysmal atrioventricular functional reentrant tachycardia. Am. Heart J. *95*, 22 (1978)
2. ANTONI, H.: Elektrophysiologische Äquivalente bei Herzrhythmusstörungen. Verh. dtsch. Ges. Inn. Med. *81*, 69 (1975)
3. ANTONI, H.: Zur Pathogenese von Herzrhythmusstörungen in der Intensivmedizin. Intensivmed. *14*, Suppl. II, 1 (1977)
4. BROCHIER, M., FAUCHIER, J. P.: Torsades de pointe et rentrées provoquées par les antiarythmiques. Arch. Mal. Coeur *71*, 477 (1978)
5. BÜCHNER, M., EFFERT, S.: Auslösung tachykarder Arrhythmien durch Extrasystolen. Dtsch. med. Wochenschr. *92*, 2097 (1967)
6. COHEN, H., LANGENDORF, R., PICK, A.: Intermittent parasystole – mechanism of protection. Circulation *48*, 761 (1973)
7. CRANEFIELD, P. F., WIT, A. L., HOFFMAN, B. F.: Genesis of cardiac arrhythmias. Circulation *47*, 190 (1973)
8. DESSERTENNE, F., GOURGON, R., COUMEL, P., FABIATO, A.: Tachycardie ventriculaire et torsades de pointes. Ann. Cardiol. Angeol. *20*, 243 (1971)
9. DOERR, W.: Normale und pathologische Anatomie des reizbildenden und erregungsleitenden Gewebes. Verh. Dtsch. Ges. Kreisl.-forsch. *35*, 1 (1969)
10. DREIFUS, L. S., WATANABE, Y., HAIAT, R., KIMBIRIS, D.: Atrioventricular block. Am. J. Cardiol. *28*, 371 (1971)
11. EL-SHERIF, N.: Supraventricular tachycardia with AV block. Brit. Heart J. *32*, 46 (1970)
12. EL-SHERIF, N., SCHERLAG, B. J., LAZZARA, R.: Pathophysiology of second degree atrioventricular block: a unified hypothesis. Am. J. Cardiol. *35*, 421 (1975)
13. FISCH, C.: Relation of electrolyte disturbances to cardiac arrhythmias. Circulation *47*, 408 (1973)
14. HAN, J.: The concepts of reentrant activity responsible for ectopic rhythms. Am. J. Cardiol. *28*, 253 (1971)
15. HAN, J., GOEL, B. G.: Electrophysiologic precursors of ventricular tachyarrhythmias. Arch. intern. Med. *129*, 749 (1972)
16. HECHT, H. H., KOSSMANN, C. E.: Atrioventricular and intraventricular conduction. Revised nomenclature and concepts. Am. J. Cardiol. *31*, 232 (1973)
17. HOFFMAN, B. F., CRANEFIELD, P. F.: The physiological basis of cardiac arrhythmias. Am. J. Med. *37*, 670 (1964)
18. HOLZMANN, M.: Klinische Elektrokardiographie. Stuttgart: Thieme 1965

19. HOLZMANN, M.: Erscheinungsformen und Differentialdiagnose von Herzrhythmusstörungen. Med. Welt *24*, 1075 (1973)

20. JANSE, M. J.: Pathophysiological basis of tachyarrhythmias – re-entry. Schweiz. med. Wochenschr. *106*, 601 (1976)

21. KATZ, L. N., PICK, A.: Clinical Electrocardiography. Part I. The Arrhythmias. Philadelphia: Lea & Febinger 1956

22. LANGENDORF, R., PICK, A.: Atrioventricular block, type II (Mobitz) – its nature and clinical significance. Circulation *38*, 819 (1968)

23. LANGENDORF, R.: Entstehungsprinzipien seltener in der Klinik beobachteter Herzrhythmusstörungen. Verh. Dtsch. Ges. Kreisl.-forsch. *35*, 69 (1969)

24. LENÈGRE, J.: Etiology and pathology of bilateral bundle branch block in relation to complete heart block. Progr. Cardiovasc. Dis. *6*, 409 (1964)

25. LEV, M.: The normal anatomy of the conduction system in man and its pathology in atrioventricular block. Ann. N. Y. Acad. Sci. *111*, 817 (1964)

26. MASSUMI, R. A., RIOS, J. C.: Incomplete bilateral bundle branch block. A simplified diagram for its recognition. Am. J. Cardiol. *24*, 890 (1969)

27. MASSUMI, R. A., ALI, N.: Accelerated isorhythmic ventricular rhythms. Am. J. Cardiol. *26*, 170 (1970)

28. PUECH, P., GROLLEAU, R., FIJAC, E., POSNER, J.: The diagnosis of supraventricular arrhythmias and the differentiation between supraventricular tachycardias with aberrant conduction and ventricular tachycardias. In: SANDOE, E., FLENSTED-JENSEN, E., OLESEN, K. H. (Edts.): Symposium on cardiac arrhythmias. P. 199. Södertälje: Astra 1970

29. RIECKER, G.: Klinische Kardiologie. Berlin-Heidelberg-New York: Springer 1975

30. ROSEN, K. M., RAHIMTOOLA, S. H., GUNNAR, R. M.: Pseudo A-V block secondary to premature nonpropagated His bundle depolarisations: documentation by His bundle electrocardiography. Circulation *42*, 367 (1970)

31. ROSENBAUM, M., LEPESCHKIN, E.: Bilateral bundle branch block. Am. Heart J. *50*, 38 (1955)

32. ROSENBAUM, M. B., ELIZARI, M. V, LAZZARI, J. O., NAU, G. J., LEVI, R. J., HALPERN, M. S.: Intraventricular trifascicular blocks. Review of the literature and classification. Am. Heart J. *78*, 450 (1969)

33. SANDOE, E., FLENSTED-JENSEN, E., OLESEN, K. H. (Edts.): Symposium on cardiac arrhythmias. Södertälje: Astra 1970

34. SCHAMROTH, L.: How to approach an arrhythmia. Circulation *47*, 420 (1973)

35. SCHERF, D., SCOTT, A.: Extrasystoles and allied arrhythmias. London: William Heinemann medical books LTD 1973

36. SCHERLAG, B. J., LAZZARA, R., HELFANT, R. H.: Differentiation of "A-V junctional rhythms". Circulation *48*, 304 (1973)

37. SCHLEPPER, M.: Diagnose und Differentialdiagnose tachykarder Rhythmusstörungen. Internist *19*, 215 (1978)

38. SCHLEPPER, M.: Klinik und Therapie tachykarder Rhythmusstörungen

einschließlich WPW-Syndrom. Verh. dtsch. Ges. Inn. Med. *81*, 119 (1975)

39. SEIPEL, L.: His-Bündel-Elektrographie und intrakardiale Stimulation. Stuttgart: Thieme 1978
40. SPANG, K.: Rhythmusstörungen des Herzens. Stuttgart: Thieme 1957
41. STEINBECK, G.: Zur Pathogenese von Herzrhythmusstörungen. Internist *19*, 200 (1978)
42. SURAWICZ, B.: Role of electrolytes in etiology and management of cardiac arrhythmias. Progr. Cardiovasc. Dis. *8*, 364 (1966)
43. TRAUTWEIN, W.: Erregungsphysiologie des Herzens. In: GAUER-KRAMER-JUNG: Physiologie des Menschen. Bd. 3. Herz und Kreislauf, hrsg. von W. TRAUTWEIN, O. H. GAUER, H. P KOEPCHEN. S. 1. München-Berlin-Wien: Urban & Schwarzenberg 1972
44. WALDO, A. L., JAMES, T. N.: The cardiac conduction system. Electrophysiological studies during open heart surgery. Arch. intern. Med. *135*, 411 (1975)
45. WATANABE, Y.: Die den Extrasystolen und der Parasystolie zugrundeliegenden Mechanismen. Triangel *12*, 69 (1973)
46. WELLENS, H. J.: Pathophysiology of ventricular tachycardia in man. Arch. intern. Med. *135*, 473 (1975)
47. WELLENS, H. J., BÄR, F. W., LIE, K. I.: The value of the electrocardiogram in the differential diagnosis of a tachycardia with a widened QRS complex. Am. J. Med. *64*, 27 (1978)
48. WIRTZFELD, A., LUTILSKY, L., BAEDEKER, W.: Die Wenckebach'sche Erregungsleitungsstörung. Klin. Wochenschr. *50*, 717 (1972)
49. WU, D., DENES, P.: Mechanisms of paroxysmal supraventricular tachycardia. Arch. Intern. Med. *135*, 437 (1975)

Kapitel III

Ursachen von Herzrhythmusstörungen und spezielle Krankheitsbilder

H.-U. LEHMANN und H. HOCHREIN

1. Klinische Ursachen

Herzrhythmusstörungen können nicht nur durch primäre Herzerkrankungen, sondern auch durch unterschiedliche Einflüsse aus dem extrakardialen Bereich hervorgerufen werden. Kardiale und extrakardiale Gründe können einzeln oder in Kombination für das Auftreten von Rhythmuskomplikationen verantwortlich sein.

1.1. Kardiale Ursachen

Funktions- und Strukturschäden des Myokards sind die häufigsten Gründe für das Auftreten von Herzrhythmusstörungen (Tabelle 3.1). In vielen Fällen liegt eine koronare Herzkrankheit mit ischämischer Störung des Herzrhythmus zugrunde. Bei einem **Myokardinfarkt** werden Automatiezentren und intrakardiale Erregungsleitungsbahnen häufig in das Nekrosegeschehen einbezogen. Hinzu kommt eine

Tabelle 3.1. Kardiale Ursachen von Herzrhythmusstörungen

1. Koronare Herzkrankheit
2. Myokardinfarkt
3. Myokarditiden (Endo-, Peri-, Pan-)
4. Klappen-, Shuntvitien
5. Kardiomyopathien
6. Präexzitationssyndrome
7. Myokardtumor, Metastase, Perikarderguß

akute Volumenbelastung des verbleibenden Restmyokards. Als
Folge resultieren ektope Herzrhythmusstörungen und/oder unterschiedliche Leitungsblockaden auf Vorhof- oder Kammerebene in
über 90% der Fälle [4, 11, 25, 47, 66]. Arrhythmien können jedoch
auch als Leitsymptom einer entzündlichen Myokarderkrankung
(Endo-Myo-Perikarditis) oder einer **Kardiomyopathie** auftreten. Ein
häufiger Grund sind **Klappen- oder Shuntvitien.** Insbesonders die
Mitralstenose prädisponiert über eine linksatriale Druckdilatation
zur Entwicklung eines Vorhofflimmerns oder -flatterns. **Tumoröse
Myokardveränderungen, metastatische Absiedlungen** oder **Perikard-
ergüsse** als arrhythmogene Ursache fallen statistisch nicht ins
Gewicht.

Jede Herzerkrankung kann mit Herzrhythmusstörungen einhergehen. Dabei lassen sich keine festen Beziehungen zwischen der
Schwere eines Herzleidens und der hierdurch hervorgerufenen
Rhythmuskomplikation herstellen. Zum Beispiel können selbst fortgeschrittene Stadien einer Herzinsuffizienz ohne wesentliche Rhythmusstörungen einhergehen. In anderen Fällen führen geringfügige
Myokardläsionen, zum Beispiel im Rahmen eines Mikroinfarkts, zur
Entwicklung von schwerwiegenden Rhythmuskomplikationen, die
bis zum Auftreten eines Kammerflatterns oder -flimmerns mit einem
daraus resultierenden Kreislaufstillstand gehen können („elektrischer Suizid des Herzens").

1.2. Extrakardiale Einflüsse

Die elektrophysiologischen Membraneigenschaften des Herzmuskels
garantieren eine ungestörte Erregungsbildung und -leitung und stehen in einer vielschichtigen Wechselbeziehung zu zahlreichen metabolischen Faktoren. Eine besondere Bedeutung haben Störungen
im Säure-Basen-Elektrolythaushalt. Die Ursache hierfür beruht auf
der Tatsache, daß elektrophysiologische Phänomene an der Zellmembran letztlich von den intra-/extrazellulären Ionengradienten
abhängen. Besonders Hypokaliämien können eine Aktivierung von
ektopen Automatiezentren hervorrufen [7, 28]. In vielen Fällen erfolgt gleichzeitig eine Sensibilisierung gegenüber arrhythmogenen
Einflüssen anderer Genese, wie zum Beispiel gegenüber Herzglyko-

siden. Durch neurohormonale Stimulation werden unter physiologischen Bedingungen Rhythmik und Pumpfunktion des Herzens an die erforderlichen Bedürfnisse des Organismus adaptiert. Andererseits können Fehlregulationen sowohl tachykarde als auch bradykarde Herzrhythmusstörungen zur Folge haben. Überwiegt die adrenerge Stimulation, zum Beispiel beim Phäochromozytom, dem hyperkinetischen Herzsyndrom oder der Hyperthyreose, dann beherrschen nomotope und/oder ektope Tachykardien mit oder ohne Extrasystolie das Arrhythmiemuster [10, 14, 69]. Es gibt jedoch auch zahlreiche extrakardiale Gründe für eine vagotone Drosselung der Herzfunktion, zum Beispiel als Folge eines gesteigerten Hirndrucks (Hirnödem) oder im Rahmen eines Karotissinussyndroms. Dabei können kritische Sinusbradykardien mit Morgagni-Adams-Stokes-(MAS)-Symptomatik auftreten. In neuerer Zeit spielen Medikamentenüberdosierungen eine zunehmende Rolle. Der Grund hierfür beruht auf

Tabelle 3.2. Extrakardiale Faktoren bei der Genese von Herzrhythmusstörungen

Art der Störung
1. Störungen im Säure-Basen-Elektrolythaushalt
2. Pulmonale Ventilationsstörungen mit Hypoxämie
3. Anämie
4. Fieberhafte Erkrankungen
5. Niereninsuffizienz
6. Neuro-hormonale Fehlregulation Hyperthyreose Phäochromozytom hyperkinetisches Herzsyndrom pathologische Hirndrucksteigerung
7. Nutritive Störungen Avitaminosen Mangelernährungssyndrome
8. Medikamentenüberdosierungen, Giftstoffe Herzglykoside Antiarrhythmika Diuretika adrenerg-wirksame Pharmaka Reserpin Nikotin-, Koffeinabusus

einer heute zur Verfügung stehenden Palette von hochwirksamen kreislaufaktiven Pharmaka (Herzglykoside, Antiarrhythmika, adrenerg-wirksame Pharmaka, Diuretika), die zwar mit eindeutig verbesserten Erfolgschancen in der Therapie eingesetzt werden können, aber andererseits auch mit gesteigerten Intoxikationsrisiken verbunden sind.

Es gibt eine Vielzahl von weiteren extrakardialen Faktoren mit arrhythmogener Wirksamkeit, zum Beispiel: Oberbauchsyndrome (Römheld), Hiatushernie, mediastinale Tumoren, elektrischer Stromunfall, Commotio cordis oder pleuroperikardiale Verwachsungen (Tabelle 3.2).

2. Pharmakotoxische Ursachen

2.1. Herzglykoside

Das Intoxikationsrisiko bei einer Digitalisierung beträgt zur Zeit noch 15–20%. Bei der Digitalisintoxikation bestehen in 90% Herzrhythmusstörungen, in 60% extrakardiale subjektive Intoxikationssymptome. In der Hälfte der Fälle bedürfen digitalistoxische Rhythmusstörungen einer intensivmedizinischen Überwachung und Behandlung [9, 24, 41, 42, 59].

Toxische Digitalisdosen beeinflussen sowohl die Erregungsbildung und -leitung als auch die myokardiale Erregbarkeit. Dabei kann jede Form einer Herzrhythmusstörung zur Manifestation gelangen. Relativ häufig werden bei Digitalisintoxikationen Vorhoftachykardien mit AV-Überleitungsblockade, bradykarde Knotenersatzrhythmen, Bi-(Tri-,Quadri-)geminus und höhergradige AV-Blockierungen beobachtet. Jedoch treten eine oder mehrere dieser Arrhythmiearten nur in 5–10% der Fälle mit digitalistoxischen Rhythmusstörungen auf und besitzen deshalb bei der Diagnostik einer Digitalisintoxikation auch keine allzu große diagnostische Bedeutung. Nach der Häufigkeit stehen ventrikuläre Extrasystolien und AV-Blockaden bei 40% der Fälle an der Spitze der Liste mit digitalistoxischen Rhythmuskomplikationen (Abb. 3.1 u. 3.2). Dabei kann es zur Entwick-

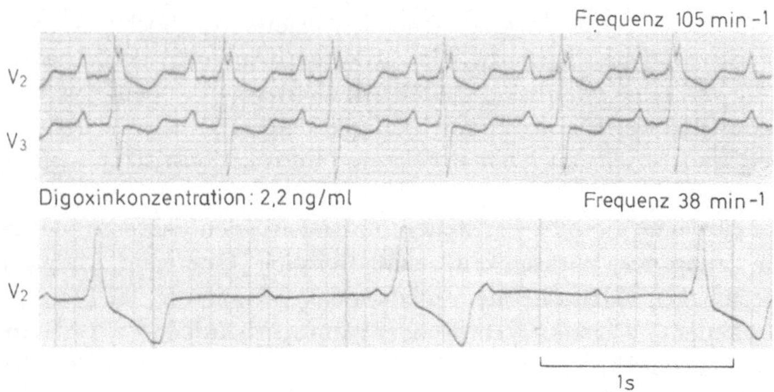

Abb. 3.1. Digitalisintoxikation mit AV-Block 3. Grades, Cor pulmonale. R. N., ♀, 54 J.

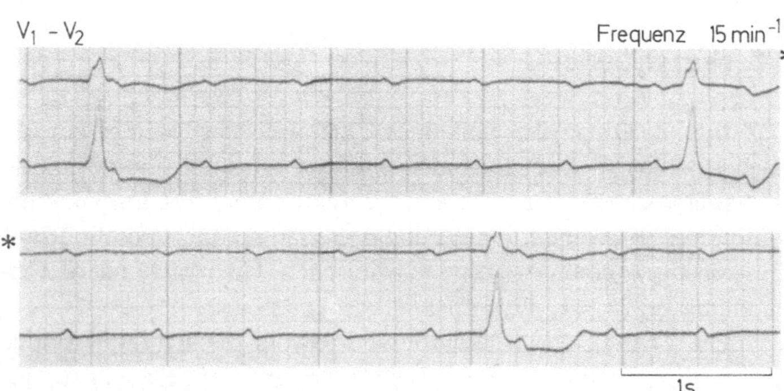

Abb. 3.2. Bradykarder Kammereigenrhythmus nach totaler AV-Überleitungsblockade durch Digitalisintoxikation.
B. N., ♀, 74 J., Digoxinkonzentration: 3,8 ng/ml

lung einer unmittelbaren Lebensgefahr durch Auftreten von hämodynamisch nicht mehr kompensierten Kammerbradykardien oder einer Asystolie zum Beispiel auf dem Boden eines AV-Blocks dritten Grades oder aber durch toxisch bedingte Kammerektopien kommen, die zum Kammerflattern(-flimmern) mit Kreislaufstillstand führen.

112

2.2. Antiarrhythmika

Antiarrhythmika werden vorwiegend zur medikamentösen Dämp-
fung von kardialen Übererregbarkeitszuständen und weniger zur Stimulation einer gestörten Spontanautomatie eingesetzt. Überdosierungen können das angestrebte therapeutische Ziel in das Gegenteil
umkehren und zu einer weiteren Zunahme von Herzrhythmusstörungen führen.

Kardiodepressiv-wirksame Antiarrhythmika
Ihre antiarrhythmischen Eigenschaften beruhen in den meisten Fällen auf einer Verlängerung des Aktionspotentials und der effektiven
Refraktärperiode [37, 49]. Hieraus resultieren Verlangsamung der
sinusalen Impulsautomatie, Reduktion der Erregungsleitungsgeschwindigkeit in den intrakardialen Leitungsbahnen und Herabsetzung der myokardialen Erregbarkeit. Diese Eigenschaften können
zur Behandlung von tachykarden, ektopen und parasystolischen
Herzrhythmusstörungen therapeutisch ausgenutzt werden. Andererseits droht bei einer Überdosierung das Auftreten eines bradykarden
Sinusrhythmus oder einer AV-(SA-)Blockierung mit oder ohne intraventrikuläre Schenkelblockade (Tabelle 3.3). Kommt es dabei zu
einer inhomogenen Beeinflussung der intrakardialen Erregungsausbreitung und/oder -rückbildung, dann besteht die Gefahr kreisender
Erregungen im Sinne eines Reentry-Mechanismus. In diesen Fällen
können sich Salven von ventrikulären Extrasystolen, Kammerflattern
oder -flimmern als eine „paradoxe" Wirkung des Antiarrhythmikums manifestieren.
Die heute zur Verfügung stehende große Zahl von antiarrhythmisch-
wirksamen Pharmaka (Tabelle 3.4) weisen in ihren Eigenschaften
zum Teil sehr ausgeprägte Unterschiede auf, die differentialthera-
peutisch genutzt werden können. Hieraus wird auch verständlich,
daß nicht alle Antiarrhythmika die gleichen Intoxikationserscheinun-
gen an der Erregungsbildung und -leitung verursachen.
Die den adrenergen Antrieb des Herzens hemmenden Betarezeptorenblocker prädestinieren in toxischer Dosierung zur Entwicklung
von Sinusbradykardien, sinuatrialen und atrioventrikulären Blockierungen. Ähnliche Intoxikationssymptome mit vorwiegend supraven-

113

Tabelle 3.3. Pharmakotoxische Nebenwirkungen von Antiarrhythmika

Substanz	Chronotropie	Dromotropie	Bathmotropie	Inotropie	Myokardialer O_2-Verbrauch
1. Kardiodepressive Antiarrhythmika zur Behandlung von tachykarden oder extrasystolischen Herzrhythmusstörungen	Normfrequenz ↓ Bradykardie	normale ventrikuläre Erregungsleitung ↓ AV-(SA-)Block, Schenkelblockaden, Reentry-Mechanismus	Erregbarkeit ↓	normale Kontraktilität ↓ CAVE! Herzinsuffizienz	↓
2. Kardiostimulierende Antiarrhythmika zur Behandlung von bradykarden Herzrhythmusstörungen	Tachykardie ↑ Normfrequenz	↑	ektope Herzrhythmusstörungen ↑ normale Erregbarkeit	↑	CAVE! Koronarinsuffizienz ↑

Die Pfeile bedeuten: ↑ Zunahme, ↓ Abnahme bzw. führen zu

Tabelle 3.4. Liste der gebräuchlichsten Antiarrhythmika

Freiname	*Handelsname*
I. Betarezeptorenblocker	
z. B.:	
Propranolol	Dociton
Pindolol	Visken
Atenolol	Tenormin
Sotalol	Sotalex
Alprenolol	Aptin
Oxprenolol	Trasicor
II. Kalziumantagonisten	
z. B.:	
Verapamil	Isoptin
Prenylamin	Segontin
III. Heterogene Gruppe von antiarrhythmisch-wirksamen Pharmaka	
Ajmalin	Gilurytmal
Chinidin	Chinidin-Duriles
Spartein	Depasan
Prokainamid	Novocamid
Aprindin	Amidonal
Antazolin	Antistin
Propafenon	Rytmonorm
Disopyramid	Rythmodul
Diphenylhydantoin	Phenhydan
Lidokain	Xylocain
Lidoflazin	Clinium
IV. Kardiostimulierende Antiarrhythmika	
z. B.:	
Atropin	Atropin
Isoprenalin	Aludrin
Orciprenalin	Alupent

trikulären Angriffspunkten können bei einer Überdosierung mit Kalziumantagonisten auftreten [15, 39].

Dagegen besitzen die Antiarrhythmika Lidokain und Diphenylhydantoin besonders ventrikuläre Wirkungseffekte und entwickeln deshalb auch ihre größte Wirksamkeit bei der Behandlung von ventrikulären Ektopien (Abb. 3.3). Toxische Dosierungen prädisponieren zu

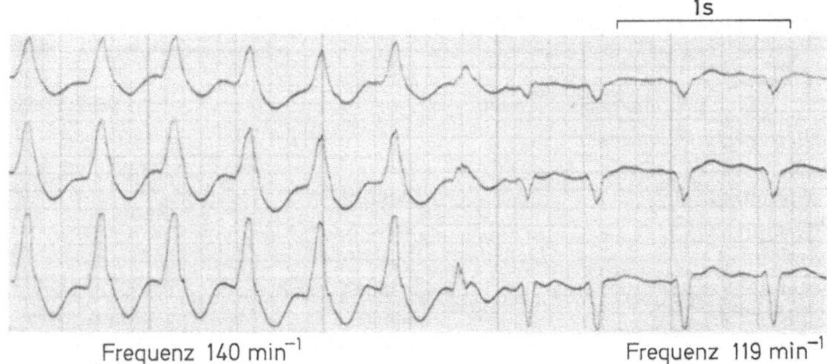

Abb. 3.3. Medikamentöse Konversion einer Kammertachykardie durch 150 mg Lidokain i. v.
T. D., ♂, 68 J., koronare Herzkrankheit

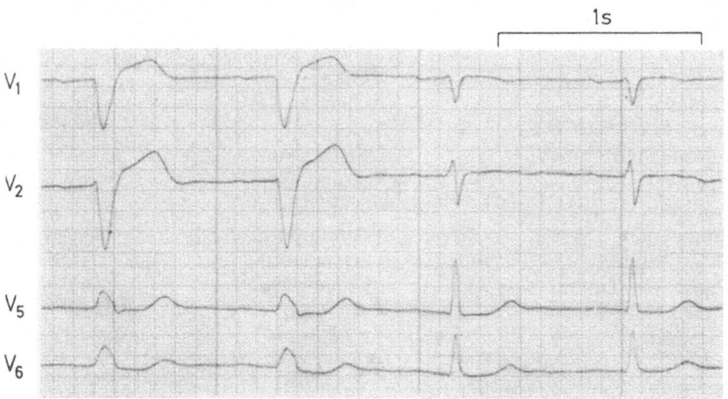

Abb. 3.4. Transitorischer Linksschenkelblock bei Ajmalin-Überdosierung.
W. H., ♂, 55 J.

bradykarden Sinus- und Ersatzrhythmen, jedoch auch zum Auftreten von ventrikulären Salven oder Kammerflattern(-flimmern) auf dem Boden von „kreisenden" Erregungen [23, 32]. Toxische Ajmalin-Dosen beeinflussen sowohl den Impulsautomatismus als auch die Erregungsausbreitung in den intrakardialen Leitungsbahnen. Asystolie und Schenkel-(Faszikel-)Blockierungen gehören zu den hauptsächlichen Intoxikationsrisiken bei einer Behandlung mit dieser Substanz (Abb. 3.4).

Andere Pharmaka besitzen bevorzugte Angriffsmechanismen im

116

Purkinje-Fasernetz und führen in toxischer Dosierung dort zu einer ausgeprägten Verzögerung der Erregungsfortleitung. Im EKG resultieren dann QTU-Verlängerungen mit Entwicklung einer prominenten U-Wellenformation, die als prämonitorisches Zeichen eines drohenden Reentry-Mechanismus gewertet werden müssen. Zu dieser Substanzgruppe zählen Chinidin und Pharmaka mit chinidinähnlicher Wirkungskomponente, wie zum Beispiel Lidoflazin [40].

Kardiostimulierende Antiarrhythmika
Durch eine Aktivierung des adrenergen Antriebs des Herzens, zum Beispiel durch Sympathomimetika oder Vagolytika, können supraventrikuläre Bradykardien und auch partielle AV-Überleitungsblokkaden in vielen Fällen erfolgreich behandelt werden. Diese Art einer Rhythmustherapie beinhaltet ein erhebliches toxisches Risiko und zeigt häufig nur sehr unbefriedigende Erfolge. Sie spielt im wesentlichen nur noch in der Akut- und Notfalltherapie eine Rolle, während unter klinischen Bedingungen elektrische Herzschrittmacherverfahren heute Vorrang besitzen. Überdosierungserscheinungen können sich als tachykarde Sinus- oder Ersatzrhythmen manifestieren. Darüberhinaus ist das Auftreten von extrasystolischen Rhythmusstörungen zu befürchten mit der Gefahr eines hierdurch ausgelösten Kammerflatterns oder -flimmerns. Ein besonderes Problem stellt die Anwendung von sympathomimetisch-wirksamen Pharmaka bei der koronaren Herzkrankheit dar. Die dabei ungünstige Beeinflussung des myokardialen O_2-Bedarfs führt zu einer weiteren Verstärkung von vorbestehenden Myokardischämien, wodurch wiederum ektope Automatiezentren im Sinne eines Circulus vitiosus aktiviert werden können. Der Einsatz von Sympathomimetika bei der koronaren Herzkrankheit mit bradykarden Herzrhythmusstörungen kann unter Umständen therapierefraktäre Kammersalven mit Umschlag in ein Kammerflattern oder -flimmern zur Folge haben.

2.3. Andere toxische Ursachen

Unkontrollierte Behandlungen mit Saluretika oder auch der heute weit verbreitete Laxantienabusus sind die wesentlichen Ursachen einer gefährlichen Hypokaliämie. Diese Art einer Elektrolytstörung

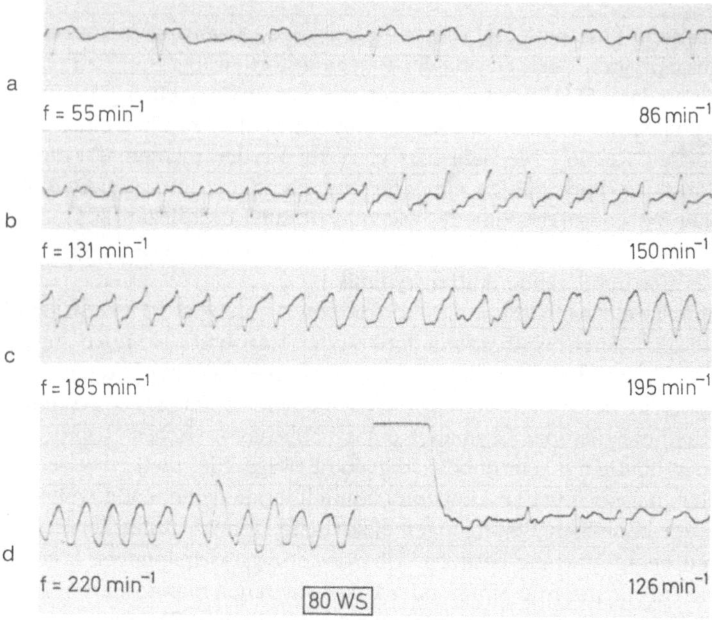

Abb. 3.5a–d. Entwicklung eines Kammerflatterns bei einer Hypokaliämie von 2,4 mval/l. N. D., ♀, 55 J., Cor hypertonicum. **a** Sinusbradykardie mit supraventrikulären Extrasystolen. **b** Paroxysmale supraventrikuläre Tachykardie mit intermittierender Schenkelblockade. **c** Kammertachykardie mit Umschlag in ein Kammerflattern. **d** Elektrische Konversion in einen Sinusrhythmus

besitzt wichtige Auswirkungen auf den Herzrhythmus, da es hierdurch zu einer direkten Aktivierung des nomotopen und ektopen Impulsautomatismus kommt (Abb. 3.5). Gleichzeitig erfolgt eine generelle Sensibilisierung des Myokards gegenüber den Katecholaminwirkungen. Bei digitalisierten Patienten, die als Komplikation eine Hypokaliämie aufweisen, ist eine hierdurch bedingte Potenzierung der toxischen Glykosidwirkung zu beachten. Dabei können sogar schon normale Digitalisserumkonzentrationen bereits toxische Auswirkungen auf den Herzrhythmus besitzen.

Kardiotoxische Nebenwirkungen mit Rhythmuskomplikationen sind bei einer ganzen Palette von Medikamenten mit zum Teil extrakar-

118

Tabelle 3.5. Pharmakotoxische Herzrhythmusstörungen

Medikamentengruppe	Art der Herzrhythmusstörung
1. *Herzglykoside*	Sinusbradykardie, AV-(SA-)Block nomotope und ektope Rhythmusstörung

2. *Antiarrhythmika*
  a) *mit kardiodepressiver Wirkung*
    (z. B. Betarezeptorenblocker, Kalziumantagonisten, Ajmalin)
	Sinusbradykardie
	AV-(SA-)Block
	Schenkel-(Faszikel-)Block

b) *mit kardiostimulierender Wirkung* (z. B. Orciprenalin, Atropin)	Sinustachykardie extrasystolische Rhythmusstörungen
3. *Medikamentös-induzierte Serumkaliumstörung* a) *Hypokaliämie* (z. B. Saluretika, Laxantien)	extrasystolische Rhythmusstörungen
b) *Hyperkaliämie* (z. B. Spironolactone)	Sinusbradykardie, AV-Block, Extrasystolie
4. *Psychopharmaka* Phenothiazine Trizyklika	Sinusbradykardie SA-, AV-, Schenkelblock extrasystolische Rhythmusstörungen
5. *Antihypertensiva* Rauwolfia-Alkaloide (Reserpin) Dihydralazin	Sinusbradykardie, AV-(SA-)Block Sinustachykardie supraventrikuläre Extrasystolie
6. *Broncholytika* (z. B. Theophyllin, Sympathomimetika)	Sinustachykardie supraventrikuläre Extrasystolie
7. *Nitratverbindungen*	Sinustachykardie
8. *Zytostatika*	Extrasystolie
9. *Anästhetika*	Sinusbradykardie AV-(SA-)Block Schenkelblock
10. *Schilddrüsenhormone*	Sinustachykardie Extrasystolie
11. *Genußmittel* (z. B. Nikotin, Koffein, Alkohol)	Sinustachykardie Extrasystolie

dialen Behandlungsindikationen beschrieben worden [7, 16, 23, 49, 52]. Hierzu zählen einige Psychopharmaka, Antihypertensiva, Zytostatika oder Schilddrüsenhormone (Tabelle 3.5).

3. Abnorme Erregungsabläufe

Nach elektrophysiologischen Aspekten lassen sich Herzrhythmusstörungen im wesentlichen auf zwei Ursachen zurückführen, die einzeln oder auch in Kombination vorliegen können:
1. **Abnorme Impulsbildung** in nomotopen oder ektopen Automatiezentren
   (= Störungen im Spontanautomatismus)
2. **Wiedereintritt** einer fortgeleiteten Erregung
   (= Reentry-Mechanismus, kreisende Erregung)

Der elektrische Grundmechanismus einer Herzrhythmusstörung kann aus dem Elektrokardiogramm nur mit Einschränkung diagnostiziert werden. Zum Beispiel ist es den elektrokardiographischen Erscheinungsformen einer Extrasystolie, eines Vorhofflimmerns oder auch eines tachykarden Ersatzrhythmus nicht anzusehen, ob dabei eine Störung des Spontanautomatismus oder ein Reentry-Phänomen zugrunde liegt. Jedoch kann angenommen werden, daß ektope Herzrhythmusstörungen mit einer festen zeitlichen Beziehung zur Grundfrequenz, z. B. ventrikuläre Extrasystolie mit fixem Kupplungsintervall, mit hoher Wahrscheinlichkeit Folge eines Wiedereintritts von intrakardialen Erregungen sind. Parasystolien dagegen können den Impulsbildungsstörungen zugeordnet werden.

3.1. Abnorme Impulsbildung

Abnorme Impulsbildungen sind an die Zellstrukturen des spezifischen Herzmuskelgewebes gebunden, die eine Fähigkeit zur rhythmischen Spontandepolarisation besitzen. Sie können im natürlichen Schrittmacher des Herzens, dem Sinusknoten, entstehen („nomotope Rhythmusstörung") oder aber auch in sekundären bzw. tertiären Automatiezentren ("ektope Rhythmusstörungen"). Das organische Substrat des spezifischen Herzmuskelgewebes umfaßt das gesamte Erregungsbildungs- und -leitungssystem des Herzens, einschließlich des Purkinje-Fasernetzes.

Am physiologischen Ablauf einer kardialen Erregung lassen sich die wesentlichen Mechanismen von möglichen Störungen aufzeigen. Bei normaler Herzfunktion besitzt der Sinusknoten die Eigenschaft zur periodischen Entladungsaktivität. Die sinusale Fähigkeit zur rhythmischen Impulsbildung erklärt sich daraus, daß nach dem Wiederaufbau des Ruhemembranpotentials (Repolarisation) der Vorgang einer langsamen diastolischen Spontandepolarisation jeweils automatisch bis zur Auslösung eines Aktionspotentials in Gang kommt [1, 2, 19, 55, 65]. Sinusknotenimpulse breiten sich in den Vorhöfen aus, werden dann im AV-Knoten fokusiert und über die nachgeschalteten intrakardialen Leitungsbahnen (His-Bündel, rechter und linker Tawara-Schenkel, mehrere Leitungsfaszikel, Purkinje-Fasernetz) auf das Arbeitsmyokard der Kammern übertragen. Der Sinusknoten besitzt somit Schrittmacherfunktion für die periodischen Aktivitäten des Herzens.

Eine regelhafte Impulsbildung kann aus zwei Gründen gestört sein. Entweder ist die Sinusknotenfunktion direkt betroffen, oder aber es liegt eine Aktivierung von sekundären oder tertiären Automatiezentren vor. Denn auch die dem Sinusknoten nachgeordneten Strukturen des Erregungsbildungs- und -leitungssystems besitzen generell die Fähigkeit zur periodischen Impulsgebung, wenn auch mit vergleichsweise geringeren Grundfrequenzen (Tabelle 3.6). Ursache hierfür ist eine Abnahme der spontanen Depolarisationsgeschwindigkeit in diesen Zellstrukturen (Abb. 3.6).

Abnorme Impulsbildungen sind in vielen Fällen Folge eines gestörten Ablaufs bei der diastolischen Spontandepolarisation des Ruhemembranpotentials. Zum Beispiel kann dieser Vorgang durch hypoxische oder infektiös-toxische Einflüsse beschleunigt werden mit dem Resultat einer gesteigerten Entladungsaktivität im Sinusknoten; die Folge ist dann eine Sinustachykardie. Ähnliche Auswirkungen können durch Störungen im Säure-Basen-Elektrolythaushalt, entzündliche oder koronare Erkrankungen des Myokards oder auch durch Zustände eines gesteigerten neurohormonalen Antriebs, wie zum Beispiel bei der Hyperthyreose oder dem hyperkinetischen

Tabelle 3.6. Rhythmische Impulsaktivitäten des Herzens

Automatiezentrum	Art der Spontan- aktivität	Frequenz (min^{-1})
Sinusknoten	Primärer Automatismus	60–80
AV-Knoten	Sekundärer Automatismus	35–60
Intraventrikuläre Leitungsbahnen His-Bündel Tawara-Schenkel Leitungsfaszikel Purkinje-Fasern	Tertiärer Automatismus	10–35

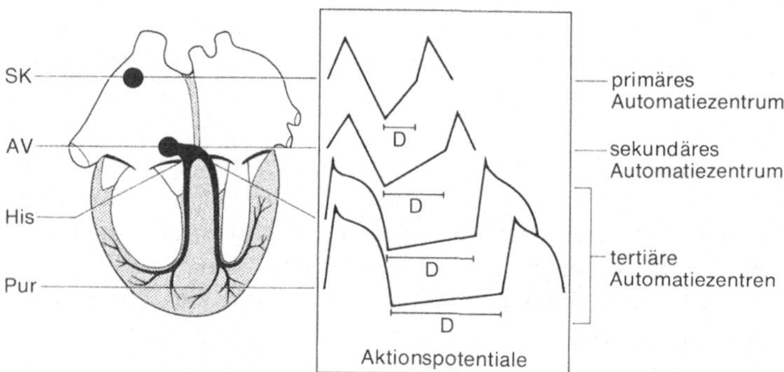

Abb. 3.6. Nomotope und ektope Impulsaktivitäten des Herzens. SK = Sinusknoten. AV = AV-Knoten. His = His-Stamm. Pur = Purkinje-Fasern. D = Spontane Depolarisation

Herzsyndrom, hervorgerufen werden [3, 27]. Handelt es sich hierbei um eine vorwiegende Aktivierung von ektopen Automatiezentren, dann kann der Grundrhythmus aus dem Sinusknoten durch mehr oder minder zahlreiche Extrasystolen unregelmäßig verändert werden, oder aber es kommt zu einer vollständigen ektopen Autonomie mit Entwicklung von Parasystolien.

Eine Bradykardisierung der Sinusknotenaktivität mit Abnahme der spontanen Depolarisationsgeschwindigkeit wird bei zahlreichen herzorganischen Erkrankungen (Myokardinfarkt, koronare Herz-krankheit), einem gesteigerten Vagotonus (Karotissinussyndrom, Hirnödem) oder bei unterschiedlichen Intoxikationen (Digitalis, Antiarrhythmika, Urämie) beobachtet.

Abnorme Impulsbildungen können neben einer ektopen diastolischen Spontandepolarisation jedoch auch durch Störungen der Erregungsrückbildung entstehen. Dabei treten unmittelbar vor und auch nach Beendigung der Repolarisationsphase Oszillationen oder auch Nachschwankungen der Herzströme auf, die den notwendigen Schwellenwert für die Auslösung eines neuen Aktionspotentials erreichen. Dieser Mechanismus spielt eine Rolle beim Ausklinken von vorzeitig einfallenden Extrasystolen mit einem fixen Kupplungsintervall.

3.2. Wiedereintritt einer fortgeleiteten Erregung
(Reentry-Mechanismus, kreisende Erregung)

Partielle Erregungsleitungsblockaden oder aberrierende Leitungswege haben oftmals zur Folge, daß die Myokardareale nicht synchron von der Erregungswelle erfaßt werden. Dabei kann es zu einer unkoordinierten Depolarisation von benachbarten Myokardbezirken kommen und, hieraus resultierend, zu unterschiedlichen Refraktäritäten innerhalb des Herzmuskels. Dies jedoch ist eine wesentliche elektrophysiologische Vorbedingung für den Wiedereintritt einer fortgeleiteten Erregungswelle (Reentry-Mechanismus) in bereits kurz zuvor depolarisierte Myokardstrukturen (Abb. 3.7). Denn eine sich im Herzmuskel inhomogen ausbreitende Erregungswelle ist gleichzeitig auch Voraussetzung für eine ungleichmäßige Repolarisation. Dies bedeutet jedoch auch ein regional unterschiedliches Wiedereinsetzen der myokardialen Ansprechbarkeit für elektrische Impulse. Damit können fortgeleitete Erregungen in sich kurzgeschlossen werden [2, 30, 51, 58, 70]. Die dann kreisende Erregung kann aus Gründen ihrer hohen Umlauffrequenz Schrittmacherfunktion mit konsekutivem Myokardflattern oder -flimmern erlangen.

Die Entwicklung eines Reentry-Mechanismus kann durch eine Vielzahl von Faktoren begünstigt werden:

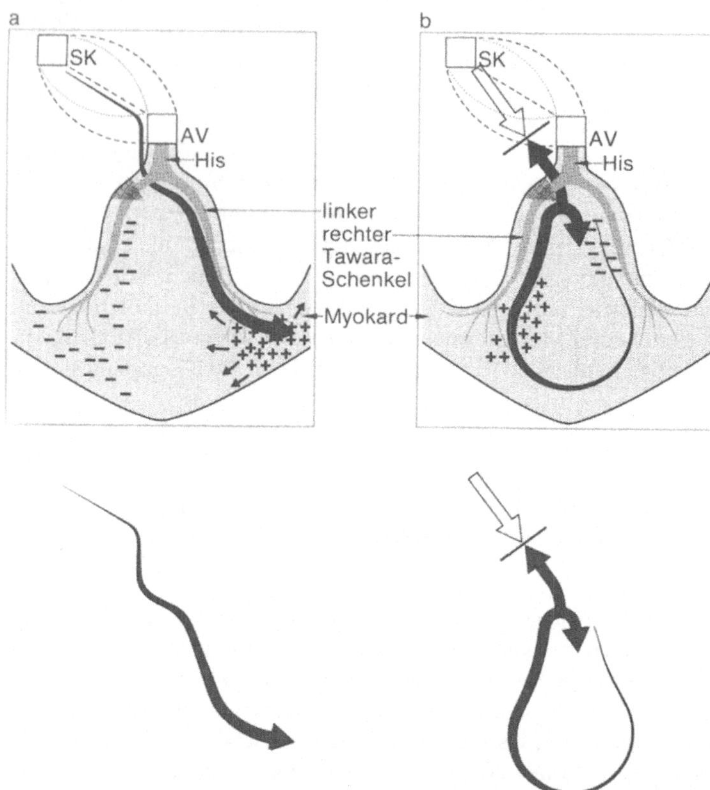

Abb. 3.7a u. b. Beispiel für die Entwicklung einer kreisenden Erregung (Reentry-Mechanismus). **a** Die Sinusknotenerregung erfaßt den AV-Knoten, den His-Stamm und befährt den linken Tawara-Schenkel aus Gründen einer rechtseitigen Blockade. Demnach werden in der ersten Phase der Erregungsausbreitung die linksseitigen Ventrikelseptumanteile erreicht. **b** Erst dann findet die Erregungswelle über das Purkinje-Fasernetz auch Anschluß an die rechte Seite und an die distalen Verzweigungen des rechten Tawara-Schenkels. Dieser dient als Leitschiene für den nun sich retrograd ausbreitenden Impuls. Es kommt zum Wiedereintritt der Erregungswelle in die inzwischen erneut depolarisationsfähigen Strukturen des linken Tawara-Schenkels. Die Folge ist eine kreisende Erregung mit Schrittmacherwirkung für das Kammermyokard. Gleichzeitig resultiert eine Eintrittsblockade der supraventrikulären Sinusknotenimpulse durch die sehr viel höheren Umlauffrequenzen der kreisenden Erregung

124

1. Inhomogene Reduktion der Erregungsleitungsgeschwindigkeit innerhalb des Myokards

    z. B. durch: Verminderung des Ruhemembranpotentials (Hypoxie)

    Antiarrhythmika

    Digitalis

2. Aberrierende Erregungsausbreitung

    z. B. durch: Leitungsblockaden

    akzessorische Leitungsbahnen

    ektope Entladungsaktivitäten

3. Anatomische Verlängerungen der Leitungswege

    z. B. durch: myogene Dilatation

    Narben

4. Verminderung der absoluten Refraktärperiode

    z. B. durch: Myokardschädigungen

    Elektrolytstörungen

    Digitalis

Vorzeitig in die relative Refraktärperiode einfallende Impulsaktivitäten besitzen für die Entwicklung eines Reentry-Mechanismus eine große Bedeutung. Elektrokardiographisch handelt es sich dabei um in den aufsteigenden Schenkel der T-Welle einfallende Extrasystolen („R-auf-T-Phänomen"). Impulse, die in eine relative Refraktärperiode fallen, werden nur langsam im Myokard weitergeleitet und prädisponieren somit zur Entstehung eines Reentry-Phänomens. Hieraus wird verständlich, warum vorzeitig einfallende ventrikuläre Extrasystolen mit einem gehäuften Auftreten von ventrikulären Salven, Kammertachykardien, -flattern oder auch -flimmern einhergehen. Es wird damit auch verständlich, warum der aufsteigende Schenkel der T-Welle als vulnerable Phase des elektrokardiographischen Erregungsablaufs bezeichnet wird.

4. Herzrhythmusstörungen bei speziellen Krankheitsbildern und Syndromen

4.1. Myokardinfarkt

Der akute Myokardinfarkt geht in den ersten 6 h nach Krankheitsbeginn mit einer Arrhythmiequote von 80–95% einher. Infarktpatienten im chronischen Stadium weisen unter Berücksichtigung des belastungsabhängigen Rhythmusverhaltens noch nach Monaten eine Arrhythmiequote von 50–60% auf. Häufigkeit und Schweregrad von postinfarziellen Herzrhythmusstörungen korrelieren dabei eng mit der Mortalitätsrate [5, 8, 34]. Umgekehrt ist erwiesen, daß eine therapeutisch erreichte Verminderung von postinfarziellen Rhythmuskomplikationen auch mit einer Reduktion der Mortalitätsrate verbunden ist [38, 57, 66, 68].

Bei einem Myokardinfarkt können alle Arten von Herzrhythmusstörungen auftreten, es gibt dabei keine besonders definierten Arrhythmieformen. Regional klein-umschriebene Myokardinfarkte, die zum Beispiel keine bedeutsamen hämodynamischen Auswirkungen auf die Kontraktionsleistung des Ventrikels besitzen, können trotzdem akut zum Tode führen, wenn hierdurch ein Kammerflimmern(-flattern) oder eine Asystolie ausgelöst wird. Andererseits können selbst ausgedehnte Infarzierungen mit dem hochgradigen Folgestadium einer Herzinsuffizienz ohne bedeutsame Rhythmusstörungen einhergehen.

Gründe für die schwer vorausschaubaren Rhythmuskomplikationen beim Herzinfarkt beruhen auf einer sehr vielschichtigen und komplexen Beeinflussung der elektrophysiologischen Myokardeigenschaften durch das Nekrosegeschehen. Zum Beispiel besitzt die topographische Lokalisation eines Infarkts eine prädisponierende Bedeutung für die Art der hieraus resultierenden Rhythmusstörung. Werden intrakardiale Erregungsleitungsbahnen in den nekrotischen Bezirk einbezogen, dann können in Abhängigkeit vom Infarktsitz AV-, SA- oder Schenkel-(Faszikel-)Blockaden resultieren (Abb. 3.8). Gleichzeitig besteht nun die Gefahr eines hieraus sich entwickelnden Reentry-Mechanismus (Kammertachykardie, -flattern, -flimmern) oder eines totalen Herzblocks (Asystolie). Eine in der Frühphase des

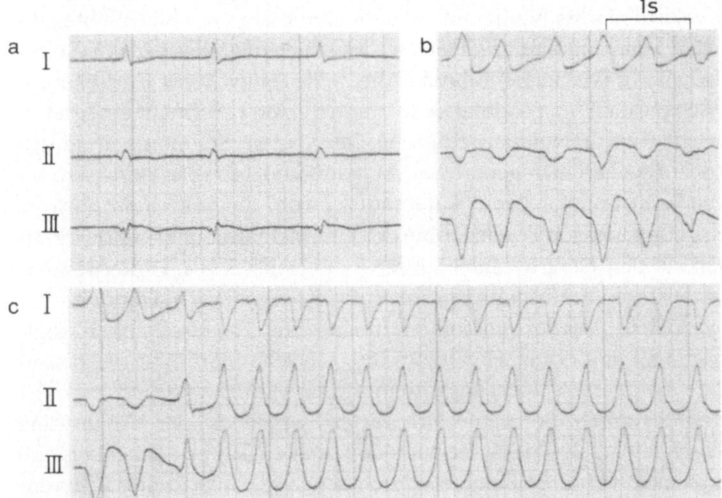

Abb. 3.8a–c. Multiple Rhythmuskomplikationen bei einem transmuralen Hinterwandinfarkt. D. A., ♂, 49 J. **a** Absolute Arrhythmie bei Vorhofflimmern. **b** Linksschenkelblockade. **c** Kammertachykardie

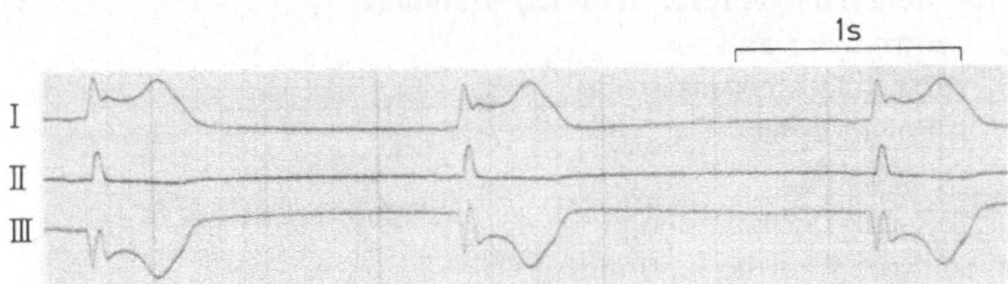

Abb. 3.9. Oberer AV-Knotenersatzrhythmus bei Vorderwandinfarkt. R. F., ♂, 63 J.

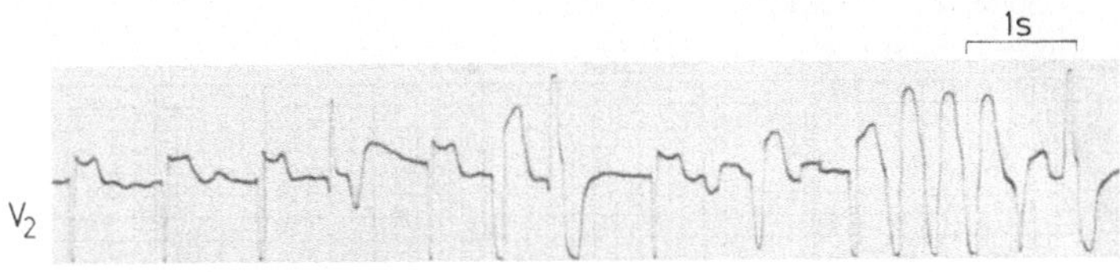

Abb. 3.10. Multiforme ventrikuläre Extrasystolie und ventrikuläre Salven bei perakutem Anteroseptalinfarkt. P. M., ♂, 51 J.

Myokardinfarkts häufig auftretende Depression der Sinusknotenaktivität kann zu höhergradigen Bradykardien mit hämodynamisch kritischen Auswirkungen führen (Abb. 3.9). Ein weiterer Entstehungsmechanismus für postinfarzielle Arrhythmien beruht auf einer adrenalen Katecholaminausschüttung im akuten Stadium. Hierdurch kommt es zu einer generellen Aktivitätssteigerung in primären, sekundären und tertiären Automatiezentren, die außerdem noch zu einer ungünstigen Potenzierung der unmittelbaren Infarktauswirkungen auf den Herzrhythmus führen kann (Abb. 3.10). Hinterwandinfarzierungen prädisponieren zur Entwicklung von AV-Überleitungsblockaden, Vorderwandinfarzierungen zur Rechtsschenkel- und/oder linksanterioren Hemiblockade. Ursache hierfür ist die besondere koronare Versorgungssituation der Hinterwand und des AV-Knotens durch die rechte Kranzarterie sowie die der Vorderwand einschließlich des in ihr verlaufenden rechten Tawara-Schenkels und des linken vorderen Faszikels durch den anterioren Ramus interventricularis descendens.

Unter den postinfarziellen Rhythmusstörungen mit Erregungsbildungs- und -leitungsstörungen sind die mit absoluter Therapieindikation besonders hervorzuheben:

1. Kammertachykardie, -flattern, -flimmern
2. Ventrikuläre Salven
3. Ventrikuläre Extrasystolie
   a) Polymorphie
   b) >10/min
   c) R-auf-T-Phänomen
4. Sinusbradykardie <50/min
5. Erregungsleitungsblockierungen
   a) SA-Block
   b) AV-Block 2. bis 3. Grades
   c) Schenkelblockaden mit AV-Block
6. Paroxysmale supraventrikuläre Tachykardie

4.2. Koronarinsuffizienz, Myokarditis, Klappen-(Shunt-)Vitien

Eine Koronarinsuffizienz kann ausgeprägte arrhythmische Auswirkungen besitzen. Der hauptsächliche Grund hierfür beruht auf regional unterschiedlichen ischämischen Perfusionsstörungen des Herzmuskels bei der koronaren Herzkrankheit. Dadurch können die einzelnen Automatiezentren des Herzens auch verschiedengradig in ihrer Funktion beeinflußt werden. Dies jedoch bedeutet die Gefahr
von unkontrollierten Impulsbildungen. Andererseits haben regional
unterschiedliche Ischämiegrade im Herzmuskel auch eine inhomogene Fortleitung der intrakardialen Erregungswelle zur Folge, so daß
die notwendigen Voraussetzungen für die Entstehung eines Reentry-
Mechanismus bestehen. Hieraus wird verständlich, daß bei der Koronarinsuffizienz alle Arten von Herzrhythmusstörungen auftreten
können [35, 61, 63, 67]. Bestimmte, für eine Koronarinsuffizienz

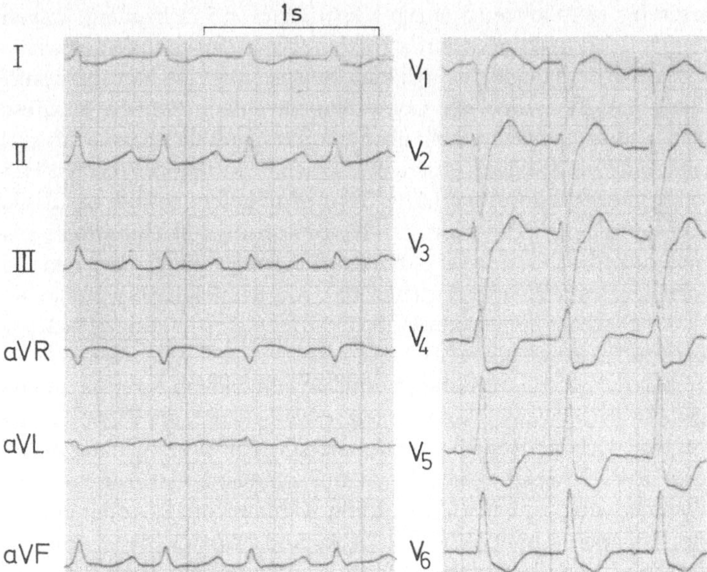

Abb. 3.11. Cor pulmonale mit hypoxischer Innenschichtischämie des linken
Ventrikels (PO$_2$ 29 Torr). B. F., ♂, 75 J.

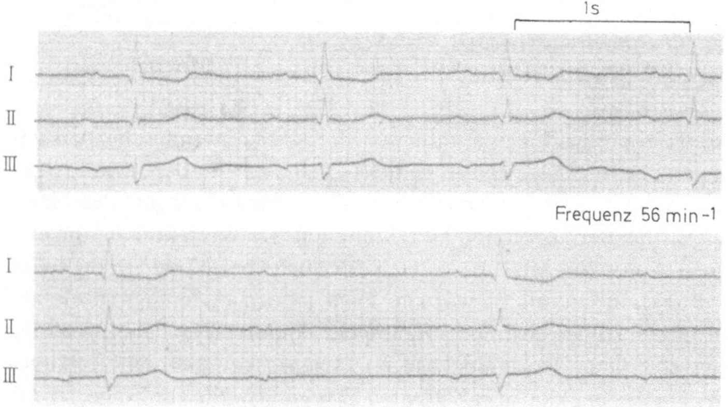

Abb. 3.12. AV-Block 1. und 2. Grades mit hämodynamisch kritischer Kammerbradykardie. Dekompensiertes Cor hypertonicum. B. W., ♀, 70 J.

charakteristische oder gar spezifische Rhythmusstörungen gibt es nicht [6, 18]. Sie treten um so ausgeprägter in Erscheinung, je mehr Sekundärerkrankungen mit arrhythmogener Wirksamkeit gleichzeitig vorliegen. Handelt es sich zum Beispiel um eine Koronarinsuffizienz und zusätzlich ein Cor pulmonale, dann können manifeste Rhythmusstörungen sowohl über eine myokardiale Ischämie als auch über eine pathologisch gesteigerte Druckbelastung des rechten Herzens unterhalten werden (Abb. 3.11). Außerdem besteht das Risiko eines durch die pulmonale Ventilationsstörung mit Hypoxämie ausgelösten Circulus vitiosus. Ähnliche Zusammenhänge bestehen zwischen zahlreichen anderen Faktoren, wie arterieller Hypertonie, hyperkinetischem Herzsyndrom, Schilddrüsenüberfunktion oder Koronarinsuffizienz (Abb. 3.12).

Neben der Koronarinsuffizienz spielen entzündlich-toxische und degenerative Myokarderkrankungen sowie Schäden am Klappenapparat eine wichtige Rolle bei der Entstehung von Herzrhythmusstörungen. Zum Beispiel zählen Rhythmuskomplikationen zur typischen Symptomatologie einer Myokarditis, Kardiomyopathie oder auch eines Klappen-(Shunt-)Vitiums (Abb. 3.13, Abb. 3.14). Jedoch gilt auch hier, daß die Art einer Rhythmusstörung keine sichere Aussage über das zugrundeliegende Herzleiden erlaubt.

Tabelle 3.7. Prognostische Kriterien zur Bewertung von Herzrhythmusstörungen

Klinische Einschätzung	Art der Rhythmusstörungen		
	Qualitative Merkmale	Quantitative Zusatzkriterien	Klinische Zusatzkriterien
Normalbefund	keine Rhythmusstörungen respiratorische Arrhythmie Sinusbradykardie	*Frequenz 40–60 min^{-1}*	bei Leistungssportlern
Unsichere klinische Wertigkeit	sporadisches Auftreten von sES oder vES inkonstante Sinusarrhythmie beginnende Sinusbradykardie	$n < 1\%$ *Frequenz 50–60 min^{-1}*	ohne Herzinsuffizienz ohne Herzinsuffizienz ohne zerebrale Ausfallsymptomatik
Behandlungsbedürftigkeit	sES und/oder vES paroxysmale supraventrikuläre Tachykardie ventrikulärer Bigeminus Parasystolie Sinusbradykardie Arrhythmie mit Pulsdefizit	$n \geq 5\%$ *Frequenz <50 min^{-1}*	Zunahme der Krankheitsbedeutung bei gleichzeitigem Vorliegen einer Herzinsuffizienz
Potentielle oder unmittelbare Lebensgefährdung	polymorphe vES vES mit R-auf-T-Phänomen v. Bigeminus (Trigeminus) mit kurzem Kupplungsintervall ventrikuläre Salven intermittierend-auftretende pathologische Verlängerungen von RR-Intervallen AV-(SA-)Block 2.–3. Grades mit oder ohne Kammerbradykardie Kammertachykardie mit erhaltener Hämodynamik	$VI < 0,8$ *RR-Intervall >2 s* *Frequenz <180–200 min^{-1}*	Steigerung des vitalen Gefährdungsgrades bei gleichzeitigem Auftreten einer MAS-Symptomatik

Tabelle 3.7 (Fortsetzung)

Klinische Einschätzung	Art der Rhythmusstörungen		
	Qualitative Merkmale	Quantitative Zusatzkriterien	Klinische Zusatzkriterien
Klinischer Tod (Kreislaufstillstand)	hämodynamisch-frustrane Kammertachykardie	$Frequenz$ $>200\,min^{-1}$	Pulslosigkeit
	hämodynamisch-frustrane Bradykardie	$Frequenz$ $<10–$ $15\,min^{-1}$	
	Hyposystolie Kammerflattern(-flimmern) Asystolie		

sES – supraventrikuläre Extrasystolie
vES – ventrikuläre Extrasystolie
MAS– Morgagni-Adams-Stokes
VI – Vorzeitigkeitsindex

Abb. 3.13a u. b. Mitralstenose. G. A., ♀, 62 J. **a** EKG: Absolute Arrhythmie bei Vorhofflattern, Rechtstyp, kompletter Rechtsschenkelblock. **b** Rö-Thorax: Dilatation des linken Vorhofs (verstrichene Herztaille), pulmonale Hypertonie (prominentes pulmonales Segment)

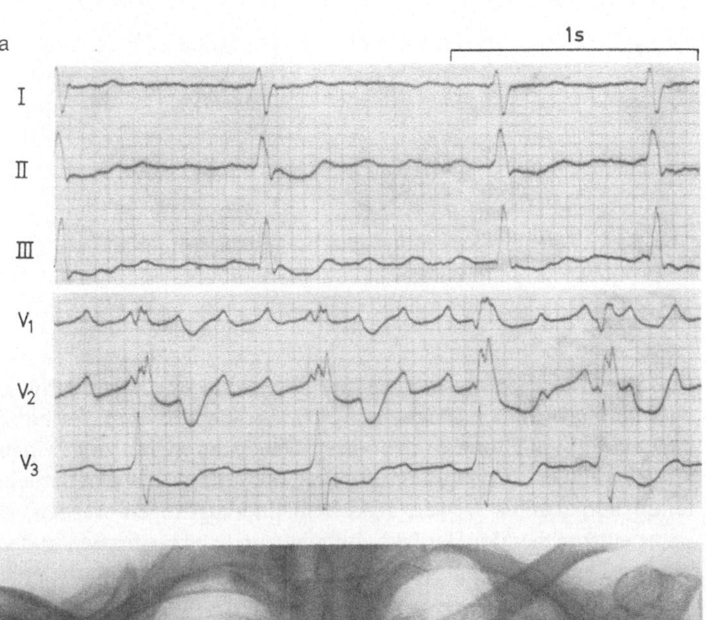

1s
I
II
III
V₁
V₂
V₃
a
b

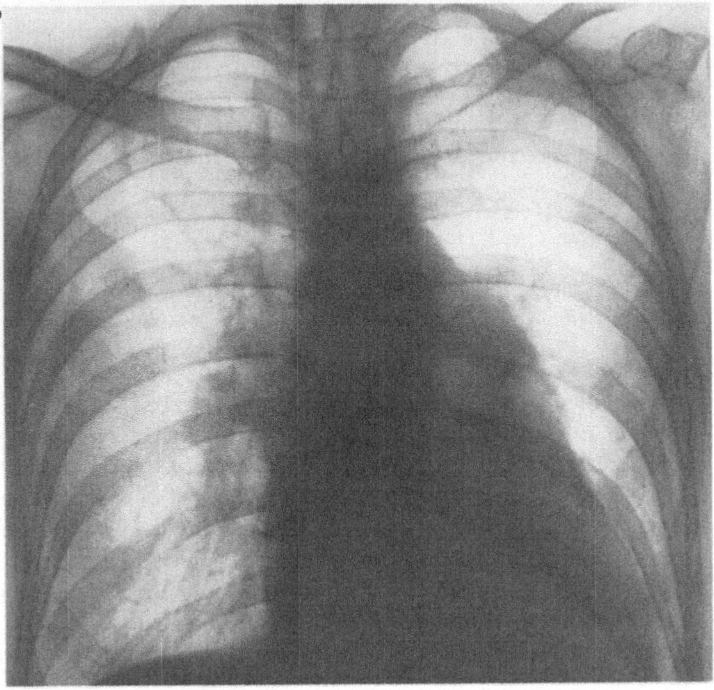

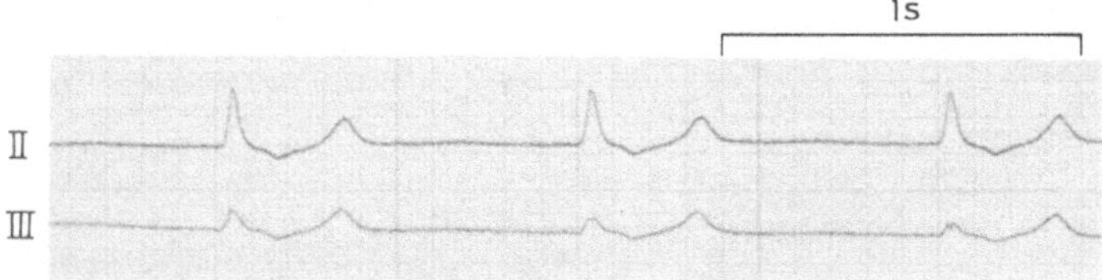

Abb. 3.14. „Unterer" Knotenrhythmus bei Myokarditis.
P. A., ♀, 16 J.

Bei der klinischen Bewertung sind Rhythmusstörungen nicht nur nach ihrem formalen Erscheinungsbild zu klassifizieren. Es kommt auch darauf an, Hinweise über ihren Gefährdungsgrad zu gewinnen. Hierzu kann ein nach qualitativen und quantitativen Arrhythmiekriterien aufgebautes Bewertungsschema herangezogen werden, das unter entsprechender Berücksichtigung von anamnestischen und klinischen Details sowohl prognostische als auch therapeutische Rückschlüsse über die Art einer Rhythmuskomplikation erlaubt (Tabelle 3.7). Nur so können prämonitorische Warnsymptome eines sich anbahnenden Kammerflatterns (-flimmerns) oder eines kritischen Frequenzabfalls bis zur Asystolie erkannt und rechtzeitig behandelt werden.

4.3. Präexzitationssyndrome
(Antesystolie-Syndrome)

Durch akzessorische Leitungsbahnen kann die über den AV-Knoten gehende physiologische Erregungsüberleitung von den Vorhöfen auf die Kammern teilweise umgangen werden. Als Folge hiervon können phasenversetzte Doppelerregungen des Kammermyokards resultieren, da eine sich ausbreitende Erregungswelle nun zweigleisig fährt, einmal über die physiologischen Leitungsstrukturen des His-Bündels und der Tawara-Schenkel nach einer entsprechenden Leitungsverzögerung im AV-Knotenbereich, zum anderen aber auch beschleunigt über akzessorische Kurzschlußverbindungen. Somit entstehen ventrikuläre Kombinationssystolen, die auf die hämodynamische Pumplei-

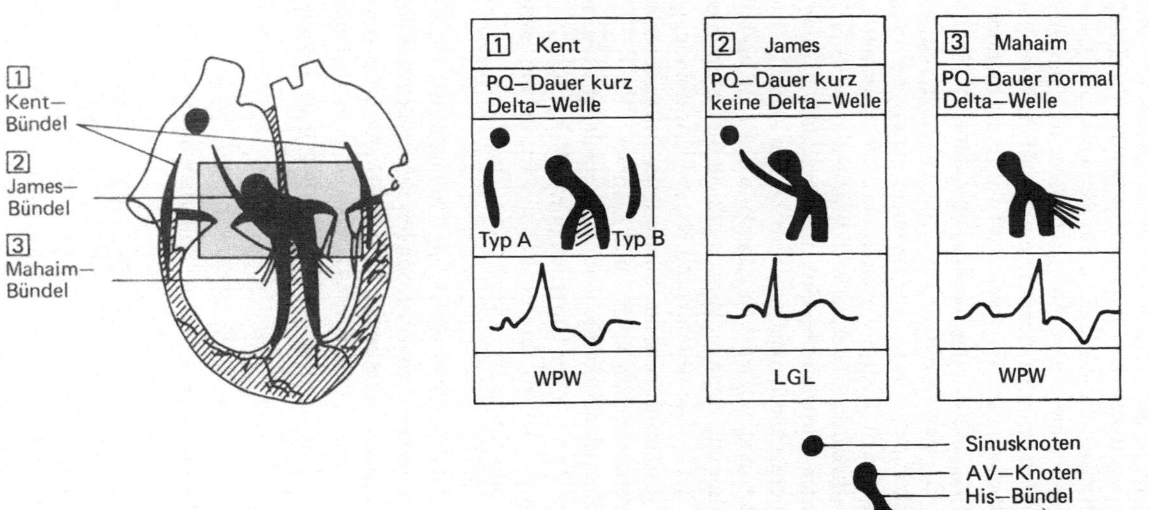

Abb. 3.15. Möglichkeiten der Antesystolie durch akzessorische Leitungsbahnen

stung des Ventrikelmyokards jedoch keine ungünstigen Auswirkungen besitzen.

In einem kardiologischen Krankengut beträgt die Häufigkeit von Präexzitationssyndromen 2–3‰. Sie werden häufig als angeborene Normvariante ohne jede pathologische Bedeutung angetroffen, können jedoch im Rahmen einer organischen Herzerkrankung auch erworben werden. Der Krankheitswert von Präexzitationssyndromen beruht auf ihrer Bedeutung für die Entwicklung von Reentry-Mechanismen und einer hierdurch erklärten Häufung von tachykarden Rhythmuskomplikationen (paroxysmale supraventrikuläre Tachykardie oder auch Tachyarrhythmie bei Vorhofflimmern [-flattern], Kammertachykardie). Hieraus wird verständlich, daß in 5–20% der paroxysmalen Tachykardien ein dabei ursächlich zugrundeliegendes Präexzitationssyndrom nachgewiesen werden kann.

Lokalisation und Verlauf von akzessorischen Leitungsbrücken zwischen Vorhof und Kammer können erhebliche Unterschiede aufweisen (Abb. 3.15). Die wesentlichen Kurzschlußverbindungen sind:

1. Kent-Palladino-Bündel als direkte links- oder rechtsseitige Muskelbrücken zwischen Vorhof und Kammer
2. James-Bündel als direkte Leitungsverbindung zwischen Vorhof und His-Stamm unter Umgehung des AV-Knotens
3. Mahaim-Bündel als direkte Leitungsverbindung zwischen His-Stamm und Kammermyokard unter Umgehung des Tawara-Leitungssystems.

Ventrikuläre Präexzitationsvorgänge können sich im EKG durch Entwicklung einer dem RS-Komplex vorangehenden Delta-Welle mit gleichzeitiger Verkürzung der PQ-Dauer zu erkennen geben (WPW-Syndrom); oder aber, es kommt zu einer alleinigen Verkürzung des PQ-Intervalls ohne Veränderungen im Kammerkomplex (LGL-Syndrom).

4.3.1. WPW-Syndrom (Wolff-Parkinson-White)

Die Häufigkeit seines Auftretens beträgt 1–2‰. Bei kongenitaler Genese sind Männer öfter als Frauen betroffen. In 30–40% ist anamnestisch oder klinisch ein organisches Herzleiden nachweisbar, wobei Myokarditiden, eine fortgeschrittene Koronarinsuffizienz,

136

Tabelle 3.8. Präexzitationssyndrome (Antesystolie-Syndrome)

Formbilder	EKG-Kriterien	Differential-diagnose im EKG	Akzessorische Leitungsbündel	Genese
Klassisches WPW-Syndrom (Wolff-Parkinson-White)	Delta-Welle, PQ <0,12 s, Diskordanz des ST-T-Segments		*Kent-Palladino*	*Ursache*
Typ A (sternalpositiv)	positive Delta-Welle V_1–V_3	Rechtsschenkelblock	zum linken Ventrikel	a) kongenital (60–70%)
Typ B (sternalnegativ)	negative Delta-Welle V_1–V_3	Linksschenkelblock	zum rechten Ventrikel	b) erworben (30–40%)
Atypische WPW-Varianten		Sonstiges		Myokarditis, KHK, Myokardinfarkt, Klappenvitien
intermittierendes WPW-Syndrom	phasenweise auftretende Antesystolie	ventrikuläre Extrasystolie		*Komplikation* Prädisposition zur Entwicklung eines
Concertina-Effekt (Ziehharmonika-Phänomen)	graduell zu- und abnehmende Antesystolie	ventrikulärer Bigeminus		Reentry-Mechanismus mit anfallsweise auftretenden
Mahaim-Form	Delta-Welle, PQ normal, Diskordanz des ST-T-Segments	Kammertachykardie Schenkelblock	*Mahaim*	Herzrhythmusstörungen
rudimentäre Antesystolie Mischformen	diskrete Delta-Welle, unbeeinflußtes ST-T-Segment			
LGL-Syndrom (Lown-Ganong-Levine)	PQ <0,12 s, normaler QRS-Komplex ohne Delta-Welle, unbeeinflußtes ST-T-Segment	„oberer" Knotenrhythmus, Karotissinusrhythmus	*James*	z. B. paroxysmale supraventrikuläre Tachykardie oder Tachyarrhythmie, ventrikuläre Extrasystolie, Kammertachykardie

Myokardinfarzierungen und rheumatische Klappenvitien die größte
Bedeutung besitzen [17, 20, 22, 54]. Das WPW-Syndrom geht in
60% der Fälle mit paroxysmalen tachykarden Herzrhythmusstörungen einher. Das Erkennen eines WPW-Syndroms besitzt somit eine
erhebliche Bedeutung bei der Bewertung und prognostischen Einschätzung von anfallsweise auftretenden tachykarden Herzrhythmusstörungen. Zum anderen verleiten die häufig atypischen Deformie-
rungen des QRS-Komplexes und des ST-T-Segments zu elektrokardiographischen Fehldiagnosen, wie zum Beispiel zu Schenkelblockaden, ventrikulären Extrasystolen oder Kammertachykardie (Tabelle
3.8).

Das klassische WPW-Syndrom
Dieses ursprünglich von Wolff, Parkinson und White (1932) be-
schriebene EKG-Syndrom ist durch eine initiale Delta-Welle am
Kammerkomplex gekennzeichnet, so daß insgesamt eine QRS-Verbreiterung über 0,11 s resultiert. Gleichzeitig besteht eine abnorme
Verkürzung des PQ-Intervalls, das weniger als 0,12 s beträgt [71].
Durch asynchrone Erregungsausbreitungsvorgänge im Kammermyokard erklären sich hierdurch bedingte sekundäre Repolarisationsver-
änderungen, die für sich allein keinen Krankheitswert besitzen. Somit gehören deszendierende ST-Streckensenkungen und terminale
T-Negativierungen zum normalen Bild des typischen WPW-Syndroms.

Typ A des WPW-Syndroms
Diese Formvariante des WPW-Syndroms ist durch positive Delta-
Wellen in den rechtspräkordialen Brustwandableitungen gekennzeichnet und wird deshalb auch als sternalpositiver Typ beschrieben.
Dabei soll die ventrikuläre Präexzitation vorwiegend über eine zur
linken Herzkammer ziehende Kent-Leitungsbrücke erfolgen [29, 44,
62].

Typ B des WPW-Syndroms
Hierbei treten in den rechtspräkordialen Brustwandableitungen deszendierende Delta-Wellen auf (QS-Konstellation in V_1–V_3), so daß
auch vom sternalnegativen Typ gesprochen werden kann. Verantwortlich für diese Art der Antesystolie soll das Bestehen einer Kent-

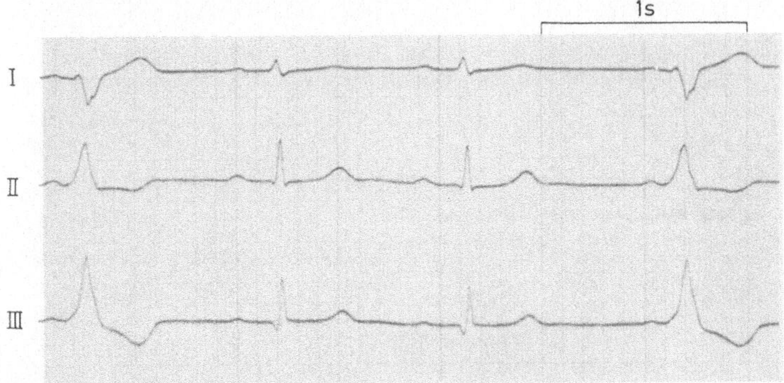

Abb. 3.16. Angeborenes, intermittierendes WPW-Syndrom.
D. A., ♀, 17 J.

Leitungsbrücke zum rechten Ventrikel sein. Beide Typen weisen in den linkspräkordialen Brustwandableitungen V_4–V_6 positive Delta-Wellen auf.

Atypische WPW-Varianten

Neben den konstant vorhandenen Formen eines WPW-Syndroms gibt es zahlreiche Antesystolievarianten, die zum Beispiel nur während einzelner Kammeraktionen (Abb. 3.16) oder im Krankheitsverlauf einer organischen Herzerkrankung (Abb. 3.17) manifest werden. *Intermittierend-auftretende WPW-Formen* können gelegentlich mit einem „*Concertina-Effekt (Ziehharmonika-Phänomen)*" einhergehen. Dabei wird im EKG ein von Aktion zu Aktion zunehmendes WPW-Syndrom nachweisbar, das nach dem Erreichen eines Vollbildes wieder bis zu unauffälligen Normalaktionen rückgebildet werden kann. Die Diagnose basiert auf graduell zunehmenden Delta-Wellen im EKG bei einer gleichzeitigen Verkürzung der PQ-Dauer, wobei das PS-Intervall keine Änderungen erfährt.

Einige WPW-Varianten geben sich durch eine prominente Delta-Welle ohne wesentliche PQ-Verkürzung zu erkennen. Bei dieser Sondervariante vom *Mahaim-Typ* werden als Ursache akzessorische Leitungsbrücken vom His-Stamm zum Kammermyokard angenommen [21, 48, 62].

Rudimentäre Antesystolien geben sich durch diskrete Delta-Wellen

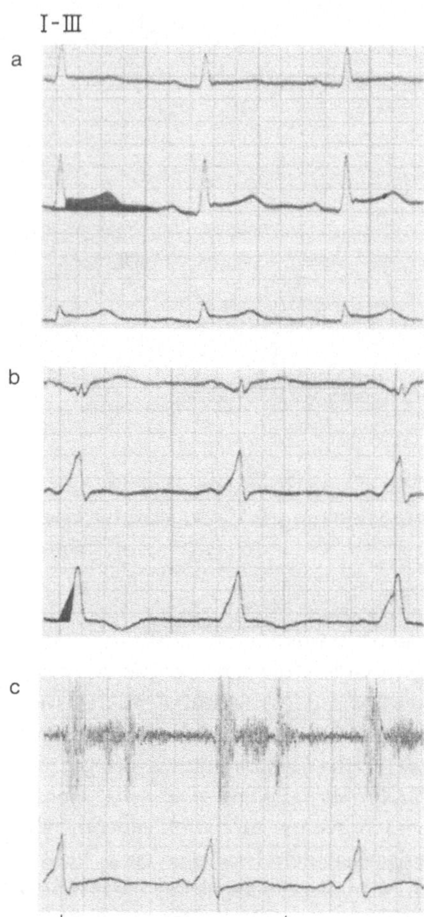

Abb. 3.17a–c. WPW-Syndrom bei Perikarditis. G. M., ♂, 35 J. **a** ST-Elevation. **b** Präexzitation mit Δ-Welle. **c** Systolisches und diastolisches Reibegeräusch

ohne sekundäre ST-T-Alterationen zu erkennen als Ausdruck einer nur wenig ins Gewicht fallenden Präexzitation des Kammermyokards. Zwischen den einzelnen WPW-Varianten sind prinzipiell alle Mischformen möglich.

4.3.2. LGL-Syndrom (Lown-Ganong-Levine)

Eine andere Präexzitationsvariante, die keine QRS-Deformierungen im EKG aufweist, ist das LGL-Syndrom. Dabei werden akzessorische Leitungsbahnen zwischen der Vorhofmuskulatur und dem His-Stamm (James-Bündel) ursächlich angenommen [22, 31, 46]. Die Folge ist eine Beschleunigung der atrioventrikulären Überleitungsgeschwindigkeit bei einem sonst normalen intraventrikulären Erregungsablauf. Im EKG besteht eine Verkürzung der PQ-Dauer unter 0,12 s ohne Veränderungen am elektrokardiographischen Kammerkomplex (s. Tabelle 3.8). Das LGL-Syndrom prädisponiert ebenso wie das WPW-Syndrom zur Entwicklung von paroxysmalen tachykarden Herzrhythmusstörungen auf dem Boden eines Reentry-Mechanismus.

4.4. Tachykardie-Bradykardie-Syndrom
(Syndrom des kranken Sinusknotens)

Das ätiologisch sehr vielschichtige Krankheitssyndrom bezieht sich auf primäre Störungen im Sinusknotenautomatismus. Als Ursache bestehen häufig fibrotische Degenerationen der Sinusknotenregion, zum Beispiel im Rahmen einer Infarktnarbe im Vorderwandbereich, einer Koronarinsuffizienz oder Myokarditis.
Als klinisches Leitsymptom bestehen in 45% der Fälle Morgagni-Adams-Stokes-Anfälle und/oder paroxysmale Schwindelattacken durch tachykarde oder bradykarde Herzrhythmusstörungen. Entsprechend der in den höheren Lebensdezennien vermehrt manifesten Polypathie des Herzens weisen Häufigkeit und Schweregrad des Syndroms eine deutliche Abhängigkeit vom Lebensalter auf. In vielen Fällen ergibt sich die Diagnose als Zufallsbefund bei der elektrokardiographischen Rhythmusanalyse [12, 13, 26, 36, 53, 64].
Charakteristisch für ein Tachykardie-Bradykardie-Syndrom sind intermittierend auftretende Sinusbradykardien, Sinusknotenstillstände oder auch sinuatriale Blockaden, die sich spontan mit supraventrikulären Tachykardien oder Tachyarrhythmien bei Vorhofflimmern-(-flattern) abwechseln können (Abb. 3.18). In anderen Fällen kann eine Form des Syndroms vorliegen, die nur eine der genannten

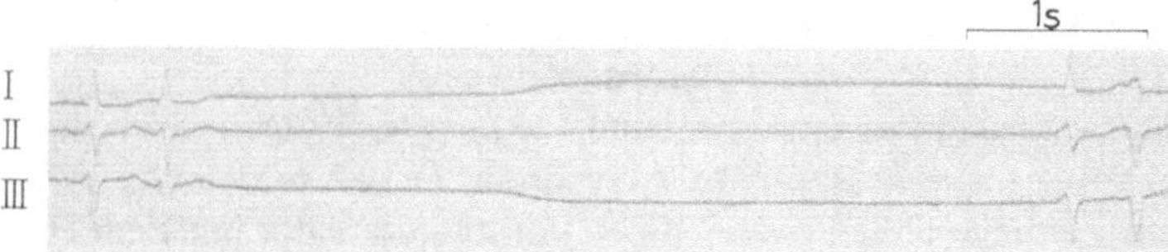

Abb. 3.18. Sick-Sinus-Syndrom.
M. V., ♀, 84 J.

Arrhythmiearten, zumeist Sinusbradykardie, aufweist. Das sehr bunte Arrhythmiemuster beim Bradykardie-Tachykardie-Syndrom hat zu zahlreichen Synonyma in der Literatur geführt: „Sinusknoten-syndrom", „Sick-Sinus-Syndrom", „Lazy-Sinus-Node" und „Sinu-atriale Synkope".

Die Diagnose basiert auf der Bestimmung der Sinusknotenerholungszeit (SKEZ bzw. SNRT), wobei durch hochfrequente Vorhofstimulation zwischen 100 und 140 (160) min^{-1} der Sinusknotenautomatismus „überfahren" wird (Overdrive-Suppression). Durch abrupte Beendigung der Vorhofstimulation kann das Zeitintervall bis zum Wiedererwachen der Sinusknotenautomatie als Maß für die sinusale Funktionstüchtigkeit gemessen werden. Eine Sinusknotenerholungszeit über 1400–1800 ms gilt als pathologisch. Durch Abzug des PP-Intervalls bei normaler Grundfrequenz können frequenz-bedingte Einflüsse ausgeblendet werden. Eine so bestimmte korrigierte Sinusknotenerholungszeit (SKEZ$_c$ bzw. SNRT$_c$) besitzt bei einer Verlängerung über 560 ms Krankheitswert und bietet besonders im Grenzbereich eine sehr viel genauere Aussage beim Erkennen eines Tachykardie-Bradykardie-Syndroms. In 20% der Fälle besteht komplizierend ein Karotissinussyndrom.

Schweregrad und Komplikationsrate sind beim Tachykardie-Bradykardie-Syndrom nicht kalkulierbar. Dabei auftretende Schwindelzustände oder zerebrale Synkopen entziehen sich gewöhnlich der prognostischen Deutung. Therapie der Wahl ist die Implantation eines Herzschrittmachers mit einer gegebenenfalls durchgeführten antiarrhythmischen, frequenzsenkenden Kombinationsbehandlung. Jedoch sind vor Beginn einer in Erwägung gezogenen elektrischen Stimulationstherapie die prinzipiell reversiblen Sekundärformen eines Bradykardie-Tachykardie-Syndroms auszuschließen, die zum Beispiel

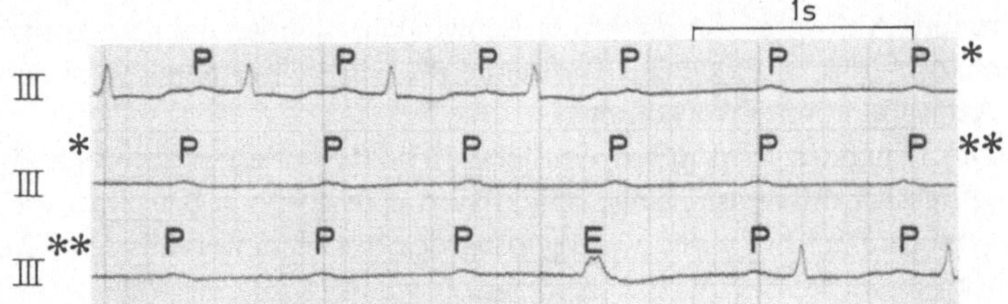

Abb. 3.19. Karotissinussyndrom, KHK. G. P., ♀, 65 J. Ventrikuläre Asystolie nach Karotissinusmassage über eine Dauer von 8 s mit MAS-Symptomatik. Beendigung durch eine Kammerersatzsystole (E). Einsetzen der supraventrikulären Spontanautomatie nach 9 s. Ursächlich liegt eine vagoton ausgelöste AV-Blockade 3. Grades zugrunde, während der supraventrikuläre Rhythmus (P) nicht beeinflußt wird

im Rahmen einer Myokarditis, Hyperthyreose, Elektrolytstörung oder auch einer Medikamentennebenwirkung (Digitalis, Betarezeptorenblocker, Chinidin) auftreten können.

4.5. Hypersensitives Karotissinussyndrom

Atheromatöse Gefäßdegenerationen in der Region der Karotidengabelung können eine generelle Sensibilisierung der im Karotissinus lokalisierten Pressorezeptoren zur Folge haben. Dadurch kann ein hyperaktiver Karotissinusreflex mit einer reflektorischen Steigerung des vagalen Antriebs ausgelöst werden. Als Ursache kommen die unterschiedlichsten Arten der pressorischen Reizung in Frage, wie zum Beispiel arterielle Hypertonie bei körperlichem oder seelischem Streß, steife Halskrägen, plötzliche Kopfwendungen, Intubation oder Halstumoren [26, 60].

Der kardiodepressive Typ ist im Gegensatz zum vasodepressorischen die häufigste Form eines hypersensitiven Karotissinussyndroms. Seine Symptomatologie erklärt sich aus einer vagalen Überstimulation der Sinusknotenautomatie, sinuatrialen und atrioventrikulären Impulsfortleitung und führt zu Sinusbradykardien, SA- und/oder AV-Blockierungen (Abb. 3.19). Das hypersensitive Karotissinussyndrom kann asymptomatisch verlaufen oder ist durch ein intermittierendes Auftreten von zerebralen Schwindelzuständen oder Synkopen charakterisiert. Plötzliche Todesfälle als Folge einer persistierenden Asystolie können vorkommen.

Die Diagnose wird durch eine über 15–20 s andauernde, wechselseitige Karotissinusmassage objektiviert. Ein positiver Karotisdruckversuch liegt bei einer Verzögerung des Systolenintervalls über 2 s vor.

Der vasodepressorische Typ ist eine seltene Form des Karotissinussyndroms. Hierbei führen pressorische Einflüsse an der Karotidengabelung zu einem reflektorischen Vasomotorenkollaps mit einem unter Umständen kritischen Abfall des Arteriendrucks.

4.6. Mitralklappenprolaps-Syndrom
(Klick-Syndrom, Flopping-Valve-Syndrom)

Klinisches Leitsymptom ist der auskultatorisch oder phonokardiographisch erbrachte Nachweis eines systolischen Klicks. Als Ursachen bestehen bindegewebige Degenerationen der Mitralklappensegel, die entweder angeboren sein können oder erst im Verlauf einer entzündlichen oder degenerativen Herzklappenerkrankung erworben wurden [50]. Durch substantielle Schädigung oder indirekt durch inhomogene Kammererregungen wird ein geordneter Ablauf der Papillarmuskelfunktion verhindert. Treten ein oder mehrere dieser Gründe zusammen auf, dann kann es während der Kammerkontraktion zu einem „Durchschlagen" eines Mitralsegels in den linken Vorhof kommen mit dem charakteristischen Klangphänomen eines systolischen Klicks. Der Beweis eines Mitralklappenprolaps erfolgt im Echokardiogramm.

Die Häufigkeit des Syndroms beträgt bei einem kardiologischen Patientengut etwa 1%. In 50% der Fälle bestehen Herzrhythmusstörungen. Als Ursache hierfür werden die für das Mitralklappenprolaps-Syndrom charakteristischen Erregungsleitungsstörungen in den Herzkammern angegeben, die zum Auftreten von Reentry-Mechanismen prädisponieren sollen. Auch die Prolapsbewegung des Mitralsegels kann über eine mechanische Reizung Rhythmusstörungen ausklinken. Herzrhythmusstörungen beim Mitralklappenprolaps-

144

Syndrom neigen zur Entwicklung von bedrohlichen Komplikationen mit Kammertachykardie, -flattern oder -flimmern und sind deshalb frühzeitig und konsequent zu behandeln.

4.7. Seltene Syndrome
(Lev-Syndrom, Lenègre-Syndrom, Jervell-Lange-Nielsen-Syndrom)

Lev-Syndrom
Die Erkrankung ist durch eine idiopathische Bindegewebsdegeneration des Aortenringes mit nachfolgender Verkalkung gekennzeichnet, wobei die muskulären Strukturen des Kammerseptums und der darin verlaufenden Erregungsleitungsbahnen in mehr oder weniger ausgeprägtem Maße mit in den fibrotischen Umwandlungsprozeß einbezogen werden [45]. Als Folge davon resultieren komplette Schenkel- oder bifaszikuläre Hemiblockaden, die nun wiederum zur Entwicklung von ventrikulären Ektopien oder Ersatzrhythmen prädisponieren.

Lenègre-Syndrom
Leitsymptom ist eine ätiologisch ungeklärte Fibrosierung insbesondere der großen intraventrikulären Erregungsleitungsbahnen [43]. Vorwiegend betroffen sind His-Stamm, Tawara-Schenkel und das linksanteriore Bündel. Es dominieren AV-Blockaden zweiten und dritten Grades, komplette Schenkel- und/oder linksanteriore Hemiblockaden.

Jervell-Lange-Nielsen-Syndrom
Hierbei handelt es sich um eine hereditäre Erkrankung, die durch ein kombiniertes Auftreten von Innenohrtaubheit und kardialen Repolarisationsstörungen definiert ist. Als Ausdruck von inhomogenen Repolarisationsvorgängen im Purkinje-Fasernetz sind im EKG prominente TU-Verschmelzungswellen mit Verlängerung der QTU-Dauer nachweisbar [33, 56]. Damit bestehen aber auch gleichzeitig wesentliche Voraussetzungen für die Entwicklung eines Reentry-Mechanismus. Die beim Jervell-Lange-Nielsen-Syndrom vermehrt auftretenden synkopalen Anfälle auf dem Boden von ventrikulären Salven oder eines paroxysmalen Kammerflatterns (-flimmerns) sowie das Risiko eines unerwartet eintretenden Herztodes finden hierdurch eine natürliche Erklärung.

5. Literatur

1. Antoni, H.: Elektrophysiologische Grundlagen bei Störungen des Herzrhythmus. Therapiewoche 15, 1152 (1971)
2. Antoni, H.: Entstehung und Ausbreitung der Erregung. In: Herzkrankheiten, Pathophysiologie-Diagnostik-Therapie (Hrsg. H. Reindell, H. Roskamm). S. 41. Berlin-Heidelberg-New York: Springer 1977
3. Antoni, H.: Zur Pathogenese von Herzrhythmusstörungen in der Intensivmedizin. Intensivmed. 14, Suppl. II (1977)
4. Avenhaus, H.: Elektrophysiologie des Herzens. In: Klinische Kardiologie des Herzens (Hrsg. G. Riecker). S. 225. Berlin-Heidelberg-New York: Springer 1975
5. Bachmann, K.: Der akute Myokardinfarkt. Fortschr. Med. 90 (1972)
6. Bachmann, K.: Rhythmusstörungen und Koronarerkrankung. In: Herzrhythmusstörungen. Neue experimentelle Ergebnisse und klinisch-therapeutische Gesichtspunkte (Hrsg. H. Antoni, S. Effert). S. 332. Stuttgart-New York: Schattauer 1974
7. Beck, O. A., Hochrein, H.: Serumkaliumspiegel und Herzrhythmusstörungen beim akuten Myokardinfarkt. Z. Kardiol. 66, 187 (1977)
8. Beck, O. A., Hochrein, H.: Behandlung von Ektopien und Tachykardien beim akuten Myokardinfarkt. Dtsch. med. Wochenschr. 102, 201 (1977)
9. Beller, G. L., Smith, T. W., Abelmann, W. H., Haber, E., Hood, W. B.: Digitalisintoxication: A prospective clinical study with serum level correlations. New Engl. J. Med. 284, 280 (1971)
10. Bellett, S.: Essentials of cardiac arrhythmias. Phildadelphia, London, Toronto: Saunders Co. 1972
11. Bender, F. Zimmermann, K.: Wenckebachsche Periodik als Zeichen der Überdosierung eines Mittels mit sympathikolytischer Herzwirkung. Med. Welt 18, 1585 (1967)
12. Bleifeld, W., Fleischmann, D., Effert, S.: Syndrom des kranken Sinusknotens (Sick-Sinus-Syndrom). Dtsch. med. Wochenschr. 99, 1 (1974)
13. Blömer, H., Wirtzfeld, A., Delius, W., Sebening, H.: Das Sinusknoten-Syndrom. Erlangen: Perimed 1977
14. Börger, H. H.: EKG-Information. Darmstadt: Steinkopff 1978
15. Buhl, M. R., Norregaard, Ch. K.: The drugs employed in deliberate poisoning. Ugeskr. Laeg. 137, 1058 (1975)
16. Caracto, A. R., Damato, A. N.: Procainamide. In: Current cardiovascular topics (Ed. E. Donoso). Vol. I, 1. Stuttgart: 1975
17. Damato, A. N., Lau, S. A., Helfant, R. H., Stein, E., Berkowitz, W. D., Cohen, S. J.: Study of atrioventricular conduction in man using electrode catheter recordings of His-bundle activity. Circulation 39, 287 (1969)
18. Desai, D. C., Hershberg, P. J., Alexander, S.: Clinical significance of ventricular premature beats in an outpatient population. Chest 64, 564 (1973)

19. DOERR, W.: Normale und pathologische Anatomie des reizbildenden und erregungsleitenden Gewebes. Verh. Dtsch. Ges. Kreislaufforsch. 35, 1 (1969)

20. DURRER, D., SCHOO, L., SCHULENBURG, R. M., WELLENS, H. J. J.: The role of premature beats in the initiation and the termination of supraventricular tachycardia in the Wolff-Parkinson-White-Syndrome. Circulation 36, 644 (1967)

21. DURRER, D., SCHULENBURG, R. M., WELLENS, H. J. J.: Pre-excitation revisited. Am. J. Cardiol. 25, 690 (1970)

22. FERRER, J.: Preexcitation. Am. J. Cardiol. 62, 715 (1977)

23. FOWLER, N. O., McCALL, D., CHOU, T. C.: ECG-Changes and cardiac arrhythmias in patients recieving psychotropic drugs. Am. J. Cardiol. 37, 223 (1976)

24. HOCHREIN, H.: Experimentelle und klinische Gesichtspunkte zur Digitaliswirkung. Münch. med. Wochenschr. 111, 1294 (1969)

25. HOCHREIN, H.: Klinisch-pharmakologische Probleme der Herz-Kreislauftherapie. Anaesth. Wiederbel. 48, 28 (1970)

26. HOCHREIN, H., BECK, O. A., HELWING, H.-P., KRÄMER, K.-D., LEHMANN, H.-U., WOLF, R.: Klinische Elektrokardiographie für die Praxis. Baden-Baden, Brüssel: Witzstrock 1975

27. HOFFMANN, B. F.: The genesis of cardiac arrhythmias. Prog. Cardiovasc. Dis. 8, 319 (1966)

28. HOFFMAN, B. F., CRANEFIELD, P. F.: Electrophysiology of the heart. Mc Graw-Hills Book Comp. 1960

29. HOLZMANN, M.: Klinische Elektrokardiographie. Stuttgart: Thieme 1965

30. HOLZMANN, M.: Ursachen und Entstehung der Rhythmusstörungen. Verh. Dtsch. Ges. Kreislaufforsch. 35, 56 (1969)

31. JAMES, T.: Morphology of the human atrioventricular node with remarks pertinent to its electrophysiology. Am. Heart J. 62, 756 (1961)

32. JARESTY, R. M., KAHN, A. H., LANDRY, J. R.: Sinoatrial arrest due to Lidocaine in a patient recieving quinidine. Chest 61, 683 (1972)

33. JERVELL, A., LANGE-NIELSEN, F.: Congenital deaf-mutism, functional heart disease with prolongation of the QT-interval and sudden death. Am. Heart J. 54, 59 (1957)

34. JESCHKE, D., CAESAR, K., KAUFMANN, W.: Frühmobilisation von Herzinfarktkranken. Dtsch. med. Wochenschr. 97, 344 (1972)

35. JUST, H., LANG, K. F.: Diagnostik von ventrikulären Arrhythmien und ihre Differenzierung von solchen supraventrikulären Ursprungs. In: Diagnostik und Therapie von Herzrhythmusstörungen und akuten Herzerkrankungen (Hrsg. D. HAAN). S. 32. Uelzen: Beckers 1973

36. KAPLAN, B. M., LANGENDORF, R., LEV, M., PICK, A.: Tachycardy-bradycardy-syndrome (socalled „Sick-Sinus-Syndrome"). Am. J. Cardiol. 31, 497 (1973)

37. KAUFMANN, G.: Nebenwirkungen antiarrhythmischer Pharmaka. In: Diagnostik und Therapie von Herzrhythmusstörungen (Hrsg. D. HAAN). S. 159. Uelzen: Beckers 1973

38. KOTLER, M. N., TABATZNIK, B., MORTON, M. M., TOMINAGA, S.: Prognostic significance of ventricular ectopic beats with respect to sudden death in the late postinfarction period. Circulation 47, 959 (1973)

39. LEHMANN, H.-U., HOCHREIN, H.: Pharmakotherapie der akuten Herzerkrankungen. Ärztl. Prax. 25, 2575 (1973)

40. LEHMANN, H.-U., HOCHREIN, H.: Die antiarrhythmischen Eigenschaften des Lidoflazins in der Behandlung des Vorhofflimmerns und -flatterns. Z. Kardiol. 64, 741 (1975)

41. LEHMANN, H.-U., HOCHREIN, H.: Zur Problematik der Digitalisierung bei der koronaren Herzkrankheit. Med. Klinik 73, 179 (1978)

42. LEHMANN, H.-U., WITT, E., TEMMEN, L., HOCHREIN, H.: Lebensbedrohliche Digitalisintoxikation mit und ohne Zusatztherapie (Intensivmedizinische Studie). Dtsch. med. Wochenschr. (in Druck)

43. LENÈGRE, J.: Etiology and pathology of bilateral bundle branch block in relation to complete heart block. Prog. cardiovasc. Dis. 6, 445 (1964)

44. LEPESCHKIN, E.: Electrocardiograms of the WPW pattern, experimentally produced. Observations on the mechanism of the WPW syndrome and other types of preexcitation. Am. Heart J. 37, 646 (1949)

45. LEV, M.: The normal anatomy of conduction system in man and its pathology in atrioventricular block. Ann. N. Y. Acad. Sci. 111, 817 (1964)

46. LOWN, B., GANONG, W. F., LEVINE, S. A.: The syndrome of short P-R interval, normal QRS complex and paroxysmal rapid heart action. Circulation 5, 693 (1952)

47. LOWN, B.: Electrical reversion of cardiac arrhythmias. Br. Heart J. 29, 469 (1967)

48. MAHAIM, J.: Les maladies organiques du faisceau de His-Tawara. Paris: Masson et Cie 1931

49. MICHEL, D., ALBER, G.: Differentialtherapie kardialer Rhythmusstörungen. Erlangen: Perimed 1977

50. POPP, R. L., WINKLE, R. A.: Mitral-valve prolapse syndrome. J. am. med. Ass. 236, 867 (1976)

51. RIECKER, G.: Klinische Kardiologie. Berlin-Heidelberg-New York: Springer 1975

52. ROBINSON, D. S., BAKER, E.: Tricyclic antidepressant cardiotoxicity. J. am. med. Ass. 236, 2089 (1976)

53. ROSEN, K. M., LOEB, H. S., SINNO, M. Z., RAHIMTOOLA, S. H., GUNNAR, R. M.: Cardiac conduction in patients with symptomatic sinus node disease. Circulation 44, 836 (1971)

54. ROSENBAUM, F. F., HECHT, H. H., WILSON, F. N., JOHNSTON, F. D.: The potential variations of the thorax and the esophagus in anomalous atrioventricular excitation (WPW-Syndrome) Am. Heart J. 29, 281 (1945)

55. ROSENBAUM, M. B., HALPERN, M. S., NAU, G. J., ELIZARI, M. V., LAZZARI, J. O.: The mechanism of narrow ventricular ectopic beats. In: Cardiac arrhythmias (Hrsg. E. SANDOE, E. FLENSTED-JENSEN, H. K. OLESEN). Elsinore: 1970

56. RUSER, H. R.: QT-Syndrom (1. Mitteilung: Zwanzig Jahre Jervell- und Lange-Nielsen-Syndrom). Herz/Kreisl. 10, 329 (1978)
57. SAMEK, L., KIRSTE, D., ROSKAMM, H., STÜRZENHOFECKER, P., PROKOPH, J.: Herzrhythmusstörungen nach Herzinfarkt. Beziehungen zur Bewegungstherapie, zu funktionellen und morphologischen Variablen. Herz/Kreisl. 9, 641 (1977)
58. SEIPEL, L., GLEICHMANN, U., LOOGEN, F.: Extrasystolie, Pathophysiologie, Bewertung, Therapie. Therapiewoche 23, 82 (1973)
59. SMITH, T. W.: Digitalis toxicity. Epidemiology and clinical use of serum concentration measurements. Am. J. Med. 58, 470 (1975)
60. SO, C. S.: Praktische Elektrokardiographie. München: Selecta 1978
61. SCHLEPPER, M., NEUSS, H.: Die Elektrographie vom menschlichen Reizleitungssystem. Z. Kreislaufforsch. 61, 865 (1972)
62. SCHLEPPER, M., NEUSS, H.: Das Syndrom von Wolff-Parkinson-White. In: Herzrhythmusstörungen. Neue experimentelle und klinisch-therapeutische Gesichtspunkte (Hrsg. H. ANTONI, S. EFFERT). S. 319. Stuttgart-New York: Schattauer 1974
63. TISO, B., PROHASKA, H.: Zur Bedeutung faszikulärer Blockbilder bei Herzinfarktfrühmobilisation. Intensivmed. 14, Suppl. II, 79 (1977)
64. THORMANN, J., SCHWARZ, F., ENSSLEN, R.: Diagnostik des Sinusknoten-Syndroms. Dtsch. med. Wochenschr. 102, 575 (1977)
65. TRAUTWEIN, W.: Elektrophysiologie des reizbildenden und -leitenden Gewebes. Verh. dtsch. Ges. Kreislaufforsch. 35, 37 (1969)
66. VAN DURME, J.-P., PANNIER, R. H.: Prognostic significance of ventricular dysrhythmias 1 year after myocardial infarction. Am. J. Cardiol. 37, 178 (1976)
67. VERGARA, G. S., HILDNER, F. J., SCHOENFELD, C. B., JARIER, R. P., COHEN, S. L., SAMET, P.: Conversion of supraventricular tachycardias with rapid atrial stimulation. Circulation 46, 788 (1972)
68. VISMARA, L., AMSTERDAM, E. A., MASON, D. T.: Relation of ventricular arrhythmias in late hospital phase of acute myocardial infarction to sudden death after hospital discharge. Am. J. Med. 59, 6 (1975)
69. WEIDMANN, S.: Die ektopische Erregung. Schweiz. med. Wochenschr. 103, 258 (1973)
70. WIT, A. L., CRANEFIELD, P. F., HOFFMANN, B. F.: Slow conduction and reentry in the ventricular conduction system: II. Single and sustained circus movements in networks of canine and bovine Purkinje Fibres. Circ. Res. 30, 11 (1972)
71. WOLFF, L., PARKINSON, J., WHITE, P. T.: Bundle branch block with short P-R interval in healthy young people prone to paroxysmal tachycardia. Am. Heart J. 5, 685 (1930)

Kapitel IV

Medikamentöse Therapie von Herzrhythmusstörungen

O. A. BECK und H. HOCHREIN

1. Allgemeiner Behandlungsplan

Die Indikation zur antiarrhythmischen Therapie ist grundsätzlich immer gegeben, besonders aber wenn Störungen des Herzrhythmus die Herzfunktion entscheidend beeinträchtigen. Aus prognostischen Gründen ist sie indiziert, wenn Rhythmusstörungen Vorboten einer ernsten Herz- und Kreislaufkatastrophe sind, und aus prophylaktischen Gründen bei paroxysmalen Herzrhythmusstörungen. Sind Herzrhythmusstörungen nur gelegentliche Ereignisse in Form einzelner und seltener Extrasystolen, dann soll antiarrhythmisch nur behandelt werden, wenn der Patient subjektiv darunter leidet.

Maßgebend für Art und Intensität des therapeutischen Vorgehens ist zunächst die wirksame Kammerfrequenz. Die Notwendigkeit zur aktiven Soforttherapie besteht immer dann, wenn die kritische Herzfrequenz erreicht bzw. über- oder unterschritten wird, d. h. bei drohendem oder ausgeprägtem Schock, akuter Herzinsuffizienz mit Lungenödem und Morgagni-Adams-Stokes-Anfällen. In allen anderen Fällen ist zunächst zu fragen, ob eine spezielle antiarrhythmische Therapie überhaupt erforderlich ist und ob die Basistherapie für das betreffende kardiologische oder sonst ursächliche Krankheitsbild nicht ausreichend ist. Während im Notfall ätiologische Gesichtspunkte zugunsten einer sofortigen medikamentösen oder elektrischen Therapie in den Hintergrund treten, ist das therapeutische Vorgehen bei mittleren Kammerfrequenzen und gutem Allgemeinzustand gerade umgekehrt. Hier steht die Klärung von ursächlichen oder begünstigenden Faktoren im Vordergrund der Überlegungen.

Die Indikation zur aktiven Therapie ist somit in Abhängigkeit von der aktuellen Herzfrequenz individuell zu stellen und gegenüber ihrem Risiko abzugrenzen. Eingreifende Maßnahmen sind nur im Falle der unmittelbaren Gefahr gerechtfertigt.

Zur Behandlung von Herzrhythmusstörungen stehen neben der Elektrotherapie bei hämodynamisch schwerwiegenden Formen und mechanischen Maßnahmen (präkordialer Faustschlag, Vagusreiz) eine Reihe von Medikamenten zur Verfügung, deren Stellenwert unterschiedlich zu beurteilen ist.

Die große Zahl antiarrhythmisch wirksamer Pharmaka mit uneinheitlichem Wirkungsmechanismus und Wirkungsunterschieden hinsichtlich der Beeinflussung der verschiedenen Herzabschnitte ermöglicht und erfordert eine individuell ausgerichtete Differentialtherapie sowie die Kenntnis mehrerer antiarrhythmisch wirksamer Substanzen und deren Anwendungsweise (Tabelle 4.1). Andererseits bringen es die vielfältigen Entstehungsmechanismen von Rhythmusstörungen mit sich, daß den Behandlungsplänen Züge des Probatorischen anhaften. Eine Differentialtherapie ist in begrenztem Maße im Sinne von Prioritäten bei bestimmten Störungen und bei vermutlich pathogenetisch wesentlichen Mechanismen möglich. So ist die Unterscheidung von Fokusgenese und Kreiserregung klinisch deshalb

Tabelle 4.1. Grundzüge der Arrhythmiebehandlung

1. *Beseitigung auslösender und unterhaltender Faktoren*
   Hypoxämie, Myokardischämie, Herzdilatation: O_2, Digitalis, Diuretika
   Metabolische Azidose: Natriumbikarbonat
   Elektrolytentgleisung: Kalium-Salze bei Hypokaliämie
   Katecholamine, Betasympathikomimetika: Betarezeptorenblocker
   Bradykardie: Atropin, Betasympathikomimetika

2. *Indirekt über die Zunahme des Vagotonus und Abnahme des Sympathikotonus wirkende Substanzen*
   Digitalis (erhöht den Vagotonus)
   Edrophonium und Neostigmin (Cholinesteraseinhibitoren, Steigerung der Acetylcholinkonzentration an Nervenendigungen)
   Propranolol (Hemmung des Sympathikus)

3. *Direkte Änderung der elektrophysiologischen Eigenschaften der Myokardfaser*
   Antiarrhythmika im engeren Sinne

wichtig, weil einige Antiarrhythmika die ektope Erregungsbildung zwar hemmen, die Kreiserregung aber in Abhängigkeit von der Dosierung auch begünstigen können. Andere Maßnahmen (präkordialer Faustschlag oder Schrittmacherreiz bei Kammertachykardie) können dagegen eine Kreiserregung unterbrechen, aber andererseits auch Ektopien auslösen. Die Anwendung differenziert sich weiter durch mögliche unerwünschte und Nebenwirkungen der Pharmaka bzw. ihre Relation zur Hauptwirkung. Hier ist besonders auf Blutdruck, Herzfrequenz, Inotropie und Restwirkung zuvor applizierter „unwirksamer" Antiarrhythmika zu achten. Hinzu kommen die Depression der Spontanautomatie und die Verzögerung der Erregungsleitung. Hohe Dosen, rasche Anflutung, Schock, Azidose, Hypoxie, Elektrolytstörungen und kombinierte Anwendung steigern die Toxizität. Um eine Herzinsuffizienz durch die Behandlung mit negativinotropen Substanzen zu vermeiden, müssen die Patienten ausreichend digitalisiert sein.

Gleichzeitig mit, wenn möglich vor dem Einsatz gezielter medikamentöser oder elektrischer Maßnahmen sollten arrhythmieunterhaltende und -auslösende Faktoren beseitigt und die Möglichkeiten einer kausalen Therapie erwogen werden. Hierzu gehören insbesondere die Korrektur von Störungen des Säure-Basen-Haushaltes (Azidose), von Elektrolytverschiebungen (Hypokaliämie) und arterieller Hypoxämie. Auch pharmakologische Einflüsse müssen mitberücksichtigt und nötigenfalls ausgeschaltet werden (toxische Digitaliswirkung). Rhythmusstörungen, die auf dem Boden einer Herzinsuffizienz entstehen, werden kausal mit Digitalis und/oder Diuretika behandelt. Bei ektopen Arrhythmien im Zusammenhang mit bradykarden Grundrhythmen stellt die Frequenzanhebung durch Elektrostimulation die kausale Maßnahme dar.

Eine rationale medikamentöse Therapie der Rhythmusstörungen muß auf folgenden Säulen ruhen:

1. Exakte Diagnose der Arrhythmie
2. Möglichst weitreichende Kenntnis der arrhythmieauslösenden und -verursachenden Faktoren
3. Kenntnis des Wirkungsmechanismus der Antiarrhythmika und
4. Wissen um die allgemeinen klinischen Wirkungen der Antiarrhythmika einschließlich Nebenwirkungen.

2. Die verschiedenen antiarrhythmisch wirkenden Substanzen

Von den Antiarrhythmika im engeren Sinne, welche eine direkte Änderung der elektrophysiologischen Eigenschaften der Myokardfaser bewirken, sind Pharmaka abzutrennen, die über einen verminderten oder erhöhten Sympathikotonus oder Vagotonus wirken.

2.1. Vagomimetika, Vagolytika

Unter **Vagusstimulation** werden die Schrittmacherzellen im Sinusknoten und Vorhof gebremst, die Refraktärzeit im Vorhof wird verkürzt und die vulnerable Phase verbreitert. Bei stärkerer Vagusstimulation wird die Erregungsleitung im Vorhof leicht verzögert, im AV-Knoten dagegen stark gehemmt. Ein Einfluß auf die Purkinje-Zellen im Ventrikel wird praktisch nicht ausgeübt.

Die **Vagomimetika** *Edrophonium* oder *Neostigmin* inhibieren die Cholinesterase und führen zu einer Zunahme der Acetylcholinkonzentration an den Nervenendigungen des vegetativen Systems. Sie wurden mit Erfolg bei supraventrikulären Tachykardien eingesetzt, ihre klinische Bedeutung ist allerdings gering. Die Nebenwirkungen sind vergleichsweise stark (Übelkeit, Beinkrämpfe, Augenflimmern, Bradykardie, AV-Block, Hypotonie).

Das **Parasympathikolytikum** *Atropin* hebt die kardiale Vaguswirkung auf, kann indirekt die Herzfrequenz erhöhen und primäre und sekundäre Schrittmacherzentren aktivieren. Auch Erregungsleitungsstörungen, die erhöhter Vagotonus vermittelt, können beseitigt werden.

Die Dosierung von Atropin beträgt 4–6mal 0,5 mg pro die i. v., als Einzeldosis werden 0,25–1,0 mg angewandt.

Nebenwirkungen sind Mundtrockenheit, Harnverhaltung, Mydriasis und Akkommodationsstörung, Obstipation.

Therapieerfolge sind insbesondere bei Sinusbradykardie und Überleitungsstörungen im proximalen AV-Bereich zu erwarten.

2.2. Sympathikomimetika, Sympathikolytika

Bei sympathischer Stimulation des Herzens, welche bekanntlich über
Betarezeptoren erfolgt, wird die Eigenfrequenz aller Schrittmacherzentren, auch der ventrikulären erhöht und die Erregungsleitung auf
allen Ebenen verbessert.

Sympathikomimetika stimulieren alle Automatiezentren und erhöhen die Herzfrequenz, steigern die Leitungsgeschwindigkeit der
Herzmuskelfaser und die Kraft der Kontraktion. Diese Substanzen
werden daher in erster Linie bei Erregungsleitungsstörungen mit feh-
lendem oder ungenügendem Ersatzrhythmus angewandt.

Die wirkungsvollsten Sympathikomimetika sind *Isoprenalin* und
Orciprenalin. Orciprenalin ist stabiler als Isoprenalin und hat den
Vorzug länger anhaltender Wirkung.

Isoprenalin muß sublingual verabreicht werden, da es im Magen zer-
stört wird. Unter einer Dauertherapie kann es zu Reizungen der
Mundschleimhaut kommen. Aus diesem Grunde wurde Isoprenalin
weitgehend durch Orciprenalin ersetzt.

Zur Dauertherapie wird *Orciprenalin* in oralen Einzeldosen von
10–20 mg in 2–6stündlichen Intervallen angewandt. Depotpräparate
machen geringere Einnahmefrequenzen erforderlich. Für die intravenöse Anwendung werden Dosen von 0,5 mg empfohlen. Da der
Effekt einer einmaligen Dosis nur kurzdauernd ist, müssen zur Aufrechterhaltung der Wirkung 10–30 µg/min per infusionem gegeben
werden. Die intravenöse Therapie wird vorzugsweise in akuten Situationen zur Überbrückung lebensbedrohlicher Zustände bei höhergradigem AV-Block, extremer Bradykardie oder Adams-Stokes-
Anfall bis zur Legung einer Schrittmachersonde angewandt.

Intrakardiale Injektionen (0,5–1,0 mg) kommen bei akutem Herzstillstand im Zuge der Reanimation in Betracht.

Nebenwirkungen sind ektope und tachykarde Arrhythmien, Zittern,
Nervosität, Kopfschmerzen, Hitzegefühl, Übelkeit, Schwindel. Als
Antidot gibt man Betarezeptorenblocker.

Betasympathikolytika hemmen die Erregung der kardialen und anderen Betarezeptoren durch Beta-Sympathikomimetika (kompetiti-
ver Antagonismus); deshalb wird auch die Wirkung der körpereige-
nen Katecholamine abgeschwächt. Die Wirkung der Betarezeptorenblocker auf das Aktionspotential der Myokardfaser ist ähnlich der

des Chinidins, die langsame und schnelle Phase des Aufstrichpotentials wie auch die Repolarisation werden verlängert. Die direkte Hemmung arrhythmogener Effekte endogener Katecholamine einerseits und „chinidinartige" Begleiteffekte von einigen Betarezeptorenblockern andererseits erklären die antifibrillatorische Wirkung.

2.3. Digitalisglykoside

An der antiarrhythmischen Wirkung der Digitalis-Glykoside sind unterschiedliche Mechanismen beteiligt.

Der kontraktilitätssteigernde Effekt führt beim Vorliegen einer Herzinsuffizienz zum Abfall des enddiastolischen Druckes, zur Verringerung des Herzvolumens, zur Entstauung der Vorhöfe und zur Besserung der Koronardurchblutung. In vielen Fällen wird allein durch diese rekompensierende Wirkung der Herzglykoside eine Rhythmusstörung verschwinden. Dies gilt für supraventrikuläre und ventrikuläre Extrasystolen, für Vorhofflimmern oder -flattern bei gestauten Vorhöfen und selbst für Kammertachykardien, soweit sie durch eine Herzinsuffizienz ausgelöst wurden.

Auch die Abnahme der Sinusfrequenz bei einer Herzinsuffizienz ist zum wesentlichen Teil Folge der Rekompensation und der mit ihr verbundenen Beseitigung eines gesteigerten Sympathikotonus. Daneben spielt auch ein Vaguseffekt eine gewisse Rolle.

Die Vagusstimulation führt ferner zur Bremsung der Automatiefrequenz ektopischer Vorhofzentren. Hiermit läßt sich die antiarrhythmische Glykosidwirkung bei supraventrikulärer Extrasystolie, Tachykardie und Vorhofflimmern erklären, soweit diese Dysrhythmien nicht infolge der Rückbildung einer Vorhofstauung oder einer Besserung der Koronardurchblutung sistieren. Vorwiegend vagal bedingt ist auch eine Verkürzung der Refraktärzeit im Bereich der Vorhofmuskulatur. Sie begünstigt Reentry-Mechanismen und kann als Ursache dafür angesehen werden, daß Vorhofflattern unter einer Digitalisbehandlung häufig in Vorhofflimmern übergeht.

Der für die Herzglykoside typische negativ dromotrope Effekt am AV-Knoten beruht hauptsächlich auf der Vagusstimulation und kommt daneben auch durch eine Direktwirkung zustande. Die Refraktäritätsparameter des AV-Knotens werden verlängert, die des

His-Purkinje-Systems bleiben unbeeinflußt. Der leitungsverzögernde Effekt von Digitalis verhält sich additiv zur Wirkung von gleichzeitig verabreichten Antiarrhythmika.

Die *Indikation* zur Digitalistherapie besteht bei den meisten supraventrikulären Tachykardien, wenn ursächlich eine Herzinsuffizienz besteht oder zu vermuten ist, also bei Sinustachykardien, bei paroxysmaler supraventrikulärer Tachykardie sowie bei Vorhofflimmern und -flattern. Bei Flimmerarrhythmie mit schneller Überleitung besteht die Indikation auch unabhängig vom gleichzeitigen Vorliegen einer Herzinsuffizienz, da hier die leitungshemmende Wirkung von Digitalis auf den AV-Knoten ausgenützt werden soll.

Vorausgesetzt, daß eine Vorbehandlung noch nicht erfolgte und toleranzmindernde Faktoren (Hypokaliämie, Azidose, schwere Herzinsuffizienz) nicht nachweisbar sind, erfolgt die Sättigungsbehandlung um so schneller, je höher die Herzfrequenz ist. Bei sehr schneller Herzfrequenz hat sich nach initialer Gabe von 0,6 mg Digoxin (Novodigal, Lanitop, Lanicor) intravenös oder 0,5 mg Digitoxin (Digimerck) intravenös die 4stündige Wiederholung der Einzeldosis von 0,2 mg Digoxin bzw. 0,25 mg Digitoxin bewährt, bis die Herzfrequenz abzunehmen beginnt; danach wird nach allgemein gültigen Richtlinien auf eine Erhaltungsdosis eingestellt. Bei unbekannter Vormedikation und herabgesetzter Glykosidtoleranz ist stets an die Möglichkeit glykosidbedingter Herzrhythmusstörungen zu denken. Hier sind Glykoside kontraindiziert.

2.4. Antiarrhythmika im engeren Sinne

Diese Substanzen wirken direkt auf die Membraneigenschaften der Myokardfaser und können damit deren elektrophysiologische Eigenschaften verändern. Das Wirkungsspektrum von Antiarrhythmika mit direktem Einfluß auf die elektrophysiologischen Eigenschaften des Herzens wird durch Analyse der Hemmwirkungen auf die einzelnen transmembranären Ionenströme während der Erregung beschrieben. Die Hemmung des Natrium-Einstromes während der Initialphase (Phase 0) des Aktionspotentials – als Reduktion der maximalen Anstiegsgeschwindigkeit des Aktionspotentials gemessen – kann die Aktivierung und/oder die Erholung von der Inaktivierung betreffen. Im ersten Fall ist die Reduktion der Anstiegsgeschwindigkeit nur dosisabhängig, im zweiten Fall auch stark frequenzabhängig und bevorzugt wirksam gegen frühzeitig einfallende oder frequente Extrareize (Frequenz-Filtereffekt). Da die Steilheit und Größe des Aktionspotentials für die Erregungsleitungsgeschwindigkeit maßgebend sind, kann so die Erregungsleitung gehemmt werden. Die Depolarisationsgeschwindigkeit ist abhängig vom Ruhemembranpotential: Nimmt dies ab, d. h. wird es weniger negativ, nimmt auch die Anstiegsgeschwindigkeit ab. Die Hemmwirkung auf den langsamen Kalzium-Einstrom ist für die negativ-inotrope Wirkung der meisten Antiarrhythmika verantwortlich. In Zellen mit niedrigem Membranpotential (Schrittmacherzellen, pathologisch depolarisierte Zellen) ist ein rascher Natrium-Einstrom nicht mehr aktivierbar, und der Kalzium-Einstrom besorgt die Erregungsbildung und -fortleitung. An solchen Zellen wirkt die Hemmung des Kalzium-Einstromes negativ-bathmotrop und -dromotrop. Diese Wirkung besitzen Kalzium-Antagonisten in spezifischer Weise, sie ist stark frequenzabhängig und verzögert bevorzugt die Erholung des Kalzium-Stromes.

Durch Hemmung des Natrium- und/oder Kalzium-Einstromes wird auch die langsame diastolische Depolarisation abgeflacht (Phase 4 des Aktionspotentials) und die Automatieneigung vermindert. Der verlängernde Einfluß der Antiarrhythmika auf die Refraktärphase ist auf eine Minderung des Kalium-Ausstromes zurückzuführen, wodurch die Repolarisation verzögert wird; die Refraktärphase wird weiter durch die Hemmwirkung auf den Natrium-Einstrom mitbeeinflußt.

Antiarrhythmika hemmen also die normalen ebenso wie pathologisch erhöhte Ionenströme an der Myokardmembran und unterscheiden sich qualitativ und quantitativ in der Ausprägung dieser Hemmeffekte.

Aufgrund ihrer unterschiedlichen Wirkung auf die elektrischen Eigenschaften des Aktionspotentials isolierter Herzmuskelzellen sowie der gemessenen Ionenströme, läßt sich eine **Einteilung der Antiarrhythmika** nach der elektrophysiologischen Hauptwirkung vornehmen, wobei die Effekte therapeutischer Dosen zugrundegelegt sind.

Gruppe 1a umfaßt die sogenannten chinidinähnlichen Substanzen.

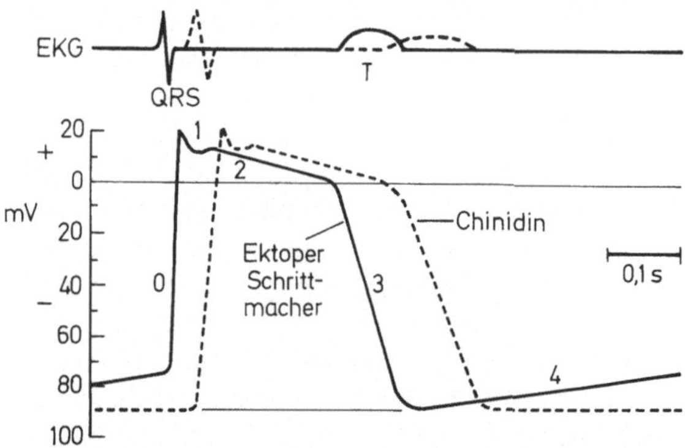

Abb. 4.1. Wirkung von Antiarrhythmika vom Chinidin-Typ auf das Membranpotential einer spontan depolarisierenden Faser. (Nach MASON et al., 1973)

Sie hemmen den initialen schnellen Natriumeinstrom, der für die Anstiegssteilheit des Aktionspotentials verantwortlich ist. Dies führt zur Abnahme der Leitungsgeschwindigkeit, zur Verlängerung der effektiven Refraktärperiode und zum Anstieg der Reizschwelle. Die spontane Automatie von Schrittmacherzellen nimmt durch eine Abflachung der Phase 4 des Aktionspotentials und bei einigen Substanzen durch eine Steigerung des maximalen diastolischen Potentials ebenfalls ab. In gleicher Weise wird die pathologische Erregungsbildung gehemmt (Abb. 4.1). Chinidin wirkt bevorzugt supraventrikulär, Ajmalin und Prokainamid bevorzugt ventrikulär.

Gruppe 1b kennzeichnet die Antiarrhythmika Diphenylhydantoin (Phenytoin) und Lidokain. Ihre Wirkung hängt stark von der extrazellulären Kaliumkonzentration ab, bei Hypokaliämie ist ihre Wirkung beeinträchtigt, bei Normokaliämie ist sie chinidinähnlich. In therapeutischen Dosen bewirkt die „Membranhemmwirkung" (Abnahme des schnellen Natrium-Einstromes) eine Reduktion von Amplitude und Anstiegssteilheit des Aktionspotentials und dadurch eine Verringerung der Leitungsgeschwindigkeit. Die spontane Schrittmacheraktivität wird unterdrückt. Im Gegensatz zur Gruppe 1a werden die Aktionspotentiale verkürzt, die effektive Refraktärperiode jedoch nicht im gleichen Ausmaß. An geschädigten Purkinje-Fasern (infolge von Hypoxie oder Digitalisintoxikation) mit herabgesetzter

Leitungsgeschwindigkeit kann die Erregungsleitung verbessert werden.

Gruppe 2 umfaßt die Betarezeptorenblocker. In therapeutischen Dosen beruht ihr Haupteffekt auf einer Sympathikolyse. Ein direkter Membraneffekt tritt erst bei hohen, therapeutisch nicht erreichten Dosen und auch dann nur bei bestimmten Substanzen wie Propranolol auf. Die sympathikotone Eigenwirkung (intrinsic activity) einiger Substanzen scheint in therapeutischen Dosen keine Rolle zu spielen.

Zur *Gruppe 3* gehören die Substanzen Bretylium und Amiodaron. Amiodaron wirkt im wesentlichen durch eine Verlängerung des Aktionspotentials und der Refraktärperiode und zwar über eine selektive Verzögerung des Kaliumausstromes, was im besonderen zu einer Hemmung der Erregungsleitung führt.

Gruppe 4 betrifft die Kalziumantagonisten, insbesondere Verapamil. Diese Substanzen wirken im Gegensatz zu den Antiarrhythmika der Gruppe 1 auf den langsamen Kalziumeinstrom. Sie beeinflussen daher vor allem Herzzellen, deren Aktionspotential vorwiegend vom langsamen Kalziumeinstrom getragen wird. Physiologisch sind dies die Zellen des Sinusknotens und AV-Knotens. Sie haben eine geringere Anstiegsgeschwindigkeit des Aktionspotentials und eine geringe Leitungsgeschwindigkeit („slow response"). Unter krankhaften Bedingungen treten Aktionspotentiale, die vom langsamen Kalziumeinstrom getragen sind, aber auch im Vorhof und in Purkinje-Fasern der Herzkammern auf; sie sind an der Pathogenese von tachykarden Rhythmusstörungen beteiligt.

Zur Behandlung einer gesteigerten Automatie (fokale Erregungsbildung) eignen sich Substanzen, die auf die Membran hemmend wirken und spontane Schrittmacheraktivität unterdrücken, also im wesentlichen Substanzen der Gruppe 1 und 2. Eine medikamentöse Beeinflussung von Kreiserregungen ist durch Substanzen möglich, die bevorzugt Leitungsgeschwindigkeit und Refraktärzeit verändern. Der unidirektionale Block, der Voraussetzung für eine Kreiserregung ist, kann entweder beseitigt (durch leitungsverbessernde Substanzen der Gruppe 1b sowie Sympathikomimetika und Frequenzsteigerung) oder in einen bidirektionalen Block umgewandelt werden (durch Leitungsverzögerung mit Medikamenten der Gruppen 1–4). Da durch eine weitere Leitungshemmung möglicherweise zusätzliche

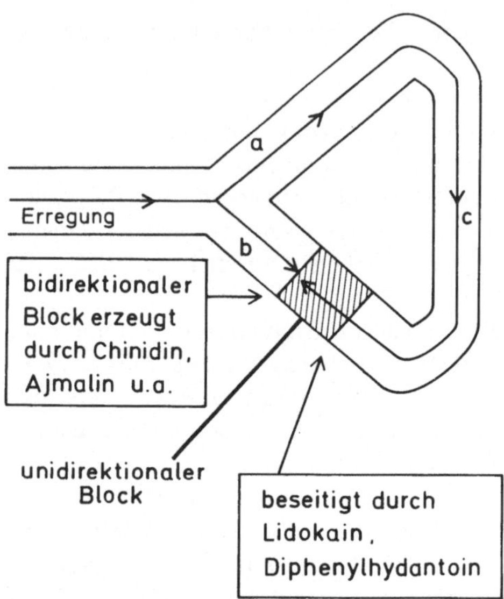

Abb. 4.2. Medikamentöse Beeinflussung von Kreiserregungen durch Wiedereintritt bei unidirektionalem Block. Der unidirektionale Block kann entweder beseitigt oder in einen bidirektionalen umgewandelt und damit die Kreiserregung unterbrochen werden. (Nach MASON et al., 1973 [37])

Bedingungen für weitere Kreiserregungen geschaffen werden, erscheint die Gruppe 1b jedoch als Medikation der ersten Wahl, wenn eine Kreiserregung zu vermuten ist (Abb. 4.2).

Für erwünschte und unerwünschte Nebenwirkungen der Antiarrhythmika ist weiterhin ihr **Effekt auf die Erregungsleitung** in den verschiedenen Abschnitten des Erregungsleitungssystems von Bedeutung. Hiernach läßt sich folgende Einteilung der Antiarrhythmika vornehmen:

1. Pharmaka, die beim Gesunden keinen signifikanten Einfluß auf die intrakardiale Erregungsleitung haben, wie Lidokain und Phenytoin, wenngleich bei Vorschädigung des Erregungsleitungssystems auch hier Blockierungen möglich sind.
2. Substanzen, die bevorzugt eine Leitungsverzögerung im AV-Knoten bewirken: Kalziumantagonisten vom Typ des Verapamil, Betarezeptorenblocker.

160

3. Substanzen, wie Ajmalin, Chinidin, Prokainamid, Disopyramid
   mit bevorzugter leitungsverzögernder Wirkung im His-Purkinje-
   System bzw. im Ventrikelmyokard, was sich in einer Verlängerung
   der HV-Zeit und Zunahme der QRS-Breite äußert.
4. Substanzen, die in allen Kompartimenten des Erregungsleitungssystems relativ uniform leitungsverzögernd wirken, wie die neue-
   ren Medikamente Propafenon und Aprindin.

2.4.1. Chinidin

Elektrophysiologie
Direkte Chinidin-Effekte am Herzen sind verminderte Erregbarkeit
der Vorhöfe und der Ventrikel, die Verlängerung der atrialen und
ventrikulären effektiven Refraktärperiode sowie eine verlangsamte
Leitung im His-Purkinje-System. Die spontane diastolische Depolarisation (Phase 4 des Aktionspotentials) als Parameter der Spontanautomatie verläuft sowohl im Sinusknoten als auch im Purkinje-
System flacher. Die Anstiegsgeschwindigkeit des Aktionspotentials
wird vermindert bei unverändertem Ruhepotential, was gleichbedeutend ist mit einer Abnahme der Leitungsgeschwindigkeit (s.
Abb. 4.1)
Die Chinidin-Wirkung am ganzen Herzen wird beeinflußt durch eine
parasympathikolytische (anticholinergische) Wirkung, die zu einem
Anstieg der Sinusfrequenz führt und die Leitung im AV-Knoten beschleunigt. Dagegen wird als Folge der direkten Chinidin-Wirkung
die Sinusfrequenz verlangsamt und die Leitung durch den AV-Knoten verzögert. Der Netto-Effekt auf den Sinusknoten ist keine oder
nur eine geringe Frequenzzunahme. Die anticholinergische Wirkung
auf den AV-Knoten ist klinisch insofern von Bedeutung, als bei der
Behandlung von Vorhofflattern die Erhöhung der Durchgangsfre-
quenz gelegentlich zur 1:1-Überleitung und damit zu Kammerflattern führt (sog. „chinidinartige" Deblockierung).
Die Leitungszeit im His-Purkinje-System und auch im Ventrikelmyokard wird bei therapeutischen Serumspiegeln deutlich verlängert. Die effektive Refraktärperiode des AV-Knotens wird verkürzt,
die des Vorhofs und His-Purkinje-Systems nimmt zu. Als Folge der
Hemmung der intraventrikulären Erregungsleitung treten im EKG
QRS-Verbreiterung und QT-Verlängerung auf.

Tabelle 4.2. Indikationen und Anwendungsweise von Chinidin (-bisulfat, Retardform) (Chinidin-Duriles, Optochinidin)

Indikation:	Konversion und Rezidivprophylaxe von Vorhofflimmern und -flattern
	als Medikament der 2. und 3. Wahl zur Rezidivprophylaxe von supraventrikulären und atrioventrikulären Tachykardien,
	Rezidivprophylaxe von Kammertachykardien und bei supraventrikulären und ventrikulären Extrasystolen
Kontraindikation:	primäre Allergie
	QT-U-Abnormität
	AV- und IV-Leitungsblock
	Bradykardie
	ausgeprägte Herzinsuffizienz und Schock
Dosierung:	2–3mal 0,25–0,5 g/die per os maximal 2 g/die zur Konversionsbehandlung von Vorhofflimmern-flattern (langsame Dosissteigerung!)
Nebenwirkungen:	
gastrointestinal:	Diarrhoe, Erbrechen, Übelkeit
zentralnervös:	Ohrensausen, Sehstörungen, Kopfschmerzen, Verwirrtheit, Schwindel, Tinnitus
Herz/Kreislauf:	AV-Block, IV-Leitungsstörung, Kammerflattern und -flimmern, Blutdruckabfall, Abfall des HZV
sonstige:	Allergie, Hepatotoxizität, Thrombozytopenie, Exantheme, Quincke-Ödem
Wirkungsdauer:	10–12 h
Bemerkungen:	nur orale Gabe, keine i. m. oder i. v. Applikation

Indikationen und Anwendungsweise (Tabelle 4.2)

Wichtigste Indikation zur oralen Chinidinbehandlung sind die Konversion von Vorhofflimmern und -flattern bzw. deren Prophylaxe und die Vor- und Nachbehandlung bei Elektrokonversion. Vorhofflattern ist wegen der Gefahr der Deblockierung erst nach Überführung in Vorhofflimmern und nach ausreichender Digitalisierung zum Zwecke der Bremsung der AV-Überleitung mit Chinidin anzugehen. Weitere Indikationen sind supraventrikuläre und ventrikuläre Extrasystolen, ventrikuläre Tachykardie sowie die Rezidivprophylaxe der paroxysmalen supraventrikulären Tachykardie.

Chinidin kann nur oral verabreicht werden. Die individuellen Resorptionsverhältnisse sind sehr unterschiedlich; entsprechend variieren die Chinidin-Serumkonzentrationen. Reines, nicht retardiertes

Chinidin (Chinidinum sulfuricum) wird schnell resorbiert. Etwa 90 min nach Einnahme werden die maximalen, oft überhöhten Serumkonzentrationen erreicht. Dies kann zu gefährlichen kardiotoxischen Erscheinungen führen. 2–3 h nach Tabletten-Einnahme sind hingegen meist keine wirksamen Serumkonzentrationen mehr vorhanden, so daß ein Arrhythmie-Rezidiv eintreten kann. Häufige Tabletten-Einnahmen sind erforderlich, starke Schwankungen der Serumkonzentration müssen in Kauf genommen werden. Nach einer üblichen Probedosis von 0,2 g Chinidin liegen die mittleren Tagesdosen zwischen 1–1,5 g oral. Chinidinum sulfuricum ist gleichmäßig über den Tag zu verteilen. Durch Retard-Präparate (Chinidin-Duriles, Optochinidin) können mit zwei bis drei Einzeldosen pro Tag langanhaltende Serumkonzentrationen im therapeutischen Bereich erzielt, toxische Reaktionen vermieden und die Einnahmefrequenz gesenkt werden. Folgendes Einnahmeschema garantiert in den meisten Fällen konstante Wirkspiegel im therapeutischen Bereich:

Chinidin-Duriles 3mal 2 Tabletten (= 1500 mg) täglich
Optochinidin 2mal 2 Tabletten (= 1000 mg) täglich

Bei eingeschränkter Nierenfunktion kommt es zur Kumulation, was bei der Dosierung mitberücksichtigt werden muß. Als elektrokardiographischer Kontrollparameter dient die QRS- und QT_c-Dauer. Bei Zunahme der QRS-Breite um mehr als 25% des Ausgangswertes ist die Therapie zu beenden oder die Dosis zu reduzieren. Bei QT-U-Abnormität im EKG (inhomogene Repolarisation) besteht die Gefahr von Kammerflattern und -flimmern, besonders wenn gleichzeitig ventrikuläre Extrasystolen auftreten.
Die Kombination von Chinidin mit anderen Antiarrhythmika ist oft wirksam, wenn die alleinige Gabe einer Komponente ineffektiv ist. Synergistische Wirkungen bei kombinierter Anwendung von Chinidin und Propranolol bei der Therapie von Kammertachykardien, Kammerextrasystolien und paroxysmalen supraventrikulären Tachykardien sowie der Konversion von Vorhofflimmern und -flattern sind beschrieben. Ebenso erwies sich die Kombination von Verapamil und Chinidin wirkungsstärker bei der Behandlung von Vorhofflimmern und -flattern, supraventrikulären und atrialen Tachykardien.

Nebenwirkungen und Kontraindikationen

Chinidin übt eine negativ inotrope Wirkung am Herzen aus und führt zu einem Abfall des arteriellen Blutdruckes durch periphere Vasodilatation. Die Minderung der myokardialen Kontraktilität ist besonders bei insuffizientem Herzen von klinischer Relevanz.

Extrakardiale und häufigste Nebenwirkung überhaupt sind gastrointestinale Störungen mit Übelkeit, Erbrechen, Diarrhoe und Anorexie. Sie treten bereits bei mittleren Dosen auf. Seltener sind Thrombozytopenie, Hepatotoxizität, zentralnervöse Störungen mit Tinnitus, Schwindel, Erbrechen und Psychose. Mit der Einführung der Depot-Präparate nahm die Häufigkeit dieser Komplikationen deutlich ab.

Bradykarde Rhythmusstörungen, AV-Block höheren Grades und primäre Chinidin-Überempfindlichkeit (Probedosis!) stellen absolute Kontraindikationen dar. Vorsicht ist geboten bei manifester Herzinsuffizienz, bei verlängertem AV-Intervall und Schenkelblock, bei Niereninsuffizienz, Hyperkaliämie (synergistische Wirkungen auf die AV-Überleitung im Sinne einer Leitungsverzögerung) und bei Hypokaliämie (Zunahme der inhomogenen Repolarisation mit Neigung zu ektopen Kammerarrhythmien). Gefürchtet sind die sog. Chinidin-Synkopen mit meist tödlichem Ausgang, bedingt durch ventrikuläre Tachykardien, Kammerflimmern oder seltener durch Asystolie. Atrioventrikuläre und intraventrikuläre Leitungsstörungen scheinen besonders bei insuffizienten Herzen das Auftreten fataler Rhythmusstörungen unter Chinidin-Therapie zu provozieren.

2.4.2. Prokainamid (Novocamid)

Elektrophysiologie

Die pharmakologische Wirkung von Prokainamid ist qualitativ identisch mit derjenigen von Chinidin. Die Erregbarkeit von Vorhof und Kammer wird herabgesetzt, die Depolarisationsgeschwindigkeit und damit die Leitungsgeschwindigkeit sowie die Steilheit der spontanen diastolischen Depolarisation und damit die Spontanautomatie werden vermindert. Die Leitung im AV-Knoten wird nicht wesentlich beeinträchtigt, die HV-Zeit dagegen ausgeprägt verlängert. Die QRS- und QT_c-Dauer nimmt vor allem bei intravenöser Applikation zu.

164

Tabelle 4.3. Indikationen und Anwendungsweise von Prokainamid (Novo-camid)

Indikation:	ventrikuläre Extrasystolen
(nur noch eingeschränkte	ventrikuläre Tachykardie
Verwendbarkeit)	
Kontraindikation:	AV-Block, IV-Block
	Bradykardie
	fortgeschrittene Herzinsuffizienz
	Schock
Dosierung:	nur orale oder i. m.-Gabe
	50 mg/kg Körpergewicht/die per os
	2–4 g/die p. o., 3–4 stdl. Intervalle z. B. 250 mg alle 3 h
Nebenwirkungen:	LE-Zellphänomen (bis zu 40%)
gastrointestinal:	Diarrhoe, Erbrechen
	Psychosen
	Agranulozytose, hämolytische Anämie
	Urtikaria, Exantheme
Herz/Kreislauf:	AV-, IV-Block, negative Inotropie, Blutdruckabfall
	Kammertachykardie, Kammerflimmern, Asystolie
Wirkungsdauer:	3–4 h
Serumhalbwertszeit:	3 h
EKG-Kontrollparameter:	QRS-Dauer, QT_c-Dauer
Wirkungsmaximum:	60 min nach oraler Aufnahme
Nachteil:	unzuverlässige Resorption, kurze Wirkdauer

Indikationen und Anwendungsweise (Tabelle 4.3)
Prokainamid ist ventrikelspezifischer als Chinidin und eignet sich vor allem zur Behandlung von ventrikulären Extrasystolen und ventriku-lären Tachykardien unterschiedlicher Genese. Bei supraventrikulä-ren Arrhythmien ist Prokainamid weniger wirksam. Die Konver-sionsrate von Vorhhofflimmern und -flattern ist mit 0–20% gering.
Die jeweilige Applikationsform – oral, intramuskulär, intravenös – wird von der klinischen Situation diktiert. Unabhängig von der An-wendungsweise ist es Ziel, eine konstante Plasmakonzentration von 4–8 µg/ml für die meisten Patienten zu erreichen. Im Notfall erfolgt die intravenöse Anwendung unter fortlaufender EKG-Kontrolle in einer Dosis von 25–75 mg maximal 100 mg pro min bis zu einer Gesamtdosis von 500 mg (ausnahmsweise 1000 mg). Nach erfolgrei-

cher Unterbrechung der Arrhythmie können zur Aufrechterhaltung des Therapieeffektes 2,8 mg min^{-1} als intravenöse Dauerinfusion gegeben werden, was einer Dosis von 1 g alle 6 h entspricht.

Im allgemeinen wird Prokainamid peroral angewandt und zwar in einer Dosierung von 1–6 g pro Tag. Um stabile Plasmakonzentrationen im therapeutischen Bereich zu erhalten und aufrechtzuerhalten, sind 3–4stündliche Intervalle vorzuziehen, z. B. 250 mg alle 3 h. Bei der Gabe von 500 mg alle 6 h schwanken die Spiegel stark und sind zeitweise außerhalb des therapeutischen Bereiches.

Nebenwirkungen und Kontraindikationen

Die toxischen Nebenwirkungen sind relativiert mit Dosis, Geschwindigkeit der Applikation, Plasmakonzentration und myokardialem Funktionszustand.

Schnelle intravenöse Applikation (100 mg/min und mehr) und hohe Plasmaspiegel (mehr als 12 mg/l) können neben Blutdruckabfall und Herzinsuffizienz zu AV-Block und intraventrikulären Leitungsstörungen führen. Zunahmen der QRS-Dauer von weniger als 25% des Ausgangswertes werden als noch annehmbare Nebenwirkung angesehen, dagegen soll bei Verbreiterung des QRS-Komplexes auf über 25% ohne befriedigenden antiarrhythmischen Effekt die Applikation unterbrochen werden. Bei stärkerer Hemmung der intraventrikulären Erregungsleitung drohen bizarre ventrikuläre Tachykardien, unter Umständen Kammerflimmern. EKG-Monitoring ist daher bei intravenöser Anwendung unerläßlich. Nach oraler Applikation reizt Prokainamid die gastrointestinale Schleimhaut (Nausea, Erbrechen, Diarrhoe). Allergische Reaktionen in Form urtikarieller Exantheme und Fieber sind ebenfalls bekannt, aber selten. Bei Langzeittherapie sind Agranulozytosen und Lupus – erythematodes – ähnliche Bilder beschrieben.

Als Kontraindikationen gelten höhergradige AV-Blockierungen, pathologische sinuatriale Bradykardien und intraventrikuläre Erregungsleitungsstörungen. Vorsicht ist geboten bei Hypotonie und Herzinsuffizienz. Bei Niereninsuffizienz sind der verzögerten renalen Ausscheidung Rechnung zu tragen und die Einzeldosen zu reduzieren oder die Intervalle zu vergrößern.

Die Substanz wird zunehmend weniger eingesetzt, zumal zahlreiche,

166

besser wirksame Antiarrhythmika verfügbar sind. Zweifellos hat Prokainamid in Einzelfällen bei sonst therapierefraktären Arrhythmien seine Berechtigung.

2.4.3. Ajmalin (Gilurytmal) und Prajmaliumbitartrat (Neo-Gilurytmal)

Elektrophysiologie
Nach den bisher vorliegenden Befunden entspricht die Wirkung von Ajmalin auf das Herz der des Chinidins. Aktionspotential und Refraktärzeit werden verlängert; die Anstiegsgeschwindigkeit des Aktionspotentials wird vermindert, die Leitungsgeschwindigkeit herabgesetzt. Der physiologische Sinusrhythmus wird in therapeutischen Konzentrationen weniger beeinflußt als ektopische Erregungen und Rhythmen. Ajmalin und sein Bitartrat haben einen ausgeprägten depressiven Effekt auf die Leitungsgeschwindigkeit im His-Purkinje-System und im Ventrikel. Das HV-Intervall wird durch therapeutische Dosen um 40–60% des Ausgangswertes verlängert. Zusätzlich wird auch die AV-nodale Leitungszeit gering verzögert.

Indikationen und Anwendungsweise (Tabelle 4.4)
Ajmalin wird vorzugsweise angewandt bei paroxysmalen supraventrikulären Tachykardien (vor allem bei WPW-Syndrom), AV-Tachykardie, bei Kammertachykardie und supraventrikulären und ventrikulären Extrasystolen.
Die intravenöse Gabe hat unter EKG-Kontrolle zu erfolgen, 10 mg pro min sollen nicht überschritten werden bei einer maximalen Gesamtdosis von 50 mg. Bei Verbreiterung des QRS-Komplexes über 25% des Ausgangswertes muß bei fehlender antiarrhythmischer Wirkung die Injektion beendet werden.
Gefürchtet sind salvenartige ventrikuläre Extrasystolen oder längere präautomatische Pausen nach Beendigung einer Tachykardie. Für die intravenöse Dauertropfinfusionsbehandlung z. B. im Rahmen des akuten Myokardinfarktes werden Dosen von 300–600 mg pro Tag angegeben.
Prajmaliumbitartrat (Neo-Gilurytmal) wird zur oralen Behandlung angewandt. Die Dosierung beträgt 30–160 mg/die (mittlere Dosis 80 mg täglich).

Tabelle 4.4. Indikationen und Anwendungsweise von Ajmalin (Prajmalium-bitartrat oral: Neo-Gilurytmal, Ajmalin intravenös: Gilurytmal)

Indikation:	Therapie und Prophylaxe von paroxysmalen supraventrikulären, ventrikulären und AV-Tachykardien, ventrikulären und supraventrikulären Extrasystolien Tachykardien bei WPW-Syndrom
Kontraindikation:	AV-Block, IV-Leitungsstörung Bradykardie
Dosierung:	50 mg intravenös (maximal 100 mg) 2–4mal 20 mg p. o./die
Nebenwirkung:	negative Inotropie und Hypotonie bei i. v. Gabe
Herz/Kreislauf:	AV-, IV-Leitungsblock, Asystolie, Kammertachykardie, Kammerflimmern bei zu schneller Injektion oder Überdosierung
sonstige:	Kopfschmerz, Schwindel, Müdigkeit gastrointestinale Beschwerden, Übelkeit intrahepatische Cholestase
Serumhalbwertszeit:	25 min nach i. v.-Gabe
Wirkungsdauer:	15–60 min^{-1} nach i. v.-Gabe
EKG-Kontrollparameter:	QRS-Dauer
Antidot bei Überdosis:	Natriumlaktat

Tabelle 4.5. Indikationen und Anwendungsweise von Lidoflazin (Clinium)

Indikationen:	Regularisierung von Vorhofflimmern und Vorhofflattern Rezidivprophylaxe
Kontraindikationen:	fortgeschrittene Herzinsuffizienz Glykosidintoxikation Hypokaliämie ventrikuläre Extrasystolie
Dosierung:	2–4mal täglich 60 mg oral
Nebenwirkungen:	Tinnitus, Schwindel, Benommenheit Kammerflimmern und -flattern, Synkopen
Halbwertszeit:	20 h
EKG-Kontrollparameter:	QT-U-Dauer (cave QTU-Abnormität)

Nebenwirkungen und Kontraindikationen

Überdosierung bei intravenöser Injektion ist lebensgefährlich und führt zu Erregungsleitungsstörungen bis hin zur Asystolie, aber auch zu Kammerflattern und -flimmern.

Kontraindikationen sind alle bradykarden Rhythmusstörungen, atrioventrikulärer und intraventrikulärer Block sowie fortgeschrittene Herzinsuffizienz.

Unter der Injektion und bis zu etwa 15 min danach sind kardiodepressive Effekte mit Abnahme des Herzzeitvolumens und Abfall des arteriellen Blutdruckes nachzuweisen.

Extrakardiale Nebenwirkungen sind Wärmegefühl, Brechreiz und bei oraler Therapie gelegentlich intrahepatische Cholestase.

2.4.4. Lidoflazin (Clinium, Tabelle 4.5)

Dem zunächst als Koronartherapeutikum eingeführten Lidoflazin müssen aufgrund tierexperimenteller Ergebnisse und klinischer Erfahrungen starke antiarrhythmische Eigenschaften zugesprochen werden. Sie kommen beim Menschen insbesondere bei der Beseitigung von Vorhofarrhythmien zur Geltung.

Die *elektrophysiologischen Eigenschaften* äußern sich in einer Verminderung der Anstiegsgeschwindigkeit des Aktionspotentials und seiner Amplitude bei gleichzeitiger Verlängerung der Dauer des Aktionspotentials und der effektiven Refraktärperiode sowie einer Verminderung der diastolischen Depolarisation von Schrittmacherpotentialen. Lidoflazin hat keinen signifikanten Effekt auf die intrakardiale Erregungsleitung sowohl bei oraler Akut- als auch Langzeitbehandlung.

Indikationen für Lidoflazin sind die Konversionsbehandlung von Vorhofflimmern oder -flattern sowie die Rezidivprophylaxe dieser Arrhythmien. Die konvertierende Wirkung ist der des Chinidin vergleichbar. Der Vorteil des Lidoflazin liegt in der fehlenden Beeinflussung der intrakardialen Erregungsleitung sowie der fehlenden kardiodepressiven Wirkung.

Während der therapeutischen Anwendung ist besonders bei toxischer Digitaliswirkung und bei Hypokaliämie das Auftreten ventrikulärer Extrasystolen zu beachten, da hierbei die Gefahr von Kammerflattern und -flimmern besteht. Die Verlängerung der QT-U-Dauer als Ausdruck einer inhomogenen Repolarisation steht in enger Beziehung zum Auftreten maligner ventrikulärer Tachykardien. Therapeutische Sicherheit ergibt sich aus engmaschigen Kontrollen des EKG, des Serum-Kalium- und Digoxin-/Digitoxin-Spiegels.

Die Konversionsbehandlung mit Lidoflazin sollte in jedem Fall unter fortlaufender Monitorüberwachung und unter Beachtung eines normalen Serum-Kalium-Spiegels vorgenommen werden. Bei Auftreten einer QT-U-Abnormität oder von ventrikulären Ektopien muß die Behandlung abgebrochen werden.

Die Halbwertszeit von Lidoflazin wird mit ca. 20 h angegeben, die Resorption ist nahezu vollständig.

Als Dosierung werden 2–4mal 60 mg per os pro Tag angegeben.

Nach eigenen Untersuchungen hat sich besonders die kombinierte Anwendung mit Propafenon (Rytmonorm) initial 3 mal 150 mg bewährt.

Nebenwirkungen sind Tinnitus, Schwindel, Benommenheit sowie ventrikuläre Extrasystolen, Kammerflattern und -flimmern und, dadurch ausgelöst, Synkopen.

2.4.5. Disopyramid (Rythmodul, Norpace)

Elektrophysiologie

Die elektrophysiologischen Wirkungen von Disopyramid an der myokardialen Einzelfaser bestehen ähnlich wie die des Chinidin und Prokainamid in einer Zunahme der Aktionspotentialdauer und der effektiven Refraktärperiode sowie in einer Abnahme des maximalen diastolischen Potentials, der Amplitude und der maximalen Anstiegsgeschwindigkeit des Aktionspotentials, was mit einer verminderten Erregungsleitungsgeschwindigkeit gleichbedeutend ist. Auch die spontane diastolische Depolarisation wird vermindert. Zunahme der extrazellulären Kaliumkonzentration potenziert, Abnahme derselben reduziert diese Veränderungen.

Bei Normalpersonen werden die Leitungszeiten im His-Purkinje-System sowohl unverändert als auch verlängert gefunden. Bei Störungen der intraventrikulären Erregungsleitung ist ein mehr oder weniger deutlicher depressiver Effekt von Disopyramid auf die Leitung im His-Purkinje-System zu verzeichnen. Die effektive Refraktärperiode von Vorhof und Ventrikel wird verlängert. Variable Zunahme der PQ-, QRS- und QT-Intervalle wurden beobachtet. Bei Vorliegen eines Sinusknotensyndroms muß wie bei anderen Antiarrhythmika mit einer Zunahme der Sinusknotenerholungszeit gerechnet werden, während bei Patienten mit normaler Sinusknotenfunk-

Tabelle 4.6. Indikationen und Anwendungsweise von Disopyramid (Rythmodul, Norpace)

Indikationen:	supraventrikuläre und ventrikuläre Extrasystolie, supraventrikuläre Tachykardie, Tachyarrhythmien bei WPW-Syndrom, absolute Arrhythmie bei Vorhofflimmern, Rezidivprophylaxe nach Elektrokonversion von Vorhofflimmern und -flattern
Kontraindikationen:	SA-, AV-, Schenkelblock, Sinusknotensyndrom, schwere Bradykardie, Herzinsuffizienz und Schock, Glaukom, Prostatahypertrophie mit Neigung zu Restharnbildung
Dosierung:	3–4 mal 100–200 mg täglich oral
Nebenwirkungen:	Mundtrockenheit, gastrointestinale Beschwerden, Miktionsstörungen, Sedierung, Cholestase (selten), allerg. Hauterscheinungen (selten)

tion Disopyramid keine wesentliche Änderung von Herzfrequenz, sinuatrialer Leitungszeit und Sinusknotenerholungszeit bewirkt.

Indikationen und Anwendungsweise (Tabelle 4.6)

Disopyramid ist wirksam bei der Regularisierung und Prophylaxe von Vorhofflimmern sowie auch bei supraventrikulärer und ventrikulärer Extrasystolie. Die Leitungszeit und effektive Refraktärperiode akzessorischer Leitungsbahnen werden bei Patienten mit WPW-Syndrom verlängert, so daß Disopyramid auch zur Therapie von Arrhythmien bei diesem Syndrom eingesetzt werden kann. Die Tagesdosen betragen 400–800 mg per os (6–8stündlich 100–200 mg).

Die Substanz wird zu 80% über die Nieren und zu 15% über den Darm ausgeschieden. Etwa 90% der oral verabfolgten Dosis werden resorbiert. Die maximale Serumkonzentration wird in 30–180 min nach oraler Aufnahme erreicht und bleibt ca. 5 h konstant.

Nebenwirkungen

Als reversible, dosisabhängige Nebenwirkungen (10–40%) werden Mundtrockenheit, verschwommenes Sehen, Miktionsstörungen,

171

Nausea und Kopfschmerzen genannt. Diese Nebeneffekte sind auf die anticholinergische Wirkung des Disopyramid zurückzuführen. Der negativ dromotrope Effekt auf den AV-Knoten wird durch die anticholinergische Wirkung neutralisiert. Diese scheint auch eine depressive Substanzwirkung auf den Sinusknoten weitgehend zu kompensieren. Unerwünschte Veränderungen im EKG sind daher kaum zu erwarten.

In einer Dosis von 1,5–2 mg/kg Körpergewicht intravenös entfaltet Disopyramid bei normaler linksventrikulärer Funktion keinen signifikanten hämodynamischen Effekt. Bei primär gestörter Funktion des linken Ventrikels hat Disopyramid indessen leichte negativ inotrope Wirkungen.

Wegen seiner wesentlich besseren Verträglichkeit dürfte Disopyramid eine Alternative zum Chinidin darstellen, zumal beide Substanzen ein ähnliches antiarrhythmisches Wirkungsspektrum haben.

2.4.6. Propafenon (Rytmonorm)

Elektrophysiologie

Elektrophysiologische Messungen an myokardialen Einzelfasern ergaben als wichtigste Eigenschaft eine Verringerung der Amplitude und maximalen Anstiegsgeschwindigkeit des Aktionspotentials bei vergleichsweise nur geringfügiger Veränderung der effektiven Refraktärzeit. Die Effekte treten am Purkinje-System wesentlich ausgeprägter als am Ventrikelmyokard in Erscheinung. Die erregungshemmende Wirkung beruht in erster Linie auf einer Verminderung der Natrium-Permeabilität der Zellmembran. In geringerem Maße kann Propafenon auch den Kalzium-Kanal beeinflussen und dadurch eine Abnahme des Kalzium-Stromes bewirken.

Propafenon verzögert dosisabhängig relativ uniform die intrakardiale Erregungsleitung in allen Kompartimenten des Herzens. Dementsprechend finden sich Zunahmen der sinuatrialen und intraatrialen Leitungszeit sowie Erschwerungen der Erregungsleitung innerhalb des AV-Knotens und His-Purkinje-Systems. Ferner verlängert Propafenon die effektive Refraktärzeit des Vorhofes sowie die effektive, relative und funktionelle Refraktärzeit des AV-Knotens und entfaltet einen depressiven Effekt auf die Sinusknotenautomatie.

Tabelle 4.7. Indikationen und Anwendungsweise von Propafenon (Rytmo-norm 150 und 300)

Indikationen:	supraventrikuläre und ventrikuläre Extrasystolie
	supraventrikuläre und ventrikuläre Tachykardie
	Tachykardien bei Präexzitationssyndromen
	Vorhofflimmern und Vorhofflattern (Konver-sionsbehandlung und Rezidivprophylaxe)
Kontraindikationen:	AV-Block 2. und 3. Grades
	Sinusknotensyndrom
	SA-Block und SA-Bradykardie
	ausgeprägte Herzinsuffizienz
	kardiogener Schock nichtarrhythmogener Ursache
	obstruktive Lungenerkrankung (relativ)
	Schenkelblock (relativ)
Dosierung:	1–2 mg/kg Körpergewicht intravenös =
	70–140 mg (maximal 210 mg) als Bolus,
	3 mal 150–300 mg per os
Nebenwirkungen:	Mundtrockenheit, Nausea, gastrointestinale Stö-rungen
	Kopfschmerzen
	Psychose
	Orthostase, Hypotonie
	SA-, AV- und IV-Block
Halbwertszeit:	3–4 h
EKG-Kontrollparameter:	PQ-Intervall, QRS-Dauer
Wirkungsdauer:	4–10 h

Indikationen und Anwendungsweise (Tabelle 4.7)

Aufgrund seines Angriffspunktes an sämtlichen Strukturen des spezi-fischen Erregungsleitungssystems und Arbeitsmyokards besitzt Pro-pafenon ein breites Anwendungsgebiet.

Die Substanz wird mit Erfolg zur Behandlung von supraventrikulä-ren und ventrikulären Extrasystolen, supraventrikulären Tachykar-dien, AV-Tachykardien, ventrikulären Tachykardien sowie zur Kon-version von Vorhofflimmern und -flattern eingesetzt (Abb. 4.3.).

Die Dosierung beträgt 1–2 mg pro kg Körpergewicht intravenös. Oral werden zunächst 2–3 mal 150 mg/die gegeben, bedarfsweise kann auf 3–4 mal 300 mg/die gesteigert werden.

Propafenon ist auch für die orale Langzeittherapie geeignet, die an-tiarrhythmische Wirkung nach einmaliger oraler Gabe hält über

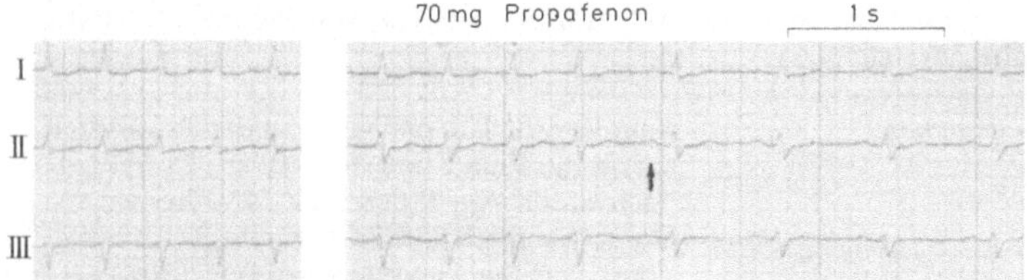

Abb. 4.3. Beendigung einer paroxysmalen supraventrikulären Tachykardie durch Propafenon (Rytmonorm) intravenös.
↑ = Sinusrhythmus

4–10 h an. Das Maximum des Serumspiegels wird in der 2.–3. h nach oraler Aufnahme gemessen. Die Serumhalbwertszeit beträgt 3–4 h. Ab der 2. h korrelieren die Zunahme der PQ-Zeit und die Höhe der Serumkonzentration eng miteinander, so daß dieser Parameter zur Überwachung und Erkennung von Änderungen der Serumkonzentration im individuellen Fall gut geeignet ist.

Mit *Nebenwirkungen* muß besonders bei Patienten mit bereits geschädigtem Erregungsleitungssystem und Sinusknotensyndrom sowie bei Anwendung höherer Dosen gerechnet werden. Der depressive Effekt auf die Sinusknotenautomie äußert sich in sinuatrialen Bradykardien und Blockierungen, prolongiertem Vorhofstillstand und einer Zunahme der präautomatischen Pause. Atrioventrikuläre und intraventrikuläre Blockierungen können durch Propafenon verstärkt oder induziert werden. Präexistente Störungen dieser Art stellen daher je nach Grad relative bzw. absolute Kontraindikationen dar.

Propafenon mindert direkt die myokardiale Kontraktilität und besitzt ferner peripher drucksenkende vasodilatierende Eigenschaften. Es kann daher auch unter oraler Behandlung zu Hypotension und orthostatischen Beschwerden kommen. Die kardiodepressiven Eigenschaften sind im Vergleich zum Lidokain deutlicher und halten nach einmaliger intravenöser Gabe über 30–60 min an.

An extrakardialen Nebenwirkungen werden bitterer Mundgeschmack, Mundtrockenheit, Kopfschmerzen, Schwindelzustände und Übelkeit gesehen.

Bei Überdosierung kann es zu Kammerflimmern und Asystolie kommen. Bei normaler Dosierung und engmaschigen Kontrollen des EKG unter Beachtung der PQ- und QRS-Dauer sind gravierende Nebenwirkungen zu vermeiden.

Höhergradige AV-Blockierungen, intraventrikuläre und sinuatriale Leitungsblockierungen sowie Hypotension und nichtarrhythmogener Schock gelten als *Kontraindikationen*. Aufgrund der β_2-Blockade kann es bei obstruktiven Lungenerkrankungen zu Asthma-Anfällen kommen.

2.4.7. Spartein (Depasan)

Spartein, ein Alkaloid des Besenginsters, hat elektrophysiologische Eigenschaften eines Antiarrhythmikums, wobei insbesondere die Refraktärzeit verlängert wird. Bei vergleichsweise geringerer antiarrhythmischer Wirkungsstärke sind auch negativ dromotrope Nebenwirkungen gering, wenngleich bei vorbestehenden Leitungsstörungen nach intravenöser Gabe auch Progressionen zu höhergradigen AV-Blockierungen gesehen wurden. Die HV-Leitung kann verzögert werden, die Refraktärzeiten des His-Purkinje-Systems und Ventrikelmyokards werden verlängert.

Indikationen sind ventrikuläre und supraventrikuläre Extrasystolen, Rezidivprophylaxe paroxysmaler Tachykardien und Rezidivprophylaxe nach Elektrokonversion von Vorhofflimmern.

Als *Kontraindikationen* gelten AV-Blockierungen höheren Grades. Während der Gravidität ist Spartein wegen der Gefahr vorzeitiger Wehen kontraindiziert.

Die Einzeldosis beträgt bei intravenöser Injektion 100–200 mg (= 1–2 Ampullen Depasan), bei oraler Therapie werden gleichmäßig über den Tag verteilte Dosen von 500–1000 mg gegeben.

2.4.8. Aprindin (Amidonal)

Elektrophysiologie

Aprindin zeigt elektrophysiologisch teilweise eine chinidinartige Wirkung: Anstiegssteilheit und Höhe des Aktionspotentials werden vermindert, die Leitungsgeschwindigkeit und die diastolische Spontandepolarisation verlangsamt. Die Dauer des Aktionspotentials bleibt unverändert oder verkürzt sich, je nach Dosierung und Zustand des Myokardgewebes. Bei höherer Konzentration kommt es zu einer Dissoziation zwischen dem verkürzten Aktionspotential und der weniger stark beeinflußten Dauer der Refraktärzeit, welche für

Tabelle 4.8. Indikationen und Anwendungsweise von Aprindin (Amidonal)

Indikationen:	supraventrikuläre und ventrikuläre Extrasystolen und Tachykardien
	WPW-Syndrom
Kontraindikationen:	AV-Block 2.–3. Grades, Schenkelblock
	Epilepsie, Ikterus, Leukopenie
Dosierung:	intravenös nur als Infusion (100–200 mg in 10–20 min)
	prophylaktisch 1–2mal 50 mg p. o./die (Erhaltungsdosis)
Nebenwirkungen:	neurologische Störungen (Tremor, Krämpfe)
	Leberschäden (Cholestase)
	Agranulozytose
	AV-, IV-Leitungsstörungen
Wirkungsdauer:	20–30 h
Bemerkungen:	Anwendung nur bei Therapieresistenz gegenüber anderen Substanzen

den antiarrhythmischen Effekt von Bedeutung ist (Zunahme des Verhältnisses von effektiver Refraktärperiode zu Aktionspotentialdauer).

Aprindin führt zu einer allgemeinen Abnahme der Leitungsgeschwindigkeit sowohl in aurikulären als auch ventrikulären und Purkinje-Fasern. Dieser Effekt ist von der extrazellulären Kaliumkonzentration abhängig und ist stärker ausgeprägt bei hoher extrazellulärer Kaliumkonzentration.

Im His-Bündel-Elektrogramm läßt sich eine relativ gleichmäßige Verzögerung der Erregungsleitung in allen Abschnitten des Erregungsleitungssystems nachweisen; sowohl die sinuatriale, intraatriale und atrioventrikuläre als auch die intraventrikuläre Leitung ist betroffen. Die präautomatische Pause nach frequenter Vorhofstimulation wird verlängert.

Aprindin beeinflußt akzessorische atrioventrikuläre Nebenverbindungen (WPW-Syndrom) sowohl in antegrader wie retrograder Richtung im Sinne einer Leitungsverzögerung und ist dadurch in der Lage, supraventrikuläre Reentry-Tachykardien zu unterbrechen.

Indikationen und Anwendungsweise (Tabelle 4.8)
Anwendungsbereich von Aprindin sind supraventrikuläre und ventrikuläre Extrasystolen und Tachykardien (Rezidivprophylaxe und

Therapie) besonders im Rahmen des WPW-Syndroms. Als Dosie-
rungsschema hat sich für die Schnellsättigung die Gabe von
500–600 mg Aprindin, über 2–3 Tage verteilt, bewährt. Die anschließende Erhaltungsdosis liegt für die meisten Patienten bei
100 mg täglich (2mal 50 mg).

Aprindin wird nach oraler Gabe nahezu 100%ig resorbiert und mit
einer Halbwertszeit von etwa 24 h langsam eliminiert. Die lang
anhaltende Wirkung von 20–30 h bietet den Vorteil einer nur einmaligen täglichen Gabe. Es besteht aber auch die Gefahr der Kumulation.

Die therapeutische Breite ist gering, *Nebenwirkungen* treten häufig
auf.

Als Hauptzeichen der Überdosierung verdient feinschlägiger Tremor
der Finger besondere Beachtung. Weiter werden Schwindel, Dop-
peltsehen, Psychosen, Sprachstörung, Ataxie, Schlaflosigkeit, Übelkeit und Schwitzen beobachtet. Neben diesen dosisabhängigen und
reversiblen, weniger gewichtigen Nebenwirkungen wurden mehrfach
z.T. tödlich verlaufende Nebenwirkungen in Form von Blutbildschä-
digungen vom Typ der Agranulozytose beschrieben.

Deshalb wird eine eingeschränkte Anwendung empfohlen im Sinne
einer letzten Alternative bei sonst therapierefraktären Arrhythmien.
Vor und während der Therapie mit Aprindin sind regelmäßig Blut-
bildkontrollen durchzuführen.

Die intravenöse Gabe geht mit negativ inotropen Effekten einher
und kann zu Blutdruckabfall führen. Aufgrund der leitungshemmenden Wirkung können intrakardiale Erregungsleitungsstörungen in
Form höhergradiger AV-Blockierungen und Schenkelblock auftreten. Die intravenöse Anwendung soll als Kurzinfusion (200 mg) erfolgen.

2.4.9. Lidokain (Xylocain)

Elektrophysiologische Effekte
Ebenso wie Chinidin und Prokainamid setzt auch Lidokain die Spontanautomatie durch Abflachung der spontanen diastolischen Depolarisation von Purkinje-Fasern herab. Im Gegensatz zu den anderen
Substanzen werden hingegen Aktionspotentialdauer und Refraktärzeit von Purkinje-Fasern und der Ventrikelmuskulatur verkürzt. Die

Aktionspotentialanstiegsgeschwindigkeit wird nur bei hohen extrazellulären Kaliumkonzentrationen verringert. Da Lidokain die Aktionspotentialdauer der Purkinje-Fasern vor allem dort verkürzt, wo normalerweise der Bereich maximaler Refraktärität ist („gate"), vermindert es die inhomogene Repolarisation distaler Purkinje-Fasern und reduziert die normale Diskrepanz der Aktionspotentialdauer an den Übergangsstellen der Purkinje-Fasern zur Arbeitsmuskulatur. Dadurch kann Wiedereintreten der Erregung verhindert werden.

Therapeutisch kann Lidokain Arrhythmien mit gesteigerter Automatie wie ventrikuläre Extrasystolen oder Kammertachykardien unterbinden, da es die Phase 4 des Aktionspotentials unterdrückt. Wiedererregungsvorgänge auf dem Boden von verminderter Leitung im His-Purkinje-System können ebenfalls durch Lidokain verhindert werden.

Untersuchungen mittels His-Bündel-Elektrogramm bei Normalpersonen konnten keine signifikanten Abnahmen der intraatrialen, atrioventrikulären und intraventrikulären Erregungsleitung aufzeigen. Die PQ-, QRS- und QT-Intervalle blieben unbeeinflußt. Bei geschädigtem His-Purkinje-System wurden allerdings in Einzelfällen zusätzliche Verlängerungen der HV-Zeit und intraventrikuläre Blockierungen beobachtet.

Indikationen und Anwendungsweise (Tabelle 4.9)
Lidokain ist das Mittel der Wahl bei ventrikulären Extrasystolen und Tachykardien sowie zur Prophylaxe von Kammerflimmern und -flattern, insbesondere bei akutem Myokardinfarkt und im Gefolge von Digitalisintoxikationen.

Die Initialdosis beträgt 50–100 mg intravenös als Bolus (maximal 200 mg) langsam unter Kontrolle des EKG oder der Herzfrequenz. Nach eingetretener Regularisierung wird die Injektion beendet. Danach sind ausreichende Plasmaspiegel von 1–5 µg/ml nur für ca. 30 min zu erwarten, so daß eine Dauertropfinfusion von 2–4–6 mg min^{-1} notwendig ist.

Die Dosierung bei intramuskulärer Injektion beträgt 250 mg und dient vor allem der Prophylaxe maligner Arrhythmien bei akutem Myokardinfarkt.

Die Halbwertszeit nach Abschluß der Verteilung beträgt 108 min. Nach intramuskulärer Injektion erfolgt eine gute Resorption, so daß

Tabelle 4.9. Indikationen und Anwendungsweise von Lidokain (Xylocain)

Indikation:	ventrikuläre Extrasystolie
	Kammertachykardie
	adjuvante Therapie bei Kammerflattern und Kammerflimmern nach Elektrodefibrillation und Prophylaxe
Kontraindikation:	Bradykardie
	AV-Block 2. und 3. Grades
Dosierung:	100 mg i. v., dann 1–6 mg/min^{-1} als Dauerinfusion
	300 mg i. m. (Prophylaxe)
Nebenwirkung:	
Herz/Kreislauf:	AV-Block, Sinus arrest, Sinusbradykardie, Asystolie
	1:1-Deblockierung bei Vorhofflattern
	Blutdruckabfall
ZNS:	Konzentrationsschwäche
	Schwindel
	Sehstörung
	Bewegungsstörungen
	Krämpfe, Parästhesien, Koma
Plasmaspiegel:	Therapeutisch bei 2–6 µg/ml
Halbwertszeit:	1,5–2 h
Wirkungsdauer:	10–60 min (nach i. v. Applikation)

effektive Blutspiegel in 5 min erreicht werden mit einer Dauer von bis zu 2 h; die maximalen Konzentrationen werden 30 min nach intramuskulärer Injektion erreicht. Nach oraler Gabe erscheinen nur 35% im System-Kreislauf (Extraktion durch die Leber).

Nebenwirkungen und Kontraindikationen
Bei Einzelinjektionen von 1–2 mg/kg Körpergewicht werden weder kardiale noch zentralnervöse Nebenwirkungen ernsthaften Ausmaßes beobachtet. Bei höheren Dosen kommt es allerdings zu deutlichen zentralnervösen Symptomen, die mit leichter Benommenheit, Schwindel, Parästhesien und Sehstörungen beginnen. Dann sind Plasmaspiegel von 1,0 µg/ml überschritten. Weitere Dosissteigerung führt zu Euphorie, Desorientiertheit, Bewußtseinsverlust und generalisierten tonisch-klonischen Krämpfen. Klinisch liegt solchen Situationen meist eine zu schnelle Injektion zugrunde. Beeinträchtigungen der Hämodynamik treten auf in Form einer vorübergehenden kar-

diodepressiven Wirkung, die jedoch im Vergleich zu anderen Antiarrhythmika gering ist und selbst bei kardialer Vorschädigung nur selten klinisch relevant wird. Als toxische Reaktionen werden Hypotension und Kollaps beobachtet. Sinuatriale Bradykardien, Sinusstillstand, AV-Block 2.–3. Grades, Asystolie, Kammerbeschleunigung bei Vorhofflimmern sind weitere kardiale Nebenwirkungen.

Kontraindikationen sind daher bradykarde Rhythmusstörungen, höhergradiger AV-Block, da Ersatzrhythmen ausbleiben. Vorsicht ist geboten bei intraventrikulären Leitungsstörungen. Bei Leberschäden sind toxische Blutspiegel zu befürchten, da 70% des Lidokain in der Leber abgebaut werden.

Die fehlende Möglichkeit einer oralen Erhaltungstherapie mit Lidokain beschränkt dessen Einsatz auf akute und vorübergehende Arrhythmien.

2.4.10. Mexiletin (Mexitil)

Elektrophysiologie
Die Substanz weist eine strukturelle Ähnlichkeit zum Lidokain auf. Beide Pharmaka besitzen annähernd die gleiche lokalanästhetische Wirkung. Sowohl am Vorhof als auch am Ventrikelmyokard führt Mexiletin zu einer Abnahme der maximalen Anstiegsgeschwindigkeit des Aktionspotentials, das Ruhepotential bleibt unverändert. Die Aktionspotentialdauer wird verkürzt, die Refraktärperiode trotzdem beträchtlich verlängert. Als sekundäre Folge der Primärwirkung wird die elektrische Reizschwelle erhöht, die Leitungsgeschwindigkeit vermindert. Neben der Reduktion des schnellen Natrium-Einstroms konnte ein Kalzium-antagonistischer Einfluß nachgewiesen werden.

Beim Menschen hat die Substanz insgesamt keine eindeutig gerichteten Wirkungen auf Sinusfrequenz, Sinusknotenerholungszeit, sinuatriale, atrioventrikuläre und intraventrikuläre Leitungszeit, wenngleich es in Einzelfällen besonders bei vorgeschädigtem Leitungssystem zu Verzögerungen distal der His-Brücke kommen kann.

Indikationen und Anwendungsgebiete (Tabelle 4.10)
Mexiletin ist sowohl bei intravenöser wie oraler Applikationsform besonders bei ventrikulären Tachykardien und Extrasystolen wirk-

180

Tabelle 4.10. Indikationen und Anwendungsweise von Mexiletin (Mexitil)

Indikationen:	ventrikuläre Extrasystolie und Tachykardien (KHK, Myokardinfarkt, Digitalisintoxikation)
Kontraindikationen:	intraventrikuläre Leitungsstörung Hypotension Nieren-, Leberinsuffizienz Parkinsonismus
Dosierung:	100–250 mg intravenös (5–10 min) 2–3 mal 200–400 mg/die per os
Nebenwirkungen:	Nausea, Erbrechen, Sehstörungen, Tremor, Nytagmus, Halluzinationen, Doppeltsehen, Schläfrigkeit, Desorientiertheit, Muskelzuckungen, Parästhesien Hypotension, verbunden mit Bradyarrhythmie AV- und IV-Blockierung, Sinusstillstand gastrointestinale Beschwerden (oral) Hautexanthem, Thrombopenie, positive ANA

sam. Dies gilt auch für Fälle, die sich gegenüber Lidokain resistent verhalten.

Im Unterschied zum Lidokain ist es auch bei oraler Verabreichung stark wirksam. Mexiletin wird nach oraler Aufnahme rasch resorbiert, die Plasmaspiegel sind maximal zwischen der 1. und 2. h.

Die therapeutischen Plasmaspiegel liegen zwischen 0,5 und 2 µg/ml. Toxische Nebenwirkungen gehen mit Plasmakonzentrationen über 3,0 µg/ml einher. Die Serumhalbwertszeiten sind mit 10 h beim Gesunden und mit ca. 19 h bei Herzkranken anzusetzen.

Als Dosierung für die orale Medikation werden eine Initialdosis von 400 mg und Fortführung mit 2–3mal 200–400 mg täglich empfohlen. Für die intravenöse Applikation werden initiale Dosierungen von 100–200 mg (max. 250 mg) bzw. 2 mg/kg Körpergewicht, in 5–10 min injiziert, gegebenenfalls mit nachfolgender Tropfinfusion (1–3 mg min^{-1}), angegeben. Gravierende negativ inotrope Wirkungen bestehen in diesem Dosisbereich nicht.

Als *Nebenwirkungen* – fast ausschließlich bei intravenöser Injektion – können Bradykardie und Hypotension, Benommenheit, Schwindel, Sehstörungen und Übelkeit auftreten. Zentralnervöse Nebenwirkungen bestehen in Form von Tremor, Nystagmus, Dysarthrie, Parästhesien, Ataxie und Verwirrtheit. Als Einzelbeobachtungen wurden positive antinukleäre Antikörper und Thrombopenie mitgeteilt.

Insgesamt handelt es sich beim Mexiletin um ein neues Antiarrhythmikum, das in vieler Hinsicht eine therapeutische Alternative und Ergänzung zu Lidokain darstellt, diesem gegenüber jedoch den Vorteil der oralen Wirksamkeit besitzt. Aufgrund der langen Halbwertszeit kommt man mit 1–3 Tagesdosen aus.

2.4.11. Phenytoin (Diphenylhydantoin)

Elektrophysiologie

Diphenylhydantoin (DPH) vereint günstige Eigenschaften, indem die Automatie unterdrückt wird ohne gleichzeitige negative Dromotropie. Die Spontanautomatie von Purkinje-Fasern wird herabgesetzt, in hohen Dosen wird auch die diastolische Spontandepolarisation des Sinusknotens abgeflacht. Die Aktionspotentialdauer im His-Purkinje-System wird verkürzt, ebenso der Absolutwert der effektiven Refraktärperiode. Relativ zur Änderung der Aktionspotentialdauer nimmt die effektive Refraktärperiode jedoch zu, was zu einer Unterbrechung von Reentry-Kreisen an der Verbindung von His-Purkinje-Fasern zur Arbeitsmuskulatur führt. Die Anstiegsgeschwindigkeit des Aktionspotentials nimmt im Atrium zu, nur bei hohen Dosen nimmt sie ab und zeigt eine Abhängigkeit von der extrazellulären Kaliumkonzentration. Im His-Purkinje-System nimmt die Anstiegsgeschwindigkeit des Aktionspotentials zu, wenn sie zuvor vermindert war. Dies bedingt eine Zunahme der Leitungsgeschwindigkeit besonders bei vorheriger Depression durch Ischämie oder Drogen (Digitalis).

Klinische Untersuchungen mittels His-Bündel-Elektrographie ergaben unterschiedliche Befunde: Meist blieben die Leitungszeiten im AV-Knoten und His-Purkinje-System unverändert. Bei manchen Patienten wird die AH-Zeit verkürzt, vor allem wenn sie zuvor verlängert war.

Indikationen und Anwendungsweise (Tabelle 4.11)

Indikationen für DPH sind supraventrikuläre und ventrikuläre Arrhythmien (Extrasystolen, Tachykardien, Vorhoftachykardien mit und ohne Block) besonders glykosidtoxischer Genese. Auch Vorhof-

Tabelle 4.11. Indikationen und Anwendungsweise von Phenytoin (Phen-hydan)

Indikation:	besonders digitalisinduzierte Arrhythmien
	supraventrikuläre und ventrikuläre Tachykardie
	Vorhoftachykardie und AV-Tachykardie mit und ohne Block
	supraventrikuläre und ventrikuläre Extrasystolie
Kontraindikation:	SA-Block, sinus arrest, AV-Block 2. und 3. Grades
	Überempfindlichkeit, Leukopenie, Schwangerschaft
Dosierung:	125–250 mg langsam (!) i. v. (5–10 min)
	Infusion 125 mg/h, max. 1,5 g/24 h
	oral: Initial-Dosis 1000 mg/24 h
	500–600 mg am 2. und 3. Tag
	300 mg als Erhaltungsdosis/die (= 3mal 1 Tbl. Phenhydan)
Nebenwirkung:	
Herz/Kreislauf:	Bradykardie, Asystolie, Kammerflimmern, Blutdruckabfall, Vorhofflattern mit 1 : 1-Überleitung, negative Inotropie
ZNS:	Nystagmus, Ataxie, Schwindel, Psychose, Kleinhirnsymptomatik, Koma
sonstige:	Überempfindlichkeitsreaktionen, Gingivahyperplasie, megaloblastische Anämie LE-Zellphänomen
gastro-intestinal:	Nausea, Inappetenz, Erbrechen
Vorsicht:	Kumulation bei Leberschaden, Hypotension, Herzinsuffizienz
	Interaktionen mit anderen Pharmaka
Halbwertszeit:	15–30 h
Wirkungsdauer:	24 h (20–120 h) nach Vollsättigung

flimmern und -flattern reagieren gut, wenn eine glykosidtoxische Entstehung gegeben ist. Auch akute ventrikuläre Arrhythmien bei Anästhesie, Herzkatheterismus und Herzchirurgie können mit DPH angegangen werden.

Therapeutisch effektive Plasmaspiegel werden mit 10–18 µg/ml angegeben. Zentralnervöse Nebenwirkungen beginnen bei Plasmaspiegeln von über 20 µg/ml.

Bei intravenöser Anwendung werden 125–250 mg langsam (nicht mehr als 50 mg pro min) injiziert, bis die Arrhythmie unterdrückt ist oder Nebenwirkungen in Erscheinung treten. Nach erfolgreicher Behandlung mit einer intravenösen Einzelinjektion kann der Effekt durch anschließende Dauerinfusion aufrechterhalten werden. Die Dosierung beträgt hierbei 750 mg pro 8–12 h (Phenhydan-Infusionskonzentrat).

Eine orale Behandlung wird mit einer Sättigungsbehandlung begonnen. Bei Schnellsättigung werden 1000 mg am ersten und 500 bis 600 mg am 2. und 3. Tag gegeben. Bei langsamer Sättigung werden 300–500 mg/die verabfolgt, ein therapeutischer Spiegel wird dann in 6–7 Tagen erreicht. Die orale Erhaltungsdosis beträgt 1–3mal 100–200 mg/die.

Die Eliminationsrate von 35% pro 24 h bedingt eine langanhaltende Wirkung von 20–120 h. Die langanhaltende Wirkung und gute enterale Resorption machen die Substanz für eine orale Langzeitbehandlung geeignet.

Nebenwirkungen und Kontraindikationen
Negativ inotrope Effekte und Hypotension sind nur bei intravenöser Gabe höherer Dosen zu befürchten. Die gefährlichsten Komplikationen nach Überdosierung oder auch sonst üblichen Dosen sind Bradykardie bis hin zur Asystolie und höhergradiger AV-Block. Die Unterdrückung tertiärer Automatiezentren macht die Substanz besonders bei Patienten mit totalem AV-Block und sekundärem oder tertiärem Ersatzrhythmus gefährlich. Nichtdigitalisierte Patienten mit Vorhofflattern können über eine Verbesserung der AV-Überleitung in eine bedrohliche Situation geraten, wenn sich ein Überleitungsverhältnis von 1:1 einstellt.

Zentralnervöse Störungen gehen parallel der intravenös verabreichten Dosis und Infusionsgeschwindigkeit. Bei Dauermedikation können Ataxie, Gingivahyperplasie, megaloblastäre Anämie oder anikterische Hepatitiden auftreten. Selten werden LE-Syndrom und lymphozytäre Thyreoiditis beobachtet.

Bei intravenöser Gabe kann es zu Venenwandreizungen mit Schmerzen kommen (NaCl-Nachspülung).

Als Kontraindikationen gelten schwere Herzinsuffizienz, Schock und Hypotonie, sowie Bradykardie und höhergradiger AV-Block. Vorsicht ist geboten bei Leberschäden oder anderen Zuständen, die eine verminderte Leberdurchblutung bedingen (Hypotension, Herzinsuffizienz), da hier mit Kumulation zu rechnen ist. Darüber hinaus ist eine Reihe von Drogen bekannt, die die Halbwertszeit verlängern und so zu toxischen Konzentrationen führen können (Kumarine, Chloramphenicol, Diazepam, Phenylbutazon, Phenothiazine, Tuberkulostatika, INH).

2.4.12. Betarezeptorenblocker

Elektrophysiologie
Betablocker verhindern die katecholaminbedingte Zunahme der diastolischen Depolarisation. Diese Wirkung stellt möglicherweise die wichtigste antiarrhythmische Eigenschaft dar. Hierdurch werden die Spontanautomatie gehemmt und die Entladefrequenz von Schrittmacherzellen erniedrigt. Betablocker mit zusätzlicher „chinidinähnlicher" Membranwirkung wie Propranolol und Alprenolol vermindern die spontane diastolische Depolarisation von Purkinje-Fasern auch ohne Anwesenheit von Katecholaminen. In hohen Konzentrationen führen diese Substanzen zu einer Verminderung der maximalen Anstiegsgeschwindigkeit und der Amplitude des Aktionspotentials von Vorhof- und Ventrikelmyokard und von Purkinje-Fasern. Das Ruhemembranpotential zeigt keine Änderung. Dementsprechend können Betablocker mit direkter Membranwirkung mit Erfolg auch bei glykosidinduzierten Arrhythmien eingesetzt werden.
Unter klinischen Bedingungen sind die spezifischen Wirkungen der Betablocker naturgemäß vom Ausmaß der sympathischen Aktivität abhängig, die bei bestimmten Krankheiten in unterschiedlichem Maße erhöht ist. Die Sinusfrequenz wird herabgesetzt, gelegentlich kommt es unter therapeutischer Dosierung auch zu ausgeprägten Bradykardien. Die Wirkung auf die Erregungsleitung hängt von der Anwesenheit von Katecholaminen, vom jeweiligen Herzgewebe und von dem Ausmaß direkter Membranwirkung des jeweiligen Betablockers ab. Alle Substanzen bewirken ganz selektiv eine Leitungsverzögerung im Bereich des AV-Knotens, die bei den einzelnen Präparaten unterschiedlich und dosisabhängig ausgeprägt ist. Alle Refraktäritätsparameter des AV-Knotens werden verlängert. Auf das spezifische ventrikuläre Leitungsgewebe haben Betablocker in therapeutischer Dosierung keine signifikanten Wirkungen hinsichtlich

Tabelle 4.12. Antiarrhythmische Therapie mit Betablockern

---

1. Sinustachykardie
2. Vorhofflimmern und -flattern
   a) Frequenzsenkung (Kombination mit Digitalis)
   b) Kombinationstherapie bei Gabe von Chinidin, Disopyramid, DPH
3. Paroxysmale AV-Knoten-Tachykardie (Kombination mit Digitalis, anderen Antiarrhythmika)
4. WPW-Syndrom mit Reentry-Tachykardien (Kombination mit anderen Antiarrhythmika)
5. Ventrikuläre Extrasystolie und Tachykardie (Kombination mit anderen Antiarrhythmika)

---

1. Hyperkinetisches Herzsyndrom
   Sinustachykardie, Extrasystolie
2. Koronare Herzkrankheit
   Belastungsextrasystolie
3. Hyperthyreose
   Sinustachykardie, Vorhofflimmern, Extrasystolie

Leitungsgeschwindigkeit und Refraktärperiode. Am Ventrikelmyokard zeigen sie ebenso wie an den übrigen kardialen Strukturen antiadrenerge Effekte.

Indikationen und Anwendungsweise (Tabelle 4.12)
Primäres Indikationsfeld der Betablocker sind Arrhythmien, die primär auf einen überschießenden adrenergen Antrieb zurückgeführt werden können (akuter Herzinfarkt, Angina pectoris, hyperkinetisches Herzsyndrom, Hyperthyreose). Dabei ist es unwichtig, ob der beta-adrenerge Antrieb absolut erhöht ist oder ob ein normaler Antrieb ein vorgeschädigtes Erfolgsorgan trifft und zusätzlich belastet. Naturgemäß ist die Anwendung von Betablockern in jedem Einzelfall indikationsbezogen zu prüfen.
Bei Sinustachykardien im Rahmen des hyperkinetischen Herzsyndroms sind Betablocker Mittel der ersten Wahl. Auch bei Tachykardien bei Hyperthyreose werden Betablocker erfolgreich eingesetzt. Ist die Sinustachykardie jedoch Ausdruck einer Herzinsuffizienz, so sind Betablocker kontraindiziert.
Bei Patienten mit tachykarden Formen des Vorhofflimmerns und Vorhofflatterns führt die bremsende Wirkung auf den AV-Knoten zu

einer sicheren Reduktion der Kammerfrequenz unabhängig von der Ätiologie. Eine Konversion zum Sinusrhythmus gelingt allerdings nur selten. Die leitungshemmende Wirkung der Betablocker auf den AV-Knoten wird auch bei der kombinierten Therapie von atrialen Arrhythmien mit Betablockern und Chinidin oder Disopyramid ausgenützt, da letztere durch ihre vagolytischen Effekte die Leitung im AV-Knoten eher verbessern und damit zu einer schnellen Überleitung führen können.

Durch die Veränderung der Leitungs- und Refraktäritätsverhältnisse im AV-Knoten sind Betablocker auch ein wirksames Mittel zur Prophylaxe paroxysmaler supraventrikulärer Tachykardien, die meist auf einem Reentry-Mechanismus im AV-Knoten beruhen. Auch bei Tachykardien im Rahmen des WPW-Syndroms werden Betablocker mit Erfolg eingesetzt. Allerdings wird nur die Leitung in der nodalen Bahn beeinflußt, nicht aber im akzessorischen Bündel; dementsprechend zeigen Betablocker therapeutische Erfolge nur bei Reentry-Tachykardien, die antegrad oder retrograd über den AV-Knoten laufen, nicht jedoch bei Vorhofflimmern-flattern mit schneller Überleitung über die akzessorische Bahn.

Die Wirkung der Betablocker ist gut bei ventrikulären Extrasystolen, die durch Belastung ausgelöst werden. Der Effekt ist um so deutlicher, je höher der sympathische Tonus ist. Im Einzelfall können sogar gefährliche ventrikuläre Tachykardien beseitigt werden. Wahrscheinlich kommt hier der chinidinähnlichen Eigenschaft eigenständige Bedeutung zu. Auch bei ventrikulären Arrhythmien hat sich die Kombination von Betablockern mit andersartigen Antiarrhythmika sehr bewährt.

Bei Sinustachykardie und hyperkinetischem Herzsyndrom genügen in der Regel täglich 30–60 mg Propranolol (Dociton) bzw. äquivalente Dosen eines anderen Betablockers. Die intravenöse Gabe von z. B. 5 mg Propranolol sollte nur unter kontrollierten klinischen Bedingungen vorgenommen werden (z. B. Anfallsunterbrechung bei paroxysmaler Kammertachykardie und bei wiederkehrendem Kammerflimmern nach Defibrillationen, wenn durch Anwendung anderer Antiarrhythmika (z. B. Lidokain) der Rhythmus nicht zu stabilisieren ist). Bei paroxysmalen supraventrikulären Tachykardien kann durch die intravenöse Gabe von 0,4 mg Pindolol (Visken) der Anfall kurzfristig unterbrochen werden.

Tabelle 4.13. Nebenwirkungen und Gefahren der Betablockerbehandlung

Herz/Kreislauf:	Bradykardie, AV-Block
	Asystolie
	Herzinsuffizienz
ZNS:	Ohrensausen
	Depressionen
	Halluzinationen
andere Organe:	Müdigkeit
	Übelkeit, Brechreiz, Diarrhoe
	Bronchospasmus
	Hypoglykämie

Die zahlreichen derzeit verfügbaren Betablocker unterscheiden sich untereinander und dosisabhängig hinsichtlich ihrer negativen Inotropie, ihrer mehr oder minder ausgeprägten Kardioselektivität und ihrer für die antiarrhythmische Therapie möglicherweise relevanten „chinidinartigen" Membranwirkung. Gravierende differentialtherapeutische Unterschiede bestehen in antiarrhythmischer Hinsicht nicht.

Nebenwirkungen und Kontraindikationen (Tabelle 4.13)
Nebenwirkungen stehen entweder in direktem Zusammenhang mit dem spezifischen beta-Antagonismus oder sind davon unabhängig und variieren dann je nach Wirkungsspektrum des Blockers und Vorschädigung bestimmter Organe.
Gefürchtete und besonders bei intravenöser Applikation zu beobachtende Nebenwirkung der Betablockerbehandlung sind akute Herzinsuffizienz und Überleitungsstörungen bis hin zur Asystolie. Die kardiodepressiven Eigenschaften sind sowohl auf die Betasympathikolyse als auch auf unspezifische Membranwirkungen zu beziehen (Kalziumantagonismus).
Unspezifische Nebenwirkungen sind Schwindel, Müdigkeit, Nausea, Diarrhoe, Mundtrockenheit, Pollakisurie, Exanthem, Konjunktivitis, Parästhesien und gelegentlich Sehstörungen.
Bei Asthma bronchiale und anderen obstruktiven Lungenerkrankungen sollen keine Betablocker gegeben werden. Bei manifester Herzinsuffizienz gelten diese ebenso als kontraindiziert. Unter kon-

trollierten Bedingungen können Betablocker jedoch bei gleichzeitiger Digitalisierung verabreicht werden.

Wegen der leitungshemmenden Eigenschaften auf den AV-Knoten und der Depression der Sinusknotenfunktion sollte auf Betablocker bei AV-Block und beim Sinusknotensyndrom verzichtet werden.

Kalzium-Antagonisten und Betablocker verstärken sich in ihrer negativ dromotropen und negativ chronotropen Wirkung, weshalb ihre kombinierte Anwendung unterbleiben soll.

Als relative Kontraindikation gelten Spontanhypoglykämien und instabiler insulinpflichtiger Diabetes mellitus.

Bei Überdosierung bzw. Intoxikation mit Betablockern hat sich Glukagon hinsichtlich Herzfrequenz und Hämodynamik neben dem Einsatz von Betasympathikomimetika (Alupent, Aludrin) als wirksam erwiesen.

2.4.13. Verapamil (Isoptin)

Elektrophysiologie

Verapamil vermindert aufgrund Ca^{++}-antagonistischer Eigenschaften die Entladefrequenz des Sinusknotens, verlangsamt die atrioventrikuläre Leitung und verlängert die effektive und funktionelle AV-Knoten-Refraktärzeit. Verapamil blockiert den transmembranären Kalzium-Influx durch die langsamen Kalzium-Kanäle, die für den normalen Depolarisationsprozeß vor allem der Zellen des Sinusknotens und des AV-Knotens verantwortlich sind. Die Substanz beeinflußt auch abnorm depolarisierte Fasern, deren Aktionspotential vom langsamen Kalzium-Strom abhängt, was die Wirkung bei manchen ventrikulären Arrhythmien erklärt. Andere myokardiale Gewebe, deren Aktionspotential vom „schnellen Natrium-Kanal" getragen ist, werden nicht beeinflußt.

Betasympathikomimetika antagonisieren die durch Kalzium-Antagonisten induzierte Depression der Sinusknotenautomatie und Verlangsamung der AV-Leitung.

Indikationen und Anwendungsweise (Tabelle 4.14)

Hauptsächliche Indikationen für Verapamil sind paroxysmale supraventrikuläre Tachykardien, AV-Tachykardien und Vorhofflimmern und -flattern mit schneller Überleitung. Vorhofflattern kann

Tabelle 4.14. Indikationen und Anwendungsweise von Verapamil (Isoptin)

Indikation:	paroxysmale supraventrikuläre Tachykardie mit und ohne WPW-Syndrom
	AV-Tachykardie
	Vorhofflimmern und -flattern mit schneller Überleitung
Kontraindikation:	SA-Bradykardie, Sinusknotensyndrom
	AV-Block
	fortgeschrittene Herzinsuffizienz, Hypotonie, Schock
Dosierung:	5–10 mg langsam i. v.
	3mal 80 mg p. o./die
Nebenwirkung:	
Herz/Kreislauf:	SA- und AV-Leitungsstörung
	negative Inotropie und Blutdruckabfall bei i. v. Gabe
ZNS:	Kopfschmerz, Schwindel (2%)
gastrointestinal:	Obstipation, Nausea (2%)
Bemerkungen:	keine Kombination mit Betarezeptorenblockern

bei diagnostisch schwierigen Fällen durch eine stärkere Überleitungsverzögerung im AV-Knoten nach Verapamil erkannt werden. Einige Befunde lassen auch eine gute Wirkung bei digitalistoxischen Rhythmusstörungen erwarten, da Nachpotentiale mit automatischer Impulsbildung bei Digitalisintoxikation beseitigt wurden. Gelegentlich gelingt es auch z. B. beim akuten Herzinfarkt, Kammertachykardien zu beseitigen.

Die Dosierung beträgt bei intravenöser Gabe 5 mg als Einzeldosis (1 mg min^{-1}). Sie kann bei unzureichender Wirkung und fehlenden Nebenwirkungen wiederholt werden.

Bei oraler Therapie beträgt die mittlere Tagesdosis 3mal 80 mg. Eine maximale Zunahme der AV-Leitung tritt bei intravenöser Gabe nach ca. 2–3 min für 15–20 min ein, bei oraler Applikation nach ca. 30 min und hält ca. 6 h an.

Nebenwirkungen und Kontraindikationen

Kontraindikationen sind AV-Blockierungen höheren Grades, manifeste Herzinsuffizienz und Hypotonie. Bei Sinusknotenfunktionsstörungen im Rahmen des Sinusknotensyndroms muß mit sinuatrialen Bradykardien und prolongiertem Sinusstillstand gerechnet werden.

Tabelle 4.15. Differentialtherapie von Herzrhythmusstörungen

---

supraventrikuläre Extrasystolen
Ajmalin, Disopyramid, Propafenon, Phenytoin, Chinidin, Betablocker,
Verapamil

ventrikuläre Extrasystolen
Lidokain, Ajmalin, Disopyramid, Propafenon, Phenytoin, Chinidin, Betablocker (Propranolol), Aprindin, Mexiletin

supraventrikuläre Tachykardie
Sedierung, Vagusreiz; Verapamil, Betablocker, Digitalis, Chinidin, Ajmalin,
Propafenon, Disopyramid, Aprindin; Elektrotherapie

ventrikuläre Tachykardie
Lidokain, Ajmalin, Propafenon, Aprindin, Mexiletin; Elektrotherapie

Vorhofflimmern und -flattern
Digitalis, Verapamil, Betablocker (Senkung der Kammerfrequenz)
Chinidin, Lidoflazin, Propafenon, Disopyramid; Elektrotherapie (Regulari-
sierung)

Kammerflimmern und -flattern
Elektrodefibrillation; adjuvante Therapie mit Lidokain, $NaHCO_3$ zum Azidoseausgleich, Kaliumionen

---

Hämodynamische Nebenwirkungen, die als Folge des Kalzium-anta-
gonistischen Effektes als negative Inotropie und Blutdruckabfall in
Erscheinung treten, sind vergleichsweise gering.
Vor einer Kombination mit Betarezeptorenblockern wird wegen der
Summation von kardiodepressiven und AV-leitungsverzögernden
Wirkungen gewarnt.

3. Spezielle Behandlungspläne (Tabelle 4.15)

3.1. Sinustachykardie

Eine Sinustachykardie ist nur ausnahmsweise Gegenstand einer symptomatischen antiarrhythmischen Therapie, nämlich im Rahmen einer Sympathikusüberaktivität, besonders beim hyperkinetischen
Herzsyndrom, außerdem als unterstützende Therapie bei thyreotoxi-

scher Krise. Die Sinusfrequenz ist stark von nervalen und humoralen vegetativen Einflüssen abhängig und kann durch Betarezeptorenblocker regelmäßig gesenkt werden. Es ist jedoch zu beachten, daß Tachykardie und gesteigerte Sympathikusaktivität in den meisten Fällen Ausdruck des Grundleidens sind (z. B. Hyperthyreose, Myokarditis, Lungenembolie, Fieber usw.) und insbesondere häufig Ausdruck körpereigener Kompensationsvorgänge (bei Herzinsuffizienz, Volumenmangel, Schock usw.). Hier wäre eine Therapie mit Betablockern nicht nur überflüssig, sondern möglicherweise verhängnisvoll. Gerade bei der Sinustachykardie ist eine ätiologisch ausgerichtete frequenzsenkende Therapie oberstes Ziel. So wird z. B. die Tachykardie bei hyperkinetischem Herzsyndrom mit Betablockern, bei Hyperthyreose mit Thyreostatika und Sedativa, bei Herzinsuffizienz mit Digitalis und Diuretika, bei Volumenschock mit Plasmaexpandern, bei Myokarditis mit Prednisolon, Antibiotika und Digitalis, bei paroxysmalen Zuständen mittels Vagusreiz durch Karotissinusmassage, Bulbusdruck oder mit Verapamil angegangen.

3.2. Supraventrikuläre Extrasystolen

Vorhofextrasystolen, welche bei organischen Herzleiden nicht selten Vorläufer von Vorhofflimmern und -flattern und von Vorhoftachykardien sind, verdienen vor allem dann Beachtung, wenn sie in Salven oder gehäuft auftreten. Zur Behandlung eignen sich Digitalisglykoside bei bestehender Herzinsuffizienz, sonst auch Verapamil, Chinidin, Ajmalin, Phenytoin, Betablocker, Disopyramid, Propafenon und Aprindin. Das Vorgehen entspricht dem der Rezidivprophylaxe von Vorhofflimmern und -flattern (s. Tabelle 4.18, S. 197).

3.3. Paroxysmale supraventrikuläre Tachykardien

Zunächst sollen mechanische Maßnahmen in Form der Vagusreizung versucht werden, wodurch in vielen Fällen eine Beendigung der Tachykardien erfolgt (Abb. 4.4).
Führt der Vagusreiz nicht zur Unterbrechung der Tachykardie, ist beim sonst Herzgesunden Mittel der Wahl die langsame intravenöse

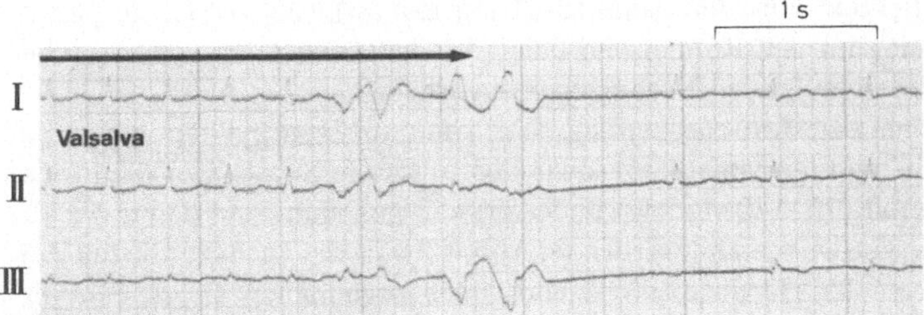

Abb. 4.4. Beendigung einer paroxysmalen supraventrikulären Tachykardie durch Valsalva-Manöver

Tabelle 4.16. Medikamentöse Therapie bei paroxysmalen supraventrikulären bzw. atrioventrikulären Tachykardien

Präparat	Bemerkung	Dosis
Anfallsunterbrechung		
1. Digoxin/Digitoxin	bei Herzinsuffizienz	schnelle Sättigung
2. Verapamil	Präparat der 1. Wahl bei sonst Herzgesunden	5–10 mg langsam i. v.
3. Ajmalin	Präparat der 1. Wahl bei WPW-Syndrom	50 mg langsam i. v.
4. Propafenon		70–140 mg langsam i. v.
5. Aprindin	bei Therapieresistenz	Kurzinfusion von 100–200 mg in 10–20 min
Prophylaxe		
1. Digoxin/Digitoxin	Basistherapie bei Herz-insuffizienz	Erhaltungstherapie
2. Prajmaliumbitartrat		2–3mal 20 mg/die p. o.
3. Verapamil	keine Kombination mit Betablockern	3mal 80 mg/die p. o.
4. Betablocker z. B. Propranolol	bei Hypertonie, koronarer Herzkrankheit, hyperkinetischem Herz-Syndrom	4mal 20–40 mg/die p. o.
5. Propafenon	auch bei WPW-Syndrom	3mal 150–300 mg/die p. o.
6. Chinidinbisulfat		2mal 0,25–0,5 g/die p. o.
7. Aprindin	bei Versagen anderer Präparate	50–100 mg/die p. o.
8. Kombinationen	bei refraktären Fällen	

Injektion von Verapamil (5–10 mg Isoptin), was zur Leitungshemmung im AV-Knoten und damit zur Unterbrechung von evtl. über diesen laufenden Kreiserregungen führt.

Eine akzessorische Leitungsbahn kann insbesondere durch Ajmalin (50 mg Gilurytmal i. v.) sowie durch weitere Substanzen wie Propafenon (70–140 mg i. v.) und Aprindin gehemmt und damit die Tachykardie beendet werden (s. Abb. 4.3). Ist die Tachykardie mit Zeichen der Herzinsuffizienz und einem organischen Herzleiden verbunden, sollen Digitalisglykoside gegeben werden. Die Elektrokonversion mittels Gleichstromschock stellt hier eine Alternative dar bei schweren hämodynamischen Alterationen und kardiogenem Schock sowie bei Nichtansprechen auf die medikamentösen Maßnahmen.

Vorschläge zur Behandlung von paroxysmalen supraventrikulären Tachykardien bzw. deren Rezidivprophylaxe finden sich in Tabelle 4.16.

Vorhoftachykardien mit und ohne Block als Folge von Digitalisintoxikationen eventuell mit Hypokaliämie werden symptomatisch angegangen mit Kalium (Kalium-Magnesium-Aspartat) und gleichzeitig mit Lidokain oder Phenytoin. Im Prinzip sind auch Betablocker wirksam. Die gefährliche Situation erfordert eine sorgfältige klinische Überwachung.

3.4. Vorhofflimmern und Vorhofflattern

Therapeutisch können zwei Ziele verfolgt werden:
1. Senkung der meist hohen Kammerfrequenz durch Bremsung der AV-Überleitung,
2. Regularisierung, d. h. die Überführung des Vorhofflimmerns oder -flatterns in einen Sinusrhythmus.

Die Aussichten auf ein längeres Bestehenbleiben des Sinusrhythmus nach erfolgreicher Konversion von Vorhofflimmern-flattern sind relativ günstig, wenn die in Tabelle 4.17 aufgeführten Bedingungen erfüllt sind.

Die Konversion von Vorhofflimmern zum Sinusrhythmus ist für den Patienten in zweierlei Hinsicht von Vorteil:
a) Besonders bei organischen Herzleiden mit latenter oder manife-

Tabelle 4.17. Idealvoraussetzungen für eine erfolgreiche Regularisierung von Vorhofflimmern

Dauer	< 1 Jahr
Patientenalter	<60 Jahre

keine rheumatische Erkrankung
essentielles Vorhofflimmern
linker Vorhof nicht dilatiert
Ursache der Arrhythmie beseitigt oder behandelt (Rekompensation, Hyperthyreose, Klappenoperation)
keine kardiale Dekompensation
keine chronische Myokarditis
grobschlägige Flimmerwellen
rasche Kammerfrequenz
konsequente Nachbehandlung gewährleistet

ster Herzinsuffizienz führt die Regularisierung zu einer mehr oder weniger raschen Besserung der hämodynamischen Situation.

b) Während des Vorhofflimmerns besteht die Gefahr arterieller Embolien; allerdings können auch mit der Regularisierung Embolien auftreten, was im Zusammenhang mit der Wiederaufnahme einer koordinierten Vorhoftätigkeit gesehen werden kann. Dieses Risiko kann durch Antikoagulantientherapie vermindert werden. Bei der Regularisierung von Vorhofflattern ist mit embolischen Komplikationen nicht zu rechnen, da eine wirksame Vorhofkontraktion erhalten ist.

Die Digitalisierung ist die Methode der Wahl bei der absoluten Tachyarrhythmie. Die Indikation besteht auch unabhängig vom gleichzeitigen Vorliegen einer Herzinsuffizienz, da Digitalis durch Blockierung der AV-Überleitung die schnelle Kammerfrequenz senkt. Eine Schnellsättigung kann intravenös mit Digoxin (1–2 mg/24–36 h) oder Digitoxin (1–1,5 mg/24–36 h) oder auch peroral mit 4–6mal 0,2 mg Acetyl- oder Methyl-Digoxin erreicht werden. Nach Beseitigung des Pulsdefizits und Normalisierung der Kammerfrequenz Weiterbehandlung mit einer Erhaltungsdosis von 1–2mal 0,2 mg Acetyl- oder Methyl-Digoxin.

Digitalis überführt oft Vorhofflattern in Vorhofflimmern, was eine Senkung der Kammerfrequenz zur Folge hat (Abb. 4.5). Besonders bei akut aufgetretenem Vorhofflattern kann es unter Digitalis allein zu einem Umschlag in einen Sinusrhythmus kommen.

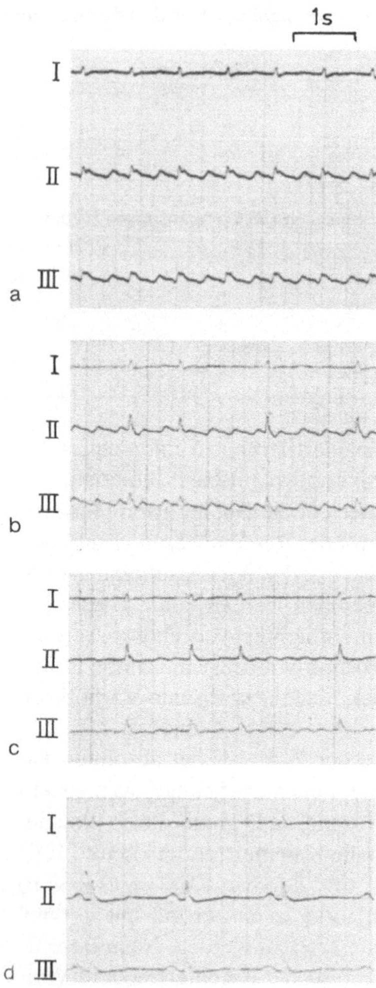

Abb. 4.5 a–d. Digitalistherapie bei **a** Vorhofflattern mit 2 : 1-Überleitung und dadurch bedingter Kammertachykardie. **b** Unter Sättigungsbehandlung mit Digoxin intravenös zunächst Abnahme der Kammerfrequenz durch Bremsung der AV-Überleitung, **c** im weiteren Verlauf Übergang des Vorhofflatterns in Vorhofflimmern, **d** und schließlich Konversion zum Sinusrhythmus

Tabelle 4.18. Medikamentöse Therapie von Vorhofflimmern und -flattern

Präparat	Bemerkung	Dosis
Bremsung der AV-Überleitung		
1. Digoxin/Digitoxin	bei Herzinsuffizienz	schnelle Sättigung
2. Verapamil	bei suffizientem Herzen oder kombiniert mit Digitalis	5–10 mg i. v.
3. Betablocker, z. B. Visken	bei gesteigertem Sympathikotonus und Hyperthyreose	0,4 mg i. v.
Konversion und Rezidivprophylaxe		
1. Chinidinbisulfat in Retardform	bei Vorhofflattern und bei Herzinsuffizienz nur in Kombination mit Digitalis	2–3mal 0,25–0,5 g/die p. o.
2. Lidoflazin	cave Hypokaliämie	3–4mal 60 mg p. o.
3. Propafenon	Vorsicht bei Sinusknotensyndrom	3–4mal 150–300 mg/die p. o.
4. Chinidinbisulfat + Verapamil		2–3mal 0,25–0,5 g/die + 3mal 80 mg/die p. o.
5. Chinidinbisulfat + Propranolol		2–3mal 0,25–0,5 g/die + 4mal 20 mg/die p. o.
6. Disopyramid		3–4mal 100–200 mg/die p. o.
7. Lidoflazin + Propafenon		3mal 60 mg/die + 3mal 150–300 mg/die p. o.

Zur Reduktion hoher Kammerfrequenzen bei Vorhofflimmern und -flattern eignet sich bedarfsweise und nach Ausschluß einer manifesten Herzinsuffizienz auch Verapamil, das ebenso wie Betablocker die Leitung im AV-Knoten erschwert (Tabelle 4.18). Gelegentlich ist bei Vorhofflattern auch ein Umschlag in einen Sinusrhythmus unter der Verapamil-Injektion zu erzielen. Die Dosierung beträgt 5–10 mg intravenös, auch eine Dauerinfusion ist möglich.

Eine Regularisierung, welche medikamentös mit Lidoflazin, Chinidin, Disopyramid, Propafenon oder einer Kombinationstherapie (Chinidin mit Propranolol, Chinidin mit Verapamil, Lidoflazin mit Propafenon) versucht werden kann, ist bei erfolgreich behandeltem Grundleiden anzustreben (Tabelle 4.18). Alternativ bieten sich die

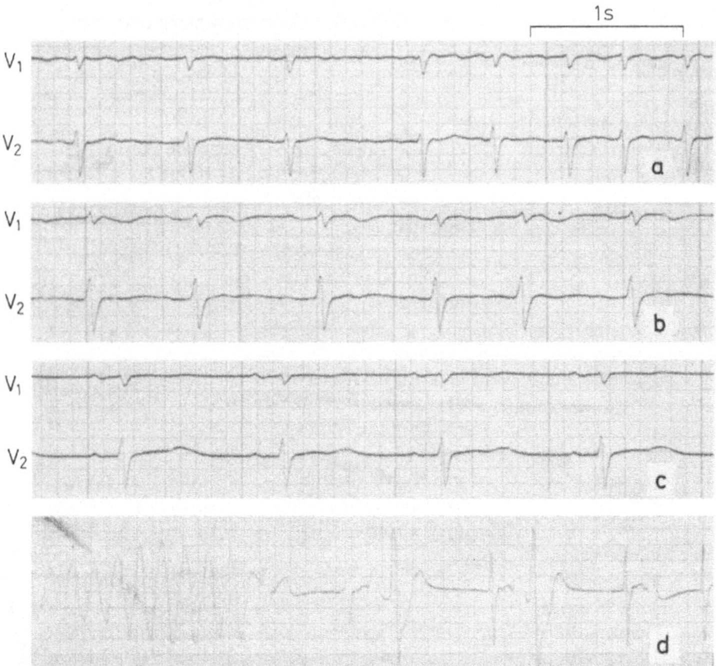

Abb. 4.6a–d. Medikamentöse Konversion von Vorhofflimmern mit einer Kombination von Propafenon und Lidoflazin (Rytmonorm und Clinium). **a** Vorhofflimmern mit absoluter Kammerarrhythmie, Vorhoffrequenz mehr als 400 min^{-1}. **b** Unter der Medikation Abnahme der Vorhoffrequenz, Ausbildung von Vorhofflattern (Frequenz 150 min^{-1}). **c** Konversion zum Sinusrhythmus. Deutliche QT-U-Verlängerung als Ausdruck einer inhomogenen Repolarisation. **d** Wenige Stunden später kurzfristig Kammerflattern und ventrikuläre Extrasystolie

intraatriale Hochfrequenzstimulation (nur bei Vorhofflattern) und Elektrokonversion mittels Gleichstromschock an.

Nach Vollsättigung mit Digitalis wird Chinidin in steigender Dosierung als Chinidinbisulfat, beginnend mit 2–3mal 0,25 g (= 2–3 Chinidin-Duriles) täglich und bis maximal 2,0 g/die (= 8 Chinidin-Duriles) steigend, eingesetzt. Ohne Vordigitalisierung soll Chinidin beim Vorhofflattern nicht gegeben werden, da bei Abnahme der Flatterfrequenz und verbesserter AV-Überleitung (cholinerger Chinidin-

Effekt) eine Kammertachykardie durch 1 : 1-Überleitung resultieren kann.

Durch kombinierte Anwendung von Chinidin (3mal 0,25 mg = 3 Chinidin-Duriles) und Propranolol (4mal 20 mg Dociton) bzw. Chinidin und Verapamil (3mal 80–160 mg Isoptin) lassen sich die Konversionserfolge steigern bei gleichzeitiger Reduktion toxischer Nebenwirkungen, da die Dosis der Einzelkomponente geringer gehalten werden kann.

Auch Lidoflazin (Clinium 2–3 Tbl. à 60 mg täglich) hat sich als potentes Antifibrillans ohne negativ-inotrope Wirkung bewährt. Durch Kombination mit Propafenon (3mal 150–300 mg Rytmonorm pro Tag) läßt sich die Konversionsrate weiter steigern (Abb. 4.6). Kaliummangelzustände sind vor und während der Therapie mit Lidoflazin unbedingt auszugleichen, auch muß eine glykosidtoxische Mitwirkung ausgeschlossen sein. Im EKG ist ebenso wie unter Chinidin-Medikation auf ventrikuläre Extrasystolie und TU-Abnormität zu achten (präfibrillatorische Zeichen!), um dann die Therapie zu beenden oder zumindest keine weitere Dosissteigerung vorzunehmen.

Die Durchführung der Therapie erfolgt unter kontinuierlicher Monitorüberwachung.

Vor einer medikamentösen Rezidivprophylaxe von anfallsweisem Vorhofflimmern und -flattern muß daran gedacht werden, ob intermittierend bradykarde Phasen auftreten (Sinusknotensyndrom), weil hier zunächst mittels Schrittmacherimplantation eine ausreichende Kammerfrequenz sichergestellt werden muß und erst danach zusätzliche tachykarde Störungen durch Antiarrhythmika mit erregungs- oder leitungshemmender Wirkung unterdrückt werden.

3.5. Kammertachykardien

Ventrikuläre Tachykardien müssen stets als Notfall angesehen werden. Die Beseitigung einer Kammertachykardie ist durch synchronisierten Gleichstromschock, intrakardiale Elektrostimulation, durch präkordialen Faustschlag sowie mehrere antiarrhythmisch wirkende Medikamente möglich. Hinweise zur medikamentösen Therapie sind in Tabelle 4.19 gegeben. Die Therapie sollte stets unter klinischer Monitorüberwachung erfolgen. Oft ist eine passagere Schrittmacher-

Tabelle 4.19. Medikamentöse Therapie bei ventrikulären Tachykardien

Präparat	Bemerkung	Dosis
Anfallskupierung		
1. Lidokain	1. Präparat bei Herzinfarkt	100 mg i. v. 2–6 mg/min per infusionem
2. Phenytoin	bei Unwirksamkeit von Lidokain	125–250 mg i. v. (langsam in 5–10 min)
3. Ajmalin		50 mg i. v.
4. Propafenon		70–140 mg i. v.
5. Aprindin	bei Therapieresistenz	Kurzinfusion von 100–200 mg in 10–20 min
Rezidivprophylaxe (p. o.)		
1. Prajmaliumbitartrat		3mal 20 mg/die
2. Propafenon		3 × 150–300 mg/die
3. Disopyramid		3–4 × 100–200 mg/die
4. Aprindin	bei Therapieresistenz gegen die übrigen Präparate	1–2 × 50 mg/die
5. Mexiletin		2–3 × 300 mg/die
6. Propranolol	bei Koronarkrankheit und gesteigertem Sympathikotonus	4 × 20–40 mg/die
7. Kombinationen	z. B. Propranolol + Chinidin	
8. Prokainamid	bei Versagen anderer Präparate	6 × 0,25–1 g/die

therapie erforderlich, wenn die medikamentöse Therapie zu Bradykardie und Asystolie führt.

Die medikamentöse Unterbrechung der Tachykardie ist mit Lidokain, Ajmalin, Propafenon, Mexiletin und Propranolol möglich. Wirksamste Maßnahme und besonders dann indiziert, wenn gleichzeitig eine schwere hämodynamische Beeinträchtigung vorliegt, ist die Konversion mittels Gleichstromschock. Hierdurch gelingt im allgemeinen eine unmittelbare Beseitigung der Tachykardie, unter entsprechenden Kautelen sind die Nebenwirkungen geringer als bei der Pharmakotherapie. Hypokaliämie, Digitalisüberdosierung, Hypox-

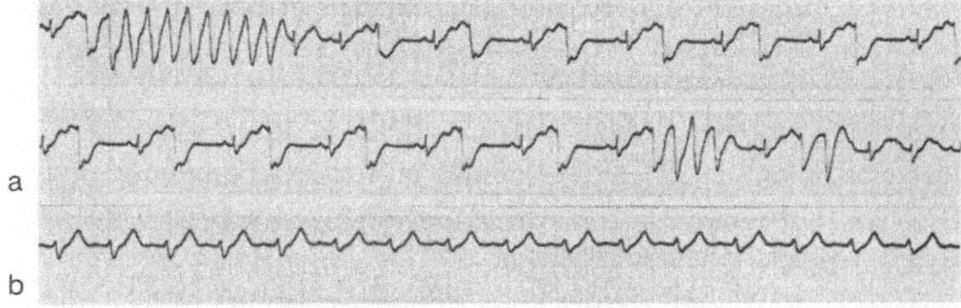

Abb. 4.7a u. b. Therapie hypokaliämisch bedingter Rhythmusstörungen mit Kaliumchlorid. **a** Kammerbigeminus, Salvenextrasystolie und kurzdauernde Kammertachykardien. Die Extrasystolen fallen relativ spät nach dem Normalschlag ein, es besteht eine ausgeprägte QT-U-Abnormität. **b** Nach intravenöser Gabe von 10 mval KCl (fraktioniert) Beseitigung der Ektopien und Rückbildung der QT-U-Abnormität

ämie, Azidose und Betasympathikomimetika können eine ventrikuläre Tachykardie stimulieren und perpetuieren; diese Faktoren müssen ausgeschaltet werden (Abb. 4.7). Oft läßt sich die Zeit bis zur erfolgreichen medikamentösen Therapie durch Stimulationstherapie (programmierte Stimulation, Doppelstimulation, Overdrive pacing, ventrikuläre Hochfrequenzstimulation) überbrücken. Gleichzeitig können dabei Rückschlüsse auf den elektrophysiologischen Entstehungsmechanismus gezogen werden.

Beschleunigte Idioventrikularrhythmen gelten wegen der meist normfrequenten oder nur mäßig beschleunigten Kammertätigkeit als relativ harmlose Rhythmusstörungen. Die Therapie besteht in der Anhebung der Sinusfrequenz mit Atropin, bei schlechter Hämodynamik wird die Elektrostimulation durchgeführt mit dem Ziel sowohl der Frequenzanhebung als auch des Überfahrens des ektopen Fokus. Falls das „overdrive pacing" erfolglos ist, kommt Lidokain zur Anwendung. Digitalis sollte im Zweifelsfalle abgesetzt werden.

3.6. Ventrikuläre Extrasystolen

Das Vorgehen bei ventrikulären Extrasystolen ist je nach den Umständen unterschiedlich. Treten sie im Rahmen eines akuten Notfalles, insbesondere beim akuten Myokardinfarkt auf, so wird wie bei ventrikulärer Tachykardie behandelt.
Zunehmende Frequenz und Polymorphie sowie insbesondere Trige-

minie, kurze Salven und Ketten mit kürzer werdendem Vorzeitigkeitsindex sind klinisch bedeutsame Warnzeichen für drohendes
Kammerflimmern; hier ist eine absolute Indikation zur sofortigen
Behandlung gegeben. Auch früher einfallende Kammerextrasystolen, die sich dem T der vorangehenden Normalerregung überlagern,
und gehäufte Ektopien (mehr als eine Extrasystole auf zehn Normalschläge) sollten behandelt werden.

Bei schnellem Grundrhythmus und behandlungsbedürftigen Extrasystolen wird heute als Behandlung der Wahl die intravenöse Gabe von
Lidokain (Xylocain) angesehen. Nach einem initialen Bolus von
100 mg intravenös beträgt die infundierte Dosis 1–4–6 mg min^{-1}. Eine
gleichzeitig vorhandene Hypokaliämie soll unter allen Umständen
beseitigt werden, nicht zuletzt deshalb, weil die antiarrhythmische
Wirksamkeit von Lidokain mit abnehmendem Serumkaliumspiegel
geringer wird. Ist auch bei hoher Dosierung mit Lidokain keine be-
friedigende Unterdrückung der Extrasystolie zu erreichen, kann ein
Versuch mit Ajmalin, Phenytoin oder auch mit Propafenon oder
Mexiletin gemacht werden. Lidokain hat allen anderen Substanzen
gegenüber jedoch den Vorteil der kurzen Haftung und Wirkung, so
daß hierbei weniger die Gefahr einer negativen Wirkungspotenzie-
rung mit nachfolgend verabreichten Antiarrhythmika besteht.

Sind ventrikuläre Extrasystolen unerheblich und ist kein schwerwie-
gendes Grundleiden vorhanden, jedoch eine Behandlungsindikation
gegeben, genügen die Anwendung und Erprobung von Prajmalium-
bitartrat oder Betablockern, sowie ein Versuch mit Phenytoin,
Disopyramid, Propafenon und anderen Substanzen.

Gehen ventrikuläre Extrasystolen mit einem langsamen Grundrhythmus einher, so muß in erster Linie eine Anhebung der Herzfrequenz
angestrebt werden (Schrittmacher, Atropin); bestehen die Extrasystolen fort, so wird medikamentös antiarrhythmisch behandelt, allenfalls unter dem Schutz eines elektrischen Schrittmachers.

Treten ventrikuläre Extrasystolen, Salven und Tachykardien bei Hypokaliämie, bei Digitalisintoxikation, im Zusammenhang mit TU-
Abnormität im EKG auf oder bestehen sonst Hinweise auf Kreiserregungen, so wird neben Kalium (20 mval/h per infusionem oder oral)
gleichzeitig primär ein Antiarrhythmikum der Gruppe 1 b (ohne leitungshemmende Wirkung) gegeben, d. h. Lidokain, Mexiletin, Phenytoin.

3.7. Kammerflimmern und -flattern

Primäres Kammerflimmern und -flattern erfordern wegen ihres vital
bedrohlichen Charakters schnellsten Therapieeinsatz. Vorgehen der
Wahl ist die elektrische Defibrillation mittels Gleichstromschock und
die sofortige Gabe von Lidokain (100 mg i. v.). Für die erfolgreiche
Behandlung von Kammerflimmern oder -flattern sind im allgemeinen höhere Energien (100–400 Ws) erforderlich. Kann nicht binnen
Minutenfrist defibrilliert werden, sind Herzmassage, Beatmung und
Azidoseausgleich voranzustellen. Ein Behandlungserfolg mit Wiedereinsetzen eines normalen Rhythmus ist um so eher zu erwarten, je
rascher die Defibrillation einsetzt und je besser der Zustand des
Herzens ist. Rezidiviert Kammerflimmern trotz erfüllter Prämissen
(Notkreislauf, Oxygenierung, Azidose- und Elektrolytausgleich)
oder spricht das Herz auf wiederholte Elektroschocks nicht an, so
sind zusätzlich Antifibrillantien angezeigt. Neben Lidokain kommen
noch Ajmalin, Propafenon, Phenytoin oder auch Mexiletin in Frage.
Bei hartnäckigen Fällen wird außerdem Kaliumchlorid (2–20 mmol
intravenös) gegeben. An jede erfolgreiche Behandlung von Kam-
merflimmern-flattern hat sich eine prophylaktische Behandlung mit
Antifibrillantien während der folgenden 12-h-Periode anzuschlie-
ßen, am besten mit Lidokain als Dauertropfinfusion (2–6 mg/min).

3.8. Medikamentöse Therapie von Bradykardien

Die medikamentöse Therapie von bradykarden Erregungsbildungs-
und Erregungsleitungsstörungen beschränkt sich im Gegensatz zu
der Vielfalt der Präparate bei den tachykarden Rhythmusstörungen
auf die Anwendung nur weniger Substanzen:
a) Orciprenalin (Alupent), Isoprenalin (Aludrin)
b) Atropin
Zur Dauertherapie der symptomatischen Bradykardie eignen sich
diese Präparate nur in Einzelfällen. Die Versorgung mit elektrischen
Schrittmachern hat meist Vorrang. Bei akuten Zuständen oder
Krankheitsbildern leichteren Grades jedoch tritt nicht selten durch
die Anwendung von Betasympathikomimetika und durch Vagolytika
eine Zunahme der Herzfrequenz durch Deblockierung oder häufi-

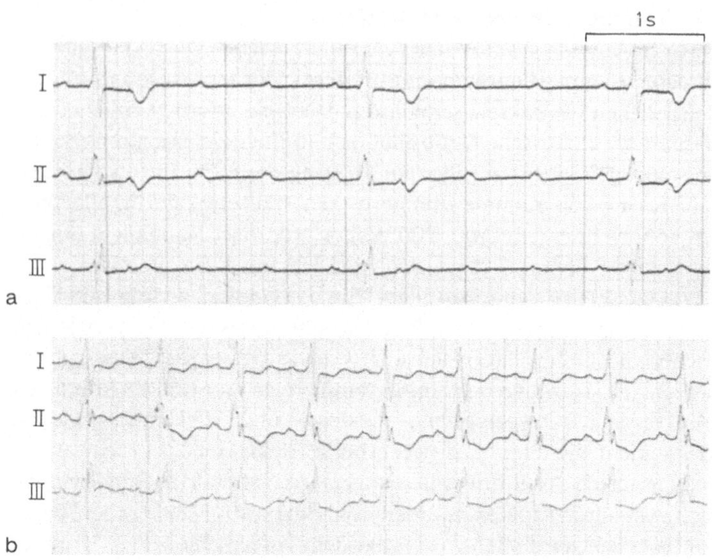

Abb. 4.8a u. b. Bradykardie durch AV-Block 2. Grades mit 4:1-Überleitung: Vorhoffrequenz 108 min^{-1}, Kammerfrequenz 27 min^{-1} **a**; unter Orciprenalin-Medikation frequenter Sinusrhythmus **b**

gere Bildung von Erregungen in nachgeordneten Zentren ein. Jeder Patient bedarf der genauen Kontrolle, da die Höhe der Frequenzreaktion und die Wirkungsdauer individuell sehr verschieden sind und unerwünschte Wirkungen, die als tachykarde Rhythmusstörungen der verschiedensten Prägung vorkommen, sofort erkannt werden müssen.

Isoprenalin und Orciprenalin bewirken eine Stimulation der adrenergen Betarezeptoren am Herzen. Ihre Wirkung besteht in einer Stimulation aller Automatiezentren, sie steigern die Leitungsgeschwindigkeit der Myokardfasern und die Kraft der Kontraktion, erhöhen die Herzfrequenz und den O_2-Bedarf des Herzens. Nebenwirkungen bestehen in einer vermehrten Irritabilität der Ventrikelmuskulatur mit Auftreten von Ektopien und Tachykardien bis hin zum Kammerflattern und bei Koronarinsuffizienz in der Gefahr der Myokardischämie.

Folgende Dosierungen sind gebräuchlich:

Alupent   0,5–1 mg i. v.
           Infusion mit 10–100 µg min^{-1}
           6–8mal 10–20 mg per os
Aludrin   4–8mal 5–10 mg sublingual

Nach Orciprenalin und anderen Adrenalinabkömmlingen können im Hinblick auf die Frequenzantwort verschiedene Reaktionen beobachtet werden:

a) häufigere Generatortätigkeit des führenden Zentrums,
b) eine Konkurrenz durch ein anderes ektopisches Zentrum und
c) eine Leitungsverbesserung, so daß eine niedriggradigere Blockform oder sogar Sinusrhythmus zu registrieren sind (Abb. 4.8).

Eine orale Dauertherapie kann mit Alupent oder Aludrin lediglich in Einzelfällen durchgeführt werden. Die kurze Wirkdauer von Alupent, die etwa 3 h beträgt, verhindert zudem eine genügende Versorgung während der Nacht. Depot-Präparate des Alupent haben keine wesentliche Verbesserung erbracht.

Das Parasympathikolytikum **Atropin** kann indirekt über eine Hemmung der kardialen Vaguswirkung die Herzfrequenz anheben, primäre und sekundäre Schrittmacher aktivieren und Erregungsleitungsstörungen im proximalen AV-Bereich beseitigen. Die Dauer der Frequenzanhebung ist im allgemeinen kurz. Bei Hinterwandinfarkten mit Bradykardie und Hypotension kann Atropin im akuten Zustand lebensrettend werden.

Die Einzeldosis beträgt 0,5–1,0 mg intravenös und kann bedarfsweise gesteigert und wiederholt appliziert werden.

Nebenwirkungen sind neben Mundtrockenheit, Mydriasis, Akkommodationsstörungen, Harnverhaltung und Obstipation auch unkontrollierte Tachykardien.

Kontraindikation ist das Glaukom.

Die medikamentöse Behandlungsindikation bei Bradykardie ergibt sich immer dann, wenn die Rhythmusstörung im Rahmen einer akuten Herzerkrankung auftritt oder wenn Beschwerden als Folge der verminderten Herzleistung geklagt werden, wie mangelnde körperliche Belastbarkeit, zerebrale Funktionsminderung, Schwindelzustände oder gar Synkopen und bei Zeichen der Herzinsuffizienz, solange eine elektrische Stimulation nicht möglich oder nicht angezeigt erscheint.

Wichtig ist, daß Patienten mit bradykarden Rhythmusstörungen oder Erregungsleitungsstörungen nicht nur in Ruhe beurteilt werden. Körperliche Belastung gibt Auskunft darüber, ob die Herzfrequenz adäquat ansteigt, was bei pathologischer Bradykardie selten der Fall ist.

4. Kombinationsbehandlung

Über die antiarrhythmische Kombinationsbehandlung liegen bisher nur einzelne experimentelle und klinische Erfahrungen vor. Eine Kombination verschiedener Substanzen ist möglich, um verschiedene Wirkungsprinzipien gleichzeitig zur Geltung zu bringen und die Dosierung der Einzelsubstanzen in toxischen Bereichen zu vermeiden. Folgende Gesichtspunkte sind dabei zu beachten:

a) Durch unterschiedliche Wirkungsschwerpunkte auf die intrakardiale Erregungsleitung könnte vor allem bei komplexen Rhythmusstörungen eine bessere antiarrhythmische Wirksamkeit erreicht werden als mit der Einzelsubstanz.

b) Wegen der synergistischen Wirkungen der Einzelsubstanzen ließe sich die Dosis reduzieren, wodurch eine Verminderung der Nebenwirkungen zu erwarten wäre.

c) Da alle Antiarrhythmika auf die Spontandepolarisation wirken, ist hier ein additiver Effekt zu erwarten, der unter Umständen zu unerwünschten Nebenwirkungen führen kann.

Einzelne Kombinationen, wie Chinidin und Verapamil, Chinidin und Betarezeptorenblocker oder Lidoflazin und Propafenon sowie Lidokain und Propranolol haben nach bisherigen Erfahrungen eine günstige antiarrhythmische Wirkung. Die Kombination mit Betablockern kommt vor allem bei zusätzlich bestehenden sympathikotonen Einflüssen in Betracht. Auch Mehrfachkombinationen sind möglich, wenn es die Situation, die Art und die Ursache von Herzrhythmusstörungen erfordern und wenn negativ dromotrope Effekte auf die AV-Leitung sich nicht ungünstig summieren. So könnte zum Beispiel die Kombination von Digitoxin mit Disopyramid und einem Betablocker günstig und sinnvoll sein bei einem Patienten mit paroxysmaler absoluter Flimmerarrhythmie bei koronarer Herzkrankheit mit hyperkinetischem Herzsyndrom. Andere Kombinationen sind möglich – ohne Anspruch auf Standardisierung – und erfordern besondere Kenntnisse und Erfahrungen bei der Behandlung von Herzrhythmusstörungen.

5. Überwachung der antiarrhythmischen Therapie

Eine antiarrhythmische Therapie hat stets unter kontrollierten Bedingungen zu erfolgen (Tabelle 4.20). Vordergründig ist die Erfassung des therapeutischen Erfolges und der Nebenwirkungen der Behandlung. Besondere Probleme stellen sich in dieser Hinsicht bei der antiarrhythmischen Langzeitbehandlung.

5.1. Therapeutische Wirksamkeit

Die antiarrhythmische Wirkung eines Medikamentes kann nur von Fall zu Fall geprüft werden, da der Effekt nicht immer vorhersehbar ist.
Die beste Möglichkeit, die Wirksamkeit eines Antiarrhythmikums zu

Tabelle 4.20. Überwachung der Therapie mit Antiarrhythmika

Anamnese:	Herzrhythmus
	Synkopen
	Nebenwirkungen
Klinische Untersuchung:	kardial (Herzinsuffizienz, Hypotonie)
	extrakardiale Nebenwirkungen
Elektrokardiogramm:	Ruhe-EKG
	Belastungs-EKG
	Langzeit-EKG
Laborkontrolle:	Leberfunktion
	Nierenfunktion
	Blutbild, Thrombozyten
	Antinukleäre Antikörper
	Plasmaspiegel von Antiarrhythmika

prüfen, ist die intravenöse Injektion oder Kurzinfusion. Verschwinden die Rhythmusanomalien unter der Injektion, kann bedarfsweise mit der oralen Form weiterbehandelt werden. Die Austestung des Akuteffektes erlaubt einerseits, in kurzer Frist das wirksamste Medikament zu finden, und trägt dazu bei, ungezielte ineffektive orale Therapieversuche zu vermeiden. Die intravenöse Injektion muß wegen der Unvorhersehbarkeit der individuellen Reaktion ausschließlich unter fortlaufender EKG-Kontrolle oder Monitoring erfolgen.

Bei oraler Applikationsform, bei instabilen, intermittierend oder phasenhaft auftretenden Arrhythmien und auch in der ersten Einstellungsphase auf eine Langzeittherapie ist zur Beurteilung des Therapieerfolges eine Langzeitüberwachung des EKG erforderlich. Fehlen entsprechende Überwachungsgeräte, sind engmaschig wiederholte EKG-Kontrollen mit Registrierung längerer Streifen unerläßlich, wobei Spontanschwankungen der Arrhythmiehäufigkeit mit ins Kalkül zu ziehen sind.

Bei einem Teil der Patienten lassen sich die Rhythmusstörungen reproduzierbar durch körperliche Belastung provozieren. In derartig gelagerten Fällen bietet das Belastungs-EKG nach antiarrhythmischer Einstellung eine gute und einfache Kontrollmöglichkeit.

5.2. Nebenwirkungen

Dem EKG kommt eine überragende Rolle zu bei der Erfassung und Kontrolle unerwünschter kardialer Nebeneffekte und von toxischen Reaktionen. Da diese oft eng mit dem pharmakologischen Wirkungsmechanismus gekoppelt sind und in Abhängigkeit vom kardialen Grundleiden mit entsprechender Vorschädigung erhebliche individuelle Unterschiede bestehen, muß im Einzelfalle bereits bei therapeutischer Dosierung mit Nebenwirkungen gerechnet und danach gesucht werden. Das Verhältnis von Haupt- und Nebenwirkung bestimmt dabei die therapeutische Brauchbarkeit einer Substanz.

In Abhängigkeit vom Angriffspunkt und Wirkungsmechanismus verursachen Antiarrhythmika in der Regel dosisabhängig über eine Beeinflussung elektrophysiologischer Parameter mehr oder minder typische EKG-Veränderungen. Änderungen von Vorhof- und Kammerteil ergeben sich aus der direkten Substanzwirkung auf das trans-

Tabelle 4.21. Elektrokardiographische Alterationen bei antiarrhythmischer Therapie

---

Beeinflussung der Spontanautomatie
Depression primärer und nachgeordneter Automatiezentren
Sinusknotenfunktionsstörung

Beeinflussung der Erregungsleitung
SA-Block
AV-Block
intraventrikuläre Leitungsstörung
Induktion von Rhythmusstörungen

Beeinflussung der Refraktärzeit
Induktion von Rhythmusstörungen
inhomogene Repolarisation

Beeinflussung der Reizschwelle
fehlende Reizbeantwortung bei Elektrostimulation

---

membranäre Aktionspotential. Alterationen des Aktionspotentials von Fasern des spezifischen Erregungsbildungs- und Erregungsleitungssystems erklären Änderungen in Frequenz, Rhythmus und Erregungsleitung. Die Beeinflussung elektrophysiologischer Parameter kann dabei gewünschter Effekt sein sowie gefährliche Nebenwirkungen auslösen, wobei beide auf dem gleichen pharmakologischen Mechanismus beruhen (Tabelle 4.21).

Die **Depression der Spontanautomatie** ist ein wirksames Prinzip zur Unterdrückung von Arrhythmien durch abnorme Impulsbildung, kann aber auch zur Senkung der Frequenz bis hin zum Versagen primärer oder nachgeordneter Schrittmacherzentren führen. Die meisten Antiarrhythmika, insbesondere Kalzium-Antagonisten wie Verapamil, aber auch Betablocker wie Propranolol, sowie Disopyramid, Aprindin und Propafenon wirken depressiv auf die Sinusknotenautomatie. Phenytoin entfaltet diese Wirkung ebenso wie Lidokain erst in höherer Dosierung. Beim Chinidin wird sie zum Teil durch anticholinergische Effekte unterbunden. Bei Patienten mit intermittierenden Tachykardien, speziell beim Bradykardie-Tachykardie-Syndrom, kann durch die Gabe einer Substanz mit depressiver Wirkung auf den Sinusknoten die posttachykarde Pause verlängert

werden, wenn es nicht gelingt, alle Tachykardien zu unterdrücken.
Ähnliche Probleme stellen sich auch bei der Konversion von Vorhofflimmern-flattern auf koronarsklerotischer Grundlage mit Substanzen, die eine depressive Wirkung auf den Sinusknoten ausüben.
Nicht selten verbirgt sich hinter chronischem Vorhofflimmern besonders älterer Menschen ein Sinusknotensyndrom, so daß mit der Beseitigung des Vorhofflimmerns ein Sinusstillstand mit oder ohne ausreichende Ersatzautomatie manifest werden oder sinuatriale Bradykardien in Erscheinung treten.

Die **Verlangsamung der intrakardialen Erregungsleitung** durch ein
Antiarrhythmikum ist ein wirkungsvoller Mechanismus zur Unterdrückung von Wiedereintrittsvorgängen. Gleichzeitig kann hierdurch
ein Überleitungsblock bewirkt werden. Der Verzögerung der Erregungsleitung innerhalb der Vorhöfe entspricht im Oberflächen-EKG
eine Zunahme der P-Wellen-Breite. Die Hemmung der Propagation
der Erregung von den Vorhöfen auf die Kammern äußert sich in
einer Verlängerung des AV-Intervalles. Eine allgemeine Verlangsamung der Erregungsleitung im muralen Kammermyokard bewirkt im
EKG eine Verbreiterung des QRS-Komplexes evtl. mit Seitenver-
spätung. Die Erregungsleitung wird innerhalb der verschiedenen
Herzabschnitte durch die einzelnen Substanzen recht unterschiedlich
beeinflußt (s. S. 160ff.). Verlängerungen der sinuatrialen Leitung
werden unter Phenytoin, Verapamil, Aprindin und Propafenon gesehen. Verapamil und Betablocker wirken hemmend auf den AV-Knoten im Sinne einer Verlängerung der AH-Zeit. Ajmalin, Chinidin
und Prokainamid haben eine ausgeprägt leitungsverzögernde Wirkung auf das His-Purkinje-System bzw. das Ventrikelmyokard, was
zu einer Verlängerung der HV- und QRS-Dauer führt. Propafenon
und Aprindin wirken in allen Kompartimenten des Erregungsleitungssystems relativ uniform leitungsverzögernd.

Die **Verlängerung der Refraktärperiode** schützt vor vorzeitigen Erregungen und kann Reentry-Vorgänge unterbrechen. Je nach Aus-
gangssituation kann die Verlängerung der Refraktärzeit zusammen
mit einer Herabsetzung der Leitungsgeschwindigkeit auch zum Weg-
bereiter und Auslöser tachykarder maligner Arrhythmien werden.
Als paradoxe Reaktion wurde daher Kammerflimmern und -flattern
bei fast allen Antiarrhythmika gesehen, die die intraventrikuläre Erregungsleitung wirksam beeinflussen. Diese Nebenwirkung ist als

Chinidin-Synkope lange bekannt und bahnt sich hier durch QRS-Verbreiterung, QT-Verlängerung und TU-Abnormität sowie ventrikuläre Ektopien an. Ursache derartiger Arrhythmien sind Wiedereintrittsvorgänge infolge langsamer Leitung und verstärkter Dispersion der Refraktärperioden.

Auch die **Erhöhung der Reizschwelle** stellt ein wirkungsvolles antiarrhythmisches Prinzip dar und wurde bei einer Vielzahl von gebräuchlichen Antiarrhythmika nachgewiesen. Gleichzeitig kann hierdurch ein Schrittmacher ineffektiv werden.

Für einige Antiarrhythmika konnte gezeigt werden, daß elektrokardiographische Parameter in ihrer Alteration gut mit der Höhe der Serumkonzentration korrelieren. So nimmt die QRS-Dauer und weniger deutlich auch die QT_c-Dauer als Funktion der Serum-Chinidin-Konzentration signifikant zu. Ebenso ließ sich für Propafenon eine enge Korrelation der Serumkonzentrationen und der medikamenteninduzierten Zunahme des AV-Intervalles nachweisen. Hieraus ergibt sich die Möglichkeit, Dosierung und therapeutische Führung am entsprechenden EKG-Parameter zu orientieren. Dies ist nicht zuletzt auch deshalb von Bedeutung, als bekannt ist, daß trotz gleicher Dosierung prinzipiell bei allen Antiarrhythmika mit sehr unterschiedlichen Serumspiegeln gerechnet werden muß.

Bei der Interpretation von antiarrhythmischen Wirkungen müssen Wechselwirkungen mit anderen Pharmaka und den Serumelektrolyten mitbedacht werden. Diese können die gewöhnlichen und erwarteten Effekte von Antiarrhythmika maskieren, zu therapeutischen Irrtümern oder falschen Schlüssen bezüglich der Effektivität eines Antiarrhythmikums führen. Insbesondere sind Interaktionen mit Kalium im Sinne elektrophysiologischer Synergismen und Antagonismen von praktischer Bedeutung. So kann die antiarrhythmische Wirkung von Lidokain und Chinidin durch Hypokaliämie aufgehoben werden, während hohe Serumkaliumspiegel toxische Wirkungen fördern. Auch wurden unterschiedliche Beeinflussungen der AV-Überleitung durch Prokainamid und Phenytoin in Abhängigkeit von Digitalis mitgeteilt. Die durch Chinidin und Lidoflazin verursachte TU-Abnormität wird durch eine gleichzeitig bestehende Hypokaliämie verstärkt, toxische Reaktionen werden damit gefördert.

Im Hinblick auf die Erkennung weiterer kardialer und auch extrakardialer Nebenwirkungen sind neben der elektrokardiographischen

Überwachung regelmäßige klinische Untersuchungen und Labor-
kontrollen unerläßlich. Mit dem Auftreten oder der Verschlimme-
rung einer Herzinsuffizienz muß bei allen Mitteln gerechnet werden.
Bei einigen Präparaten ist auf orthostatische Regulationsstörungen
zu achten.

Bei der Langzeitbehandlung muß dazu mit Nebenwirkungen gerechnet werden, die bei kurzzeitiger Behandlung nicht auftreten oder die
bei Berücksichtigung der akuten bedrohlichen Situation in Kauf genommen werden können. Zu unterscheiden ist zwischen dosisabhängigen und dosisunabhängigen allergischen Reaktionen. Diese Nebenwirkungen sind abhängig von der benutzten Substanz, der galeni-
schen Zubereitung und der Dosierung. Auch Interaktionen mit anderen Medikamenten können eine Rolle spielen und für das Auftreten
toxischer Nebenwirkungen verantwortlich sein, wie sie vor allem von
der Behandlung mit Phenytoin bekannt sind.

Als wichtigste extrakardiale Nebenerscheinungen der Antiarrhythmika sind gastrointestinale Beschwerden, zentralnervöse Erscheinungen, Schädigungen des blutbildenden Systems, Immunopathien
und Leberschäden zu erwarten.

6. Literatur

1. BECK, O. A., HOCHREIN, H.: Behandlung von Ektopien und Tachykardien
   bei akutem Myokardinfarkt. Dtsch. med. Wochenschr. *102*, 201–204
   (1977)
2. BECK, O. A., HOCHREIN, H.: Differentialdiagnostische Untersuchungen
   bei infarktbedingten Arrhythmien (Lidocain, Ajmalin, Phenytoin), Notfallmedizin *3*, 368–371 (1977)
3. BECK, O. A.: Elektrokardiographische Beurteilung und Überwachung der
   antiarrhythmischen Therapie. Kassenarzt *18*, 3768–3782 (1978)
4. BECK, O. A., LEHMANN, H.-U., HOCHREIN, H.: Propafenon und Lidoflazin
   bei chronischem Vorhofflimmern und -flattern. Dtsch. med. Wochenschr.
   103, 1068–1072 (1978)
5. BECK, O. A., HOCHREIN, H.: Wirksamkeit und Risiken von Propafenon
   bei der Akutbehandlung von Herzrhythmusstörungen. Dtsch. med. Wochenschr. *103*, 1261–1265 (1978)
6. BELZ, G. G.: Regularisierung von Vorhofflimmern. Med. Klin. *69*, 1152
   (1974)

7. BLEIFELD, W., MERX, W., EFFERT, S.: Klinische Pharmakologie und Nebenwirkungen einiger Antiarrhythmika. Dtsch. med. Wochenschr. *96*, 671 (1971)

8. BREITHARDT, G., LOOGEN, F., SEIPEL, L.: Langzeittherapie von Herzrhythmusstörungen. Z. Kardiol. *63*, 401 (1974)

9. BROCHIER, M., FAUCHIER, J. P.: Torsades de pointe et rentrées provoquées par les antiarythmiques. Arch. Mal. Coeur *71*, 477 (1978)

10. CLASSEN, H. G., MARQUARDT, P., SCHUMACHER, K.-A., SPÄTH, M.: Pharmakologie und Toxikologie der direkt und indirekt wirksamen Sympathikomimetika. Med. Welt *23*, 536 (1972)

11. DELIUS, W., WIRTZFELD, A., SEBENING, H.: Aktuelle Therapie des Vorhofflatterns. Münch. med. Wochenschr. *117*, 703 (1975)

12. DISOPYRAMID. Amsterdam: Excerpta Medica 1977

13. DONOSO, E. (Ed.): Current Cardiovascular Topics. Vol. I. Drugs in Cardiology, Part 1. Stuttgart: Thieme 1975

14. DREIFUS, L. S., de AZEVEDO, I. M., WATANABE, Y.: Electrolyte and antiarrhythmic drug interaction. Am. Heart J. *88*, 95 (1974)

15. FLECKENSTEIN, A.: Einfluß antifibrillatorischer Arzneimittel auf die elektrischen Elementarvorgänge. Verh. Dtsch. Ges. Kreislaufforsch. *35*, 77 (1969)

16. GETTES, L. S.: The electrophysiologic effects of antiarrhythmic drugs. Am. J. Cardiol. *28*, 526 (1971)

17. GREEFF, K.: Pharmakologische und toxikologische Begleiterscheinungen der antifibrillatorischen Substanzen. Verh. Dtsch. Ges. Kreislaufforsch. *35*, 88 (1969)

18. HEISSENBUTTEL, R. H., BIGGER, J. T.: The effect of oral quinidine on intraventricular conduction in man: correlation of plasma quinidine with changes in QRS duration. Am. Heart J. *80*, 453 (1970)

19. HITZENBERGER, G., FLENER, R. (Hrsg.): Moderne Antiarrhythmika. München, Wien, Baltimore: Urban & Schwarzenberg 1978

20. HOCHREIN, H. (Hrsg.): Lidoflazin. Arzneimittel-Forsch. *26.* Beiheft (1974)

21. HOCHREIN, H. (Hrsg.): Lidoflazin. Erlangen: Perimed 1975

22. HOCHREIN, H., HAPKE, H.-J., BECK, O. A. (Hrsg.): Fortschritte in der Pharmakotherapie von Herzrhythmusstörungen. Stuttgart, New York: Fischer 1977

23. HOFFBRAND, B. I. (Ed.): Mexiletine in ventricular arrhythmias. Postgrad. Med. J. *53*, Suppl. 1 (1977)

24. HOLZMANN, M. (Hrsg.): Herzrhythmusstörungen. Neue experimentelle, klinische und therapeutische Gesichtspunkte. Stuttgart, New York: Schattauer 1968

25. LÜDERITZ, B.: Fortschritte in der medikamentösen Arrhythmiebehandlung. Herz/Kreisl. *10*, 99 (1978)

26. LÜDERITZ, B.: Beta-Rezeptorenblocker bei kardialen Rhythmusstörungen. Internist *19*, 532 (1978)

27. LYDTIN, H., LOHMÖLLER, G.: Beta-Rezeptorenblocker. Lugano, München: Aesopius 1977

28. Mason, D. T., Amsterdam, E. A., Massumi, R. A., Mansour, E. J., Hughes, J. L., Zelis, R.: Combined actions of antiarrhythmic drugs: electrophysiologic and therapeutic considerations. In: L. S. Dreifus (Ed.): Cardiac Arrhythmias, p. 531. New York, London: Grune & Stratton 1973
29. Neuss, H., Buss, J.: Wirkungsspektrum neuer Antiarrhythmika. Internist *19*, 234 (1978)
30. Rahn, K. H.: Klinische Pharmakologie der Antiarrhythmika. Verh. Dtsch. Ges. Inn. Med. *81*, 111 (1975)
31. Sandøe, E. (Ed.): Management of ventricular tachycardiarole of mexiletine. Amsterdam, Oxford: Excerpta Medica 1978
32. Seipel, L., Breithardt, G.: Überwachung der antiarrhythmischen Langzeittherapie. Herz/Kreisl. *7*, 117 (1975)
33. Seipel, L., Breithardt, G., Loogen, F. (Hrsg.): Neue Aspekte der antiarrhythmischen Therapie. Erfahrungen mit Aprindin. Aulendorf: Editio Cantor 1976
34. Singer, D. H., Ten Eick, R. E.: Pharmacology of cardiac arrhythmias. Progr. Cardiovasc. Dis. *11*, 488 (1969)
35. Singh, B. N., Hauswirth, O.: Comparative mechanisms of action of antiarrhythmic drugs. Am. Heart J. *87*, 367 (1974)
36. Symposium on Disopyramide. J. Intern. Med. Res. *4*, Suppl. 1 (1976)
37. Theisen, K.: Medikamentöse Therapie tachykarder Herzrhythmusstörungen. Klin. Wochenschr. *56*, 153 (1978)
38. Vaughan Williams, E. M.: The classification of antiarrhythmic drugs. In: E. Sandøe, E. Flensted-Jensen, K. H. Olesen (Eds.): Symposium on cardiac arrhythmias. Södertälje: Astra 1970
39. Zipes, D. P., Troup, P. J.: New antiarrhythmic agents. Am. J. Cardiol. *41*, 1005 (1978)

Kapitel V

Elektrotherapie zur Behandlung und als Ursache von Herzrhythmusstörungen

E. Witt und H. Hochrein

1. Einleitung

Entsprechend den sich stets verbessernden technischen Möglichkeiten und den wachsenden Kenntnissen und Erfahrungen in der Diagnostik und Therapie bradykarder und tachykarder Herzrhythmusstörungen gewinnt die Elektrotherapie zunehmend an Bedeutung. Gerade bei akuten Herzrhythmusstörungen nehmen die elektrischen Verfahren mit Kardioversion, Defibrillation und Stimulation eine hervorragende Stellung ein. Erste Defibrillationen wurden 1947 in den USA (BECK) und in der UdSSR (GURVICZ) durchgeführt. Obgleich dieses therapeutische Verfahren als gesichert gilt, weist die zugehörige Theorie noch Hypothesen auf – insbesondere sind noch Fragen der optimalen Energieform und der Wirkung im einzelnen unbeantwortet. Ebenso sind auf dem Gebiet der Therapie mit Herzschrittmachern noch Probleme der Energieversorgung und der Lebensdauer von Elektroden zu lösen. Eine weitere Verbesserung dieser Therapie wird durch die Konstruktion von Impulsgebern mit Autoregulation bei bradykarden oder tachykarden Störungen des Vorhofes oder des Ventrikels zu erwarten sein.

2. Elektrische Rhythmisierung

2.1. Kardioversion

Unter Kardioversion versteht man die Anwendung kurzer, EKG-gesteuerter Gleichstrom- oder Wechselstromstöße hoher Energie zur Behandlung ventrikulärer und supraventrikulärer tachykarder Herzrhythmusstörungen. Dabei werden zwei Wirkungsprinzipien angenommen. Einmal kann es zu einer vorübergehenden elektrischen Löschung aller zur spontanen Depolarisation fähigen Strukturen kommen (Fokusgenese). Zum anderen werden alle zum Zeitpunkt der Kardioversion nicht refraktären und deshalb leitfähigen Myokardabschnitte synchron depolarisiert (Reentry-Genese). In diesem Moment erhält der physiologische Schrittmacher Gelegenheit, die Erregungsbildung des Herzens wieder zu übernehmen. Lown erkannte 1967 die Gefahr der Auslösung von Kammerflimmern bei Wechselstromrhythmisierung. Deshalb werden heute nur noch Kondensatordefibrillatoren benutzt, bei denen der Kondensator unmittelbar vor Anwendung der Elektrotherapie über einen Hochspannungstransformator mit Gleichrichter aus dem Lichtnetz aufgeladen wird. Ob bei Auslösung des Elektroschocks dann eine Kardioversion oder eine Defibrillation durchgeführt wird, hängt von der Steuerung des Gerätes durch das EKG ab. Ist der Patient nicht an das Ableitkabel angeschlossen oder ist die Amplitude des Steuersignals z. B. bei Kammerflimmern nicht groß genug, so wird das Gerät nicht getriggert, und es erfolgt eine Defibrillation zum Auslösezeitpunkt. Wenn das Gerät über einen Kammerkomplex, z. B. bei einer Kammertachykardie gesteuert wird, dann wird eine Kardioversion durchgeführt, wobei der Elektroschock erst nach Ende der vulnerablen Phase abgegeben wird.

2.1.1. Indikationen und Kontraindikationen für die Kardioversion

Die früher beobachtete Unsicherheit in der Indikationsstellung ist der einheitlichen Beurteilung bezüglich der Zweckmäßigkeit, des Erfolges und der Risiken dieser Behandlungsmethode gewichen. Grundsätzlich soll eine Kardioversion dann durchgeführt werden,

Tabelle 5.1. Indikationen und Kontraindikationen zur Kardioversion

---

I. Absolute Indikationen (Notkardioversion)
1. Kammertachykardie
2. Vorhofflattern und Vorhoftachykardie mit hoher Überleitung

II. Relative Indikationen (als Alternative zur medikamentösen Kardioversion)
1. Vorhofflimmern bei Klappenfehler geringen Schweregrades
2. Vorhofflimmern bei Koronarsklerose
3. Vorhofflimmern bei Sinusknotensyndrom
4. Vorhofflimmern nach operierten Vorhofseptumdefekten und Aortenvitien
5. Akutes Vorhofflimmern bei Myokardinfarkt
6. Vorhofflimmern nach Beseitigung der Grundkrankheit: z. B. Hyperthyreose, Myokarditis, Postkardiotomiesyndrom, Elektrotrauma
7. Paroxysmale Tachykardien nach erfolglosen medikamentösen Behandlungsversuchen
8. Erstmals aufgetretene und kurze Zeit bestehendes idiopathisches Vorhofflimmern
9. Vorhofflimmern nach stumpfen Herztraumen

III. Kontraindikationen
1. Digitalisintoxikationen
2. Mitralvitien ohne Antikoagulantienbehandlung
3. Schwere Mitralstenose mit Bradyarrhythmie
4. Floride Myokarditis

IV. Keine Indikationen
1. Länger als drei Jahre bestehendes Vorhofflimmern
2. Rezidiv eines Vorhofflimmerns trotz Antiarrhythmika (Chinidin, Lidoflazin, Propafenon, Disopyramid)
3. Fortbestehende Grundkrankheit

---

wenn es a) die Art der Rhythmusstörung und ihre aktuellen hämodynamischen Auswirkungen unmittelbar erfordern (Notkardioversion) oder b) es aussichtsreich erscheint, einen Sinusrhythmus herbeizuführen und über längere Zeit zu erhalten (geplante Kardioversion). Demgemäß gibt es eine Reihe absoluter und relativer Indikationen sowie Kontraindikationen zur Kardioversion (Tabelle 5.1.).

Nach der klinischen Bedeutung der jeweiligen Herzrhythmusstörung und auch nach der Dringlichkeit des therapeutischen Handelns unterscheidet man die geplante Kardioversion von der Notkardioversion.

Die geplante Kardioversion wird zum Zeitpunkt der Wahl bei normfrequenter absoluter Arrhythmie mit Vorhofflimmern oder Vorhofflattern und bei Vorhofflattern oder Vorhoftachykardie mit regelmäßiger 3:1- oder 4:1-Überleitung und normaler Kammerfrequenz durchgeführt.

Die Notkardioversion wird durchgeführt bei 1. ventrikulärer Tachykardie mit der Gefahr des Kammerflimmerns sowie bei medikamentös nicht beherrschbaren supraventrikulären Tachykardien mit hoher Kammerfrequenz, 2. bei Vorhofflattern oder Vorhoftachykardie mit 1:1- oder 2:1-Überleitung und hoher Kammerfrequenz und 3. bei absoluter Arrhythmie mit Vorhofflimmern und Vorhofflattern.

2.2. Defibrillation

Die Defibrillation ist die nicht-EKG-gesteuerte Anwendung elektrischer Stromstöße zur Beseitigung tachykarder Herzrhythmusstörungen.

Der nicht-R-Wellen-getriggerte Impuls trifft dabei das Herz zum Zeitpunkt der Auslösung des Elektroschocks an einer beliebigen, nicht vorhersehbaren Stelle des Erregungsablaufes. Die Defibrillation ist nur anwendbar bei Rhythmusstörungen (z. B. Kammerflimmern), die eine Triggerung nicht zulassen. Sie ist heute als Reanimationsmaßnahme unumgänglich. Zur Indikationsstellung gibt es ein enges Spektrum von tachykarden Herzrhythmusstörungen.

Indikationen zur Defibrillation sind:
1. Kammerflattern oder Kammerflimmern
2. Supraventrikuläre Tachykardien mit hoher Kammerfrequenz, wenn der Triggermechanismus nicht anspricht.

2.3. Komplikationen der Kardioversion und der Defibrillation

Neben der Erfolgsbeurteilung müssen bei einer Kardioversion oder Defibrillation verschiedene Komplikationen beachtet werden, die als „elektrische Komplikationen" oder „allgemeine Komplikation" auftreten können.

Elektrische Komplikationen wurden früher besonders nach Wechsel-

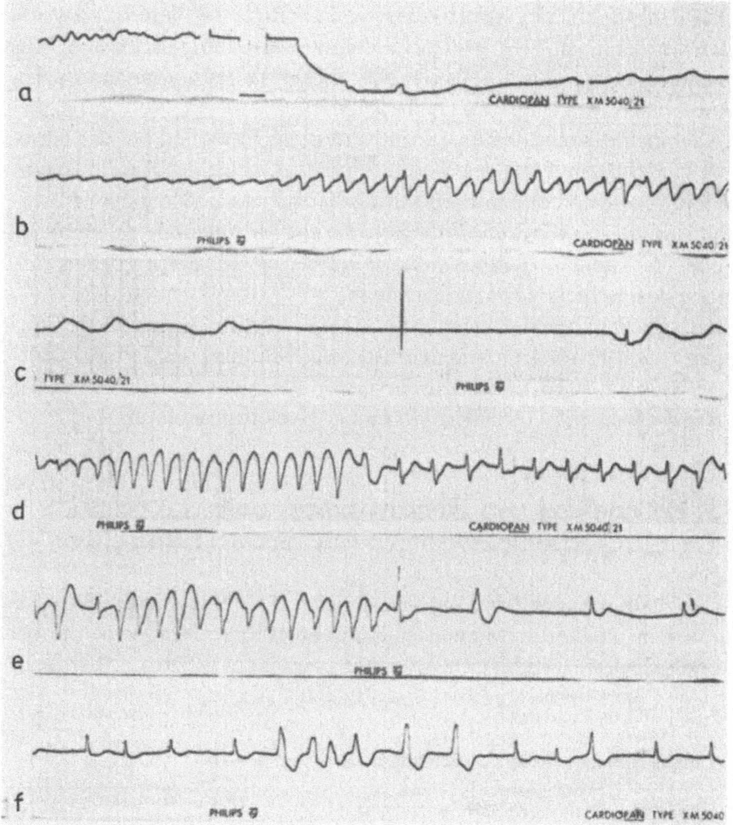

Abb. 5.1a–f. Herzrhythmusstörungen bei Elektroschocktherapie. **a** Defibrillation bei Kammerflimmern. **b** Entwicklung einer Kammertachykardie. **c** Längere Asystolie nach Kardioversion. **d** Kammerflattern mit Übergang in eine supraventrikuläre Tachykardie. **e** Kurzfristige Kammertachykardie. **f** Salvenförmige ventrikuläre Extrasystolie

stromkardioversion beobachtet. Heute sind nur noch Gleichstromdefibrillatoren im Handel. Herzrhythmusstörungen treten nicht immer sofort nach der Kardioversion auf, so daß nicht immer ein Zusammenhang mit der Elektrotherapie zu sichern ist. Oft sind Asystolien von kurzer Dauer zu beobachten.

Der Sinusrhythmus stellt sich in solchen Fällen oft erst nach einem

Ersatzrhythmus ein. Ventrikuläre und supraventrikuläre Extrasystolen werden nach Elektroschocktherapie recht häufig beobachtet und nehmen in der Regel, falls sie nicht schon vorher vorhanden waren, innerhalb eines Tages ab (Abb. 5.1.).

Allgemeine Komplikationen sind arterielle Embolien bei der Elektroschockbehandlung des Vorhofflimmerns. Nach der Kardioversion kann vor allem bei schweren Mitralstenosen ein Lungenödem entstehen, wenn die Klappenöffnungsfläche der Mitralklappe gleich bleibt und der kapillare Pulmonalarteriendruck bei höherem Fördervolumen des rechten Ventrikels ansteigt.

Endstreckenveränderungen im EKG sind flüchtig. Herzinfarkte können durch Koronarembolien entstehen. Ebenfalls wurden Fermenterhöhungen (CPK) nach Kardioversion beobachtet, sie haben in der Regel einen extrakardialen Ursprung (Skelettmuskulatur).

3. Behandlung von Herzrhythmus- und Erregungsleitungsstörungen mit Herzschrittmachern

Innerhalb weniger Jahre hat sich die Elektrostimulation des Herzens zu einer weitverbreiteten Behandlungsmethode entwickelt, die bei bradykarden Herzrhythmusstörungen zu einem wichtigen therapeu-

Tabelle 5.2. Einteilung der Schrittmachersysteme

I. Starrfrequente Schrittmacher
1. Starrfrequente Vorhofstimulation
2. Starrfrequente Ventrikelstimulation
3. Starrfrequente Vorhof- und Ventrikelstimulation

II. Gesteuerte Schrittmacher
1. Synchronisierte (getriggerte) Schrittmacher
   a) P-Wellen-getriggerte Ventrikelstimulation
   b) QRS-getriggerte Ventrikelstimulation
2. Demand-Schrittmacher
   a) P-Wellen-inhibierte Vorhofstimulation
   b) QRS-inhibierte Ventrikelstimulation
   c) QRS-inhibierte (bifokale) Vorhof- und Ventrikelstimulation
3. Sequentielle Stimulation

---

tischen Fortschritt geworden ist. 1952 wurde von ZOLL erstmals eine externe Stimulation bei einem Patienten durchgeführt. Für die breite Anwendungsmöglichkeit dieser Therapie war die Schaffung implantierbarer transvenös-intrakardialer Schrittmachersysteme durch LAGERGREEN und JOHANSSON (1963) von entscheidender Bedeutung. Heute steht eine Reihe unterschiedlicher Schrittmachersysteme zur Verfügung, die in Abhängigkeit von der Art der Herzrhythmusstörung implantiert werden können. Die größte Verbreitung haben R-Wellen-inhibierte Schrittmacher gefunden, die in über 90% der Fälle implantiert werden (Tabelle 5.2).

3.1. Indikationen für die Schrittmachertherapie

Eine Schrittmachertherapie ist erforderlich, wenn bradykarde Herzrhythmusstörungen zerebrale oder kardiale Symptome hervorrufen oder wenn ein plötzlicher Herztod durch Asystolie droht. Den Symptomen liegt häufig ein eindeutiger EKG-Befund zugrunde, wobei Herzfrequenzen unter 40 min^{-1} als Richtwert für eine Indikationsstellung gelten. Zusätzliche Untersuchungen werden erforderlich, wenn ein Patient über kurzfristige Bewußtseinsstörungen, Absencen, Gangunsicherheit klagt und das Routine-EKG unauffällig ist. Nach elektrokardiographischen Kriterien können absolute und fragliche Indikationen zur Schrittmachertherapie unterschieden werden (Tabelle 5.3).

Tabelle 5.3. Absolute Schrittmacher-Indikationen (mit Symptomatik)

1. AV-Block 3. Grades
2. Bifaszikulärer Block (Rechtsschenkelblock und linksanteriorer Hemiblock, Rechtsschenkelblock und linksposteriorer Hemiblock) und AV-Block 1. und 2. Grades
3. AV-Block 2. Grades mit einer Kammerfrequenz unter 40/min
4. Intermittierender AV-Block 3. Grades mit einer präautomatischen Pause von über 1000 ms
5. SA-Block 3. Grades mit einer präautomatischen Pause von über 2000 ms
6. SA-Block und Sinusbradykardie mit einer Frequenz unter 40 min^{-1}
7. Vorhofflimmern mit einer Kammerfrequenz unter 40 min^{-1}
8. Sinusknotensyndrom mit einer Sinusknotenerholungszeit von > 1500 ms
9. Hypersensitiver Karotis-Sinus

Tabelle 5.4. Relative Schrittmacher-Indikationen (ohne Symptomatik)

1. Sinusbradykardie mit einer Frequenz zwischen 40 und 60 min^{-1}
2. SA-Block mit einer Frequenz zwischen 40 und 60 min^{-1}
3. Bradyarrhythmie mit einer Frequenz zwischen 40 und 60 min^{-1}
4. Distaler AV-Block 1. Grades
5. AV-Block 2. Grades mit einer Frequenz zwischen 40 und 60 min^{-1}
6. Bifaszikuläre Blockierung

Tabelle 5.5. Diagnostische Maßnahmen zur Abklärung der Schrittmacher-Indikationen

1. Atropin-Injektion
2. Orciprenalin-Injektion
3. Ergometrie
4. Langzeit-EKG
5. Telemetrie
6. Monitorüberwachung, Anschluß an Arrhythmie-Analyzer
7. *His*-Bündel-Elektrographie
8. Massage des Karotissinus
9. Bestimmung der Sinusknotenerholungszeit (SKEZ), der korrigierten Sinusknotenerholungszeit und der sinuatrialen Leitungszeit

Weitere relative Indikationen zur permanenten Stimulation ergeben sich bei bestimmten elektrokardiographischen Bildern nach spezieller Diagnostik (Tabelle 5.4.).

Gerade bei den fraglichen Indikationen für die Implantation eines permanenten Schrittmachers sind oft zusätzliche Untersuchungen erforderlich, die je nach Symptomatik und Fragestellung durchgeführt werden (Tabelle 5.5).

3.2. Stimulation bei tachykarden Herzrhythmusstörungen

Neben der Behandlung mit Herzschrittmachern bei bradykarden Herzrhythmusstörungen wird in der Klinik zunehmend die Stimulationstherapie bei tachykarden Herzrhythmusstörungen angewandt. Dabei werden die schnelle Ventrikelstimulation zum Überfahren der Spontan-Aktionen, die schnelle Vorhofstimulation zur Rhythmi-

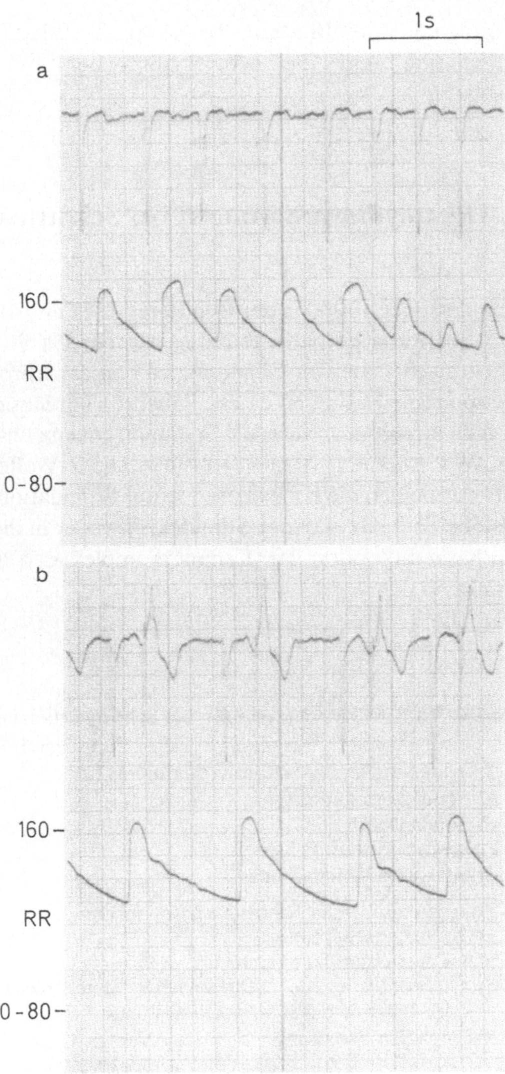

Abb. 5.2a u. b. Stimulation bei tachykarden Herzrhythmusstörungen. **a** Absolute Tachyarrhythmie (Frequenz 150 min^{-1}) und arterieller Blutdruck (mm Hg). **b** Gekoppelte Stimulation und Reduktion der hämodynamisch wirksamen Frequenz auf 62 min^{-1}

sierung bei Vorhofflattern, die gekoppelte Stimulation, die gepaarte Stimulation und die orthorhythmische Stimulation eingesetzt (Abb. 5.2).

4. Herzrhythmusstörungen bei Schrittmachertherapie

Von den über 40000 in der Bundesrepublik und in Westberlin lebenden Schrittmacherpatienten tragen mehr als 90% einen Bedarfsschrittmacher, der im Gegensatz zu den asynchronen Impulsgebern die spontane Herztätigkeit des Patienten berücksichtigt. Die Impulsabgabe erfolgt nur, wenn die Spontanfrequenz unter einen bestimmten Wert (meistens 70 min^{-1}) absinkt. Die R-Wellen-gesteuerten Geräte vermeiden die bei starrfrequenter Stimulation auftretende Parasystolie dadurch, daß der Stimulus entweder in die absolute Refraktärphase fällt oder der Kammerkomplex den Reizimpuls unterdrückt.

Tabelle 5.6. EKG-Veränderungen bei Schrittmacher-Fehlfunktion

1. Zu früh einfallender Schrittmacherimpuls bei
   a) Sondendislokation
   b) Sondenbruch
   c) elektronischem Fehler
   d) Reizschwellenerhöhung

2. Zu spät einfallender Schrittmacherimpuls bei
   a) Batterieerschöpfung
   b) inkomplettem Sondenbruch
   c) Unterdrückung des Schrittmachers durch extrakardiale Störsignale, z. B. Potentiale des M. pectoralis major
   d) T-Wellen-Steuerung

3. Schrittmacherimpulse ohne Herzaktionen bei
   a) Reizschwellenerhöhung
   b) Sondendislokation
   c) Sondenbruch

4.1. EKG-Veränderungen bei Schrittmacher-Fehlfunktion

Das wichtigste Hilfsmittel zur Beurteilung der Schrittmacherfunktion ist das EKG. Es liefert Informationen über den Typ und die Lage der Elektrode sowie über Arbeitsweise, Frequenz und eventuelle Funktionsstörungen des implantierten Schrittmacheraggregates (Tabelle 5.6).

Tabelle 5.7. Ursachen von Rhythmusstörungen bei Schrittmachertherapie

---

I. Fehler des Aggregates
1. Batterieerschöpfung
   a) Bradykardie
   b) Parasystolie
   c) Entrance-Exit-Block
   d) Tachykardie
2. Schrittmacher-Tachykardie
3. Elektronische Fehler
   a) Refraktärzeit
   b) Grundfrequenzkippe
   c) Doppelimpulse
   d) T-Wellen-Steuerung
   e) Hysterese

II. Fehler an der Elektrode
1. Dislokation
2. Kabelbruch
3. Konnektordefekte
4. Isolationsdefekte
5. Korrosion
6. Berühren zweier intrakardialer Elektroden

III. Kardiogene Ursachen
1. Lange Repolarisation
2. Tachykarde Herzrhythmusstörungen
3. Heterotopien
4. Entrance-Block
5. Exit-Block
6. Parasystolie

IV. Extrakardiale Störbeeinflussung
1. Muskelkontraktionen
2. Elektroschocktherapie
3. Elektrische Geräte

In Abhängigkeit von der Elektrodenlage ergibt sich ein unterschiedliches Schrittmacher-EKG. Bei Stimulation an der Spitze des linken Ventrikels kommt es zum Bild des überdrehten Rechtstyps mit Rechtsschenkelblock, bei Stimulation im Bereich der Vorderwand des rechten Ventrikels zu dem des Linkstyps oder des überdrehten Linkstyps und bei Stimulation aus dem Koronarsinus oder bei Perforation des Septums oder der Ventrikelwand zum Bild des Rechtsschenkelblockes.

4.2. Ursachen von Herzrhythmusstörungen bei Schrittmachertherapie

Als Ursache von Herzrhythmusstörungen bei Patienten mit Herzschrittmachern gibt es zahlreiche Möglichkeiten, die sich als Aggregatfehler, Fehler an der Reizelektrode, kardiogene Arrhythmien und Folgen extrakardialer Ursachen zusammenfassen lassen und sich in unterschiedlichen EKG-Veränderungen mit und ohne Herzrhythmusstörungen ausdrücken können (Tabelle 5.7).

Aus den beobachteten elektrokardiographischen Veränderungen kann häufig schon auf die Ursache geschlossen werden. Zusätzliche Untersuchungen wie die elektronische Vermessung des Schrittmachersystems, Brustwandstimulation zur Überprüfung der Steuerung des Systems, Röntgen des Thorax und Reizschwellenmessung erhärten die Diagnose.

Der Unterschied der elektronischen Charakteristika der heute zur Verfügung stehenden Demand-Schrittmacher hat zu zahlreichen Beobachtungen bei diesen Schrittmachern geführt. Die Kenntnis der technischen Daten des jeweils implantierten Demand-Schrittmachers ist für die weitere Betreuung des Patienten von großer Bedeutung, damit nicht fälschlicherweise ein Schrittmacherversagen diagnostiziert wird, was zum Austausch eines funktionsfähigen Impulsgebers führt. Bei den Bedarfsschrittmachern sind folgende Charakteristika von Bedeutung:

1. Das automatische Intervall zwischen zwei Stimuli während kontinuierlicher Stimulation.
2. Das Interventionsintervall (escape-interval) zwischen einer Spontanaktion und dem folgenden Schrittmacherimpuls. Bei Schritt-

machern mit positiver Hysterese ist das Interventionsintervall länger als der Abstand zwischen zwei Stimuli während kontinuierlicher Stimulation.

3. Die Refraktärzeit des Schrittmachers, in der der Schrittmacher Spontanaktionen des Herzens nicht wahrnehmen kann. Dabei muß unterschieden werden zwischen der Refraktärperiode nach Abgabe eines Stimulus (delivery refractory period) und der Refraktärperiode nach Empfang einer Spontanaktion (sensing refractory period).

4.2.1. Aggregatfehler

Zu Beginn der Schrittmacher-Ära erwartete man auf Grund physikalisch-chemischer Untersuchungen und Berechnungen eine Lebensdauer der Quecksilber-Trockenbatterie von 5 Jahren. Die Erfahrung hat jedoch gezeigt, daß die meisten dieser Schrittmacher wegen **Batterieerschöpfung** nach 2 Jahren ausgewechselt werden mußten. Durch Verwendung anderer Energieträger, vor allem Lithium-Jodid, Lithium-Chromat, konnte die Lebenszeit von Schrittmachern auf 15

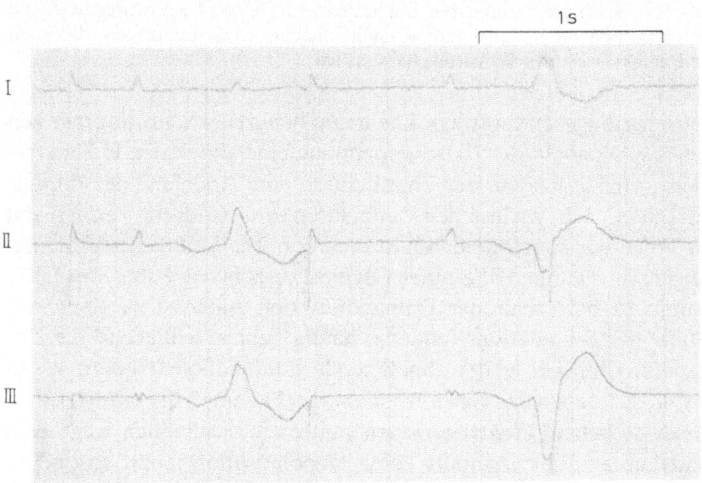

Abb. 5.3. Batterieerschöpfung: Neben den Spontanaktionen treten unbeantwortete, bradykarde, starrfrequente Elektrostimuli auf

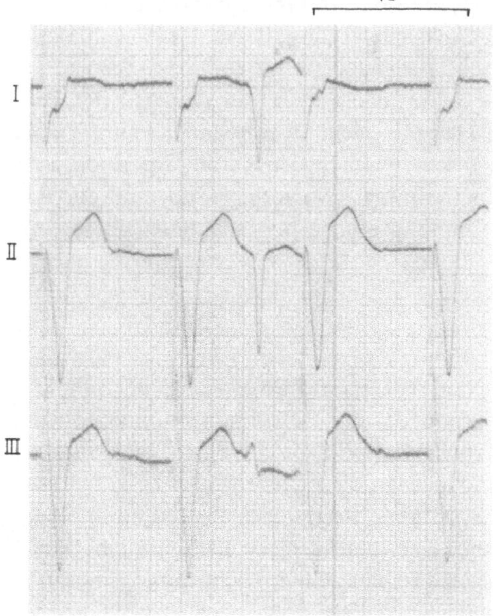

Abb. 5.4. Spontanaktionen bei implantiertem Demand-Schrittmacher: Die Spontanaktion kann den Demand-Schrittmacher nicht inhibieren, da sie in der Refraktärzeit des Schrittmachers auftritt

Jahre heraufgesetzt werden. Die heute benutzten Schrittmacher zeigen bei Abnahme der Batteriespannung eine abnehmende Herzfrequenz, eine Zunahme der Impulsdauer, eine Abnahme der Impulsamplitude, den Verlust der Demandfunktion **(sensing-Verlust)** mit der Folge der starrfrequenten Stimulation. Ein Teil dieser Veränderungen ist nur mit Hilfe eines Oszilloskopes nachweisbar. Im EKG kommt es bei erhaltener Demandfunktion zunächst zu einer Abnahme der Stimulationsfrequenz; häufig geht anschließend die Demandfunktion bei weiter abnehmender Stimulationsfrequenz verloren, so daß neben der Grundfrequenz des Patienten die bradykarden, **parasystolischen Elektroaktionen** auftreten. Schließlich folgt dem bradykarden Elektroimpuls keine Depolarisation mehr, so daß im EKG neben der Grundfrequenz des Patienten unbeantwortete starrfrequente bradykarde Stimuli vorliegen (Abb. 5.3).

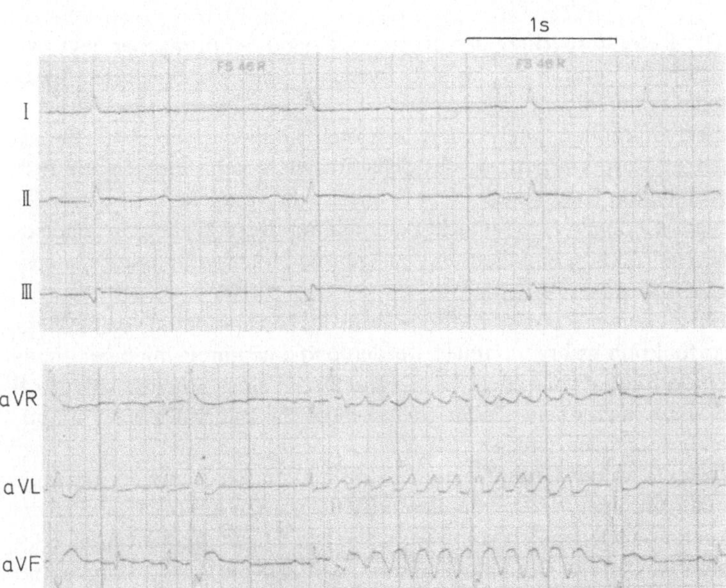

Abb. 5.5. Schrittmacher-induzierte tachykarde Herzrhythmusstörungen bei akutem Hinterwandinfarkt: Der dritte Elektrostimulus (unten) fällt in die vulnerable Phase und löst Kammerflattern aus

Neben dem bekannten Frequenzabfall, der als wichtigstes Kriterium bei der Überwachung der Schrittmacherträger dient, wurde in der Weltliteratur etwa 80mal **Schrittmacherrasen** beobachtet. Durch den Einbau frequenzlimitierender Elemente wird diese Komplikation in der letzten Zeit seltener beobachtet. Aber gerade in jüngster Zeit wurde bekannt, daß einige Schrittmacher mit Mallory-Batterien als Zeichen der Batterieerschöpfung tachykard stimulierten. Der Ausgang dieser Komplikation hängt von der jeweiligen Stimulationsfrequenz und der Antwort des Herzens ab. Folgt das Herz nicht der raschen Stimulation, so ist die Dauer der präautomatischen Pause von der Herzfrequenz vor der Response-Unterbrechung abhängig. Neben der Bradykardie und Tachykardie kann es als Zeichen der Batterieerschöpfung auch zu einer unregelmäßigen Stimulationsfolge kommen.

Die **Refraktärperiode** der meisten Demand-Schrittmacher liegt zwischen 0,1 und 0,4 s, so daß innerhalb dieses Zeitraumes Spontanaktionen nicht registriert werden und dann zwischen zwei Schrittmacheraktionen interponiert auftreten können (Abb. 5.4). Bei zu langer Refraktärperiode des Schrittmachers kann eine relativ früh einfallende Extrasystole dem Schrittmacher entgehen. In dieser Situation können Schrittmacher-Stimuli auf die T-Welle der „übersehenen" Aktion einfallen und tachykarde Herzrhythmusstörung ausgelöst werden (Abb. 5.5).

Bei zu kurzer Refraktärperiode kann das Nachpotential von der Sensorfunktion wahrgenommen werden und eine unregelmäßige Stimulationsfolge verursachen. Die Refraktärzeit eines Schrittmachers soll deshalb kürzer sein als das kürzest mögliche Intervall zweier aufeinanderfolgender Schläge.

Defekte an der **Grundfrequenzkippe** sind im EKG an einer unregelmäßigen, unerwartet schnellen oder langsamen Impulsabgabe zu erkennen. Gelegentlich kommt es sogar zu völligem Impulsverlust oder zum Ausfall der Demand-Funktion, d. h. daß die QRS-Komplexe im Schrittmacher nicht mehr verstärkt werden und somit eine starrfrequente Stimulation entsteht. Diese elektrokardiographischen Veränderungen können grundsätzlich auch bei einer Batterieerschöpfung

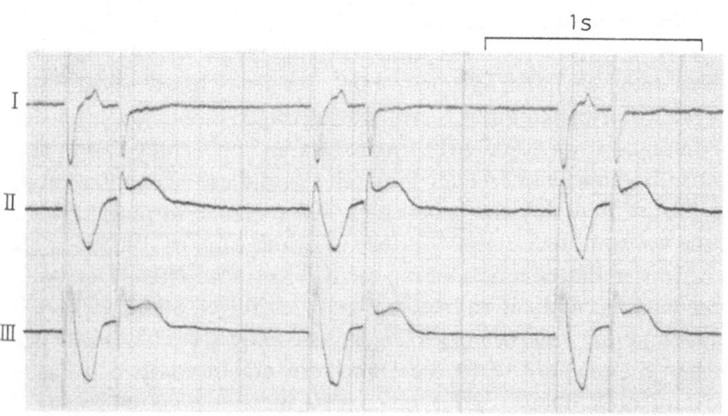

Abb. 5.6. Doppelimpuls: Der implantierte Demand-Schrittmacher gibt Doppelimpulse ab, von denen jeweils der zweite Impuls hämodynamisch unwirksam bleibt

230

beobachtet werden. Bei einer frisch implantierten Batterie weisen die fehlende Impulsverbreiterung, die unveränderte Impulsamplitude und Impulsform dann aber auf den elektronischen Defekt hin.

Doppelimpulse sind Folge eines elektronischen Defektes. Dabei bleibt der zweite Stimulus hämodynamisch unwirksam, und es entsteht ein bradykarder Puls, der von vielen Patienten nicht mehr toleriert wird (Abb. 5.6). Die Therapie der Doppelimpuls-Stimulation besteht in einem Batteriewechsel.

Eine **T-Wellen-Steuerung** – früher häufiger beobachtet, bevor die Hersteller technische Änderungen vornahmen – kann Stunden bis Wochen nach der Implantation auftreten und verursacht Schrittmacherbradykardien zwischen 40 und 50 min^{-1} mit meist spontaner Rückbildungstendenz. Bei der heute gebräuchlichen unipolaren Stimulation sind diese Phänomene weitgehend eliminiert. Sie werden als Antwort auf das lokale Potential während der Repolarisationsphase gedeutet. Dieses lokale Potential gelangt auf Grund eines für bestimmte Signale fehlregulierten Eingangsfilters in den Schrittmacher, wird als myokardiale Eigenerregung gedeutet und führt damit zur Inhibierung des nächsten Impulses. Das lokale Potential während der Repolarisationsphase kann sich durch einen Wandel des morphologischen oder metabolischen Substrats ändern. Die Therapie der T-Wellen-Steuerung mit konsekutiver Schrittmacher-Bradykardie besteht in

a) medikamentöser Beeinflussung des Nachpotentials mit Chinidin,
b) technisch durch eine Änderung der Charakteristik des Eingangsfilters und/oder einer Verlängerung der Refraktärzeit, so daß die T-Welle in der Refraktärzeit liegt, was andererseits das Auftreten der Parasystolie erleichtert (Abb. 5.7).

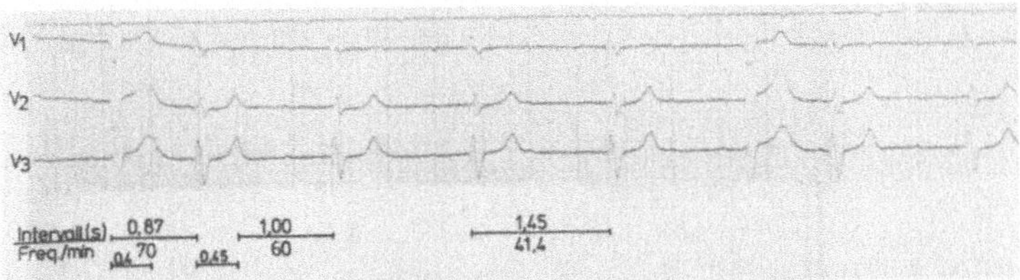

Abb. 5.7. T-Wellen-Steuerung: Die T-Wellen nach den Schrittmacher-Aktionen inhibieren den Demand-Schrittmacher mit positiver Hysterese. Die Herzfrequenz beträgt 41,4 min^{-1}. (F. H., ♀ 74 J., totaler AV-Block bei KHK)

Herzrhythmusstörungen während einer normalen Schrittmacherfunktion können auch durch die sogenannte **positive Hysterese-
Schaltung** verursacht werden, bei der das Interventionsintervall länger ist als die Stimulationsperiode. Dabei kann die Spontanfrequenz
des Patienten bis auf 60 min^{-1} abfallen, bevor der dann einfallende
Schrittmacher mit einer Frequenz von 70 min^{-1} stimuliert.

4.2.2. Elektrodenbedingte Herzrhythmusstörungen

Unter den Fehlern an der Elektrode, die zu Herzrhythmusstörungen
führen, steht die **Sondendislokation** an erster Stelle. Sie trat im eigenen Krankengut in 8% der Fälle auf. Unbestritten ist, daß die Dislo-
kationsquote wesentlich von der Erfahrung des implantierenden
Arztes bestimmt wird. Dabei stehen die Frühdislokationen innerhalb
der ersten 48 h nach der Implantation mit 60–70% im Vordergrund. Weiterhin wird die Dislokationsrate durch die Trabekelaus-
bildung bestimmt. Die sogenannte Makrodislokation führt zu vollständigem Funktionsausfall des Herzschrittmachers. Die regelmäßig
auftretenden Schrittmacherimpulse lösen keine Depolarisation aus
(Abb. 5.8). Dem frustranen Impuls folgt eine sich der Null-Linie
nähernde Bewegung. Neben den Schrittmacheraktionen beobachtet
man den unabhängigen Eigenrhythmus des Patienten. Die Dauer der

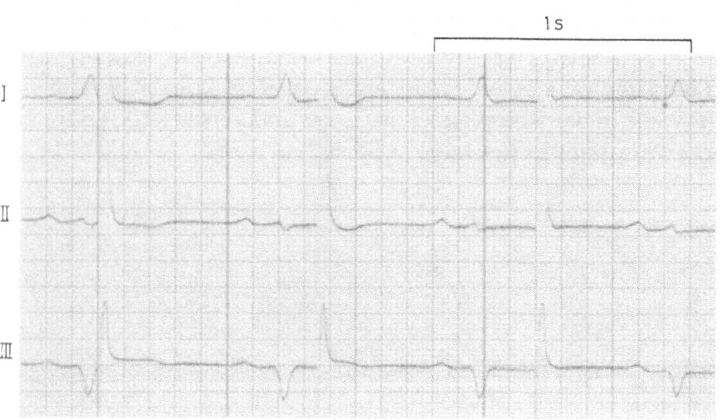

Abb. 5.8. Sondendislokation: Die regelmäßig auftretenden Schrittmacher-
Impulse lösen keine Depolarisation aus

präautomatischen Pause im Augenblick der Dislokation entscheidet über das weitere Los des Patienten.

Bei der Mikrodislokation tritt diese Funktionsstörung oft nur für wenige Perioden auf.

Elektrodenbrüche treten selten, aber dann an Stellen mit erhöhter mechanischer Belastung auf. Der Stimulationsausfall kann komplett oder partiell sein. Mit Hilfe einer Röntgenuntersuchung läßt sich oft auch die Bruchstelle lokalisieren. Im EKG erscheinen die Schrittmacherimpulse in normaler Frequenz, lösen aber nur unregelmäßig oder überhaupt keine Kammeraktionen aus, so daß der die Implantation veranlassende Grundrhythmus erscheint (Abb. 5.9). Gelegentlich werden die Überleitungsverhältnisse an den Bruchenden verbessert oder verschlechtert. Provozierende Bewegungen erleichtern die Lokalisation der Bruchstelle.

Entwickelt sich mit der Elektrodenfraktur gleichzeitig ein Isolationsdefekt, dann kann ein Muskelzucken auftreten. Durch den Elektrodenschaden kann ein Störimpuls verursacht werden, der die Funktion eines Schrittmachers beeinflußt. Sowohl die Isolierung als auch die Spirale kann dabei betroffen sein. Plötzliche Änderungen des Elektrodenwiderstandes können ein elektrisches Potential bewirken, das vom Schrittmacher als physiologisches Signal verkannt wird und die Impulsabgabe unterdrückt.

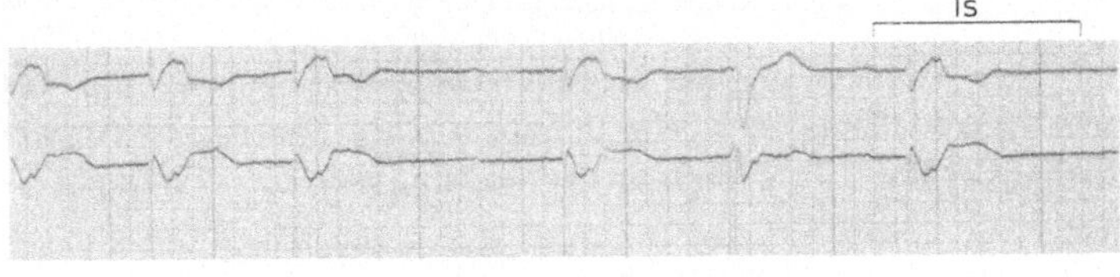

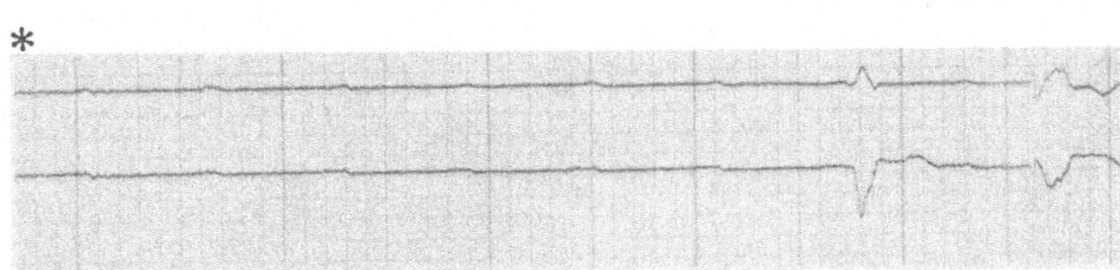

Abb. 5.9. Elektrodenbruch: Durch provozierende Bewegungen am implantierten Demand-Schrittmacher kommt es zum Stimulationsverlust mit dem Auftreten des totalen AV-Blocks (fortlaufende Registrierung)

Bei einem **fehlerhaft angeschlossenen Konnektor** (zwischen Batterie und Sonde) kann es zu vollständigem Stimulationsausfall kommen. Im EKG erscheinen neben dem Grundrhythmus des Patienten normfrequente unbeantwortete und nichtinhibierte Stimuli sehr geringer Amplitude (Abb. 5.10).

Isolationsdefekte, die auf Materialfehlern oder mechanischer Überlastung beruhen, häufiger jedoch bei Aggregatwechsel durch unvorsichtige Manipulation verursacht werden, führen zu einem Spannungsabfall. Im EKG zeigen die abgegebenen Impulse keine oder nur teilweise elektrisch ausgelöste Herzaktionen. Bei der Analyse der Reizschwelle zeigen die Schrittmacherimpulse durch den Spannungsverlust eine entsprechend rasch abfallende Kurve. Muskelzukkungen im Defektbereich sind möglich, aber nicht obligat.

Therapeutisch muß das Kabel ausgewechselt oder distal der Bruchstelle an das Aggregat angeschlossen werden.

Kann eine permanente Elektrode nicht entfernt und muß gleichzeitig eine neue Elektrode in das Herz eingeführt werden, dann kann durch **intrakardialen Kontakt** der beiden Elektroden ein Signal entstehen, das vom Schrittmacher wie eine Spontandepolarisation gewertet wird und zu einem Fehlverhalten in Form einer Schrittmacherasystolie führt.

4.2.3. Kardiogene Herzrhythmusstörungen

Bei einer **Verlängerung der Repolarisationsphase**, wie sie z. B. bei einer Hypokaliämie oder beim therapeutischen Einsatz von Antiarrhythmika (Chinidin, Lidoflazin) vorkommt, kann die T-Welle (TU-

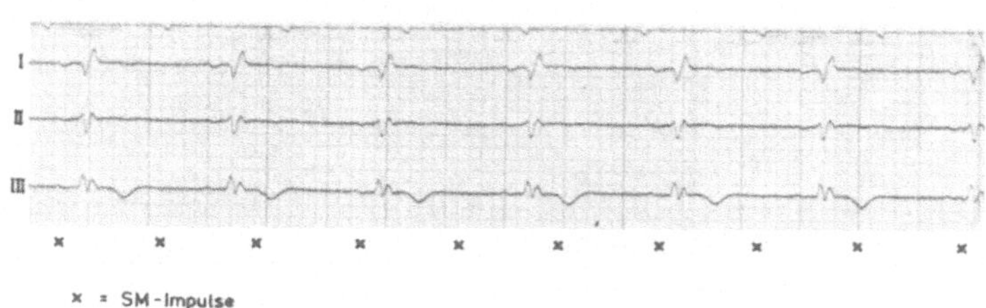

Abb. 5.10. Adapterlösung nach Schrittmacher-Implantation.
(W. M., ♂, 79 J., postinfarzielle Sinusbradykardie mit Rechtsschenkelblock)

234

Verschmelzungswelle) den Schrittmacher steuern, was eine Verminderung der Stimulationsfrequenz zur Folge hat. Durch geeignete Filter und eine genügend lange Refraktärzeit des Schrittmachers kann
diese Rhythmusstörung vermieden werden.

Die Elektrostimulation mit Bedarfsschrittmachern schützt nicht vor
tachykarden Herzrhythmusstörungen, die nach den gleichen Grund-
sätzen zu behandeln sind wie bei Patienten ohne Herzschrittmacher.
Die heutigen Schrittmacher sind gegen die Stromstöße bei Kardioversion weitgehend gesichert. Nach Kardioversion aufgetretene Un-
regelmäßigkeiten der Stimulation werden auf Reizschwellenände-
rungen und technische Veränderungen zurückgeführt. Die Veränderungen sind meistens innerhalb von 2 Tagen rückläufig, so daß lediglich eine Überwachung erforderlich ist.

Bei Kammerflimmern bestimmt die Amplitude des Flimmerpoten-
tials, ob der Schrittmacher inhibiert wird oder nicht (Abb. 5.11), so
daß ein unregelmäßiger Elektrorhythmus entstehen kann. Bei einer
Kammertachykardie und salvenartiger Extrasystolie wird ein Bedarfsschrittmacher in der Regel komplett unterdrückt.

Schrittmacher-induziertes Kammerflimmern oder Kammerflattern

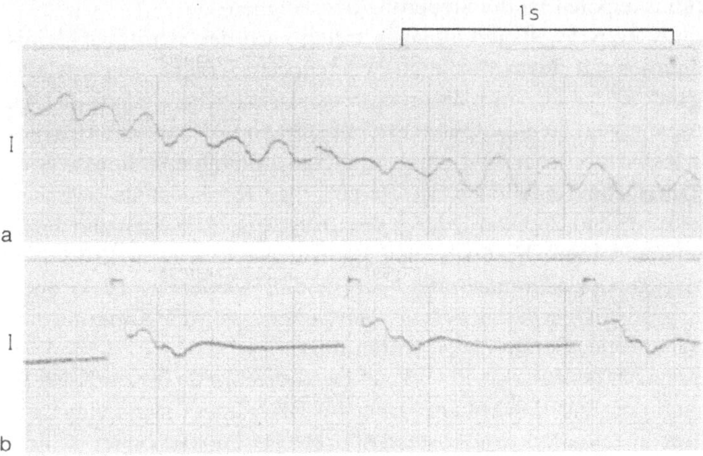

Abb. 5.11a u. b. Elektrostimulation bei Kammerflimmern: Der Demand-
Schrittmacher wird in Abhängigkeit vom Kammerpotential inhibiert **a.** Regel-
rechte Elektrostimulation nach Defibrillation **b**

sind sicher selten, besonders wenn eine unipolare kathodische Stimulation durchgeführt wird. Es tritt auf, wenn der Stimulus bei defekter Steuerung in die vulnerable Phase des Herzens fällt (s. Abb. 5.5). Da die Amplitude des Stimulationsimpulses gering ist, ist die Gefahr der Auslösung einer tachykarden Herzrhythmusstörung bei gesundem Myokard sehr gering. Unter der Voraussetzung, daß 6–8% der Impulse bei starrfrequenter Stimulation in die vulnerable Phase fallen und gleichzeitig eine Myokardischämie vorliegt, Sympathomimetika, Vagolytika oder Herzglykoside verabfolgt werden oder der Patient unter dem Einfluß von Narkotika steht, kann die Reizschwelle (normalerweise 20 Volt) für die Auslösung von Kammerflimmern erniedrigt sein. Die Sensorfunktion eines Schrittmachers arbeitet nach dem Alles-oder-Nichts-Gesetz und benötigt für die Aktivierung 1–2 mV. Das Ventrikelelektrokardiogramm hat normalerweise eine Amplitude von 5–15 mV. Ist die Sensorschwelle zu hoch eingestellt oder ist das Kammerpotential zu niedrig, kann eine starrfrequente Stimulation einsetzen. Das trifft hauptsächlich für Extrasystolen zu. Auch beim frischen Myokardinfarkt kann das Ventrikelpotential unter 1 mV absinken. Ist die Sensorschwelle aber andererseits zu niedrig eingestellt, so können andere Potentiale, z. B. das Vorhof- oder Skelettmuskelpotential die Steuerung übernehmen.

Akute **Reizschwellenerhöhungen** treten nach der Schrittmacherimplantation mit einem Maximum zwischen dem 7. und 9. Tag regelmäßig auf; sie haben Normalisierungstendenz, erreichen jedoch nie den Ausgangswert zum Zeitpunkt der Implantation. Verursacht wird dieser Reizschwellenanstieg durch eine Hämatombildung, fibröse oder entzündliche Reaktionen im Bereich der Kontaktstelle zwischen Elektrode und Endokard, durch Elektrolytverschiebungen und durch medikamentösen Einfluß. Dieser Reizschwellenanstieg kann vorübergehender oder dauernder Natur sein. Besonders bei Elektroden mit großer Oberfläche besteht die Gefahr, daß die Kapazität der implantierten Geräte überschritten wird.

Aber auch bei Infarktnarben kann die Reizschwelle bis zur Komplikation des **Exit-Blockes** ansteigen. Im EKG findet man beim Exit-Block in zeitgerechtem Abstand auftretende Impulse ohne nachfolgende Myokarddepolarisation. Bei ansteigender Eigenfrequenz wird der Schrittmacher komplett unterdrückt, so daß von dieser Störung nichts zu sehen ist (Abb. 5.12). Bei der Impulsanalyse findet man

236

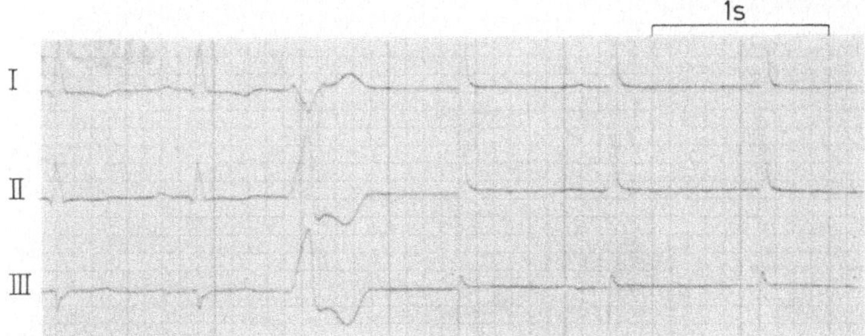

Abb. 5.12. Exit-Block: Unter der Massage des Karotissinus kommt es zu nicht beantworteten, zeitgerecht auftretenden Elektroimpulsen

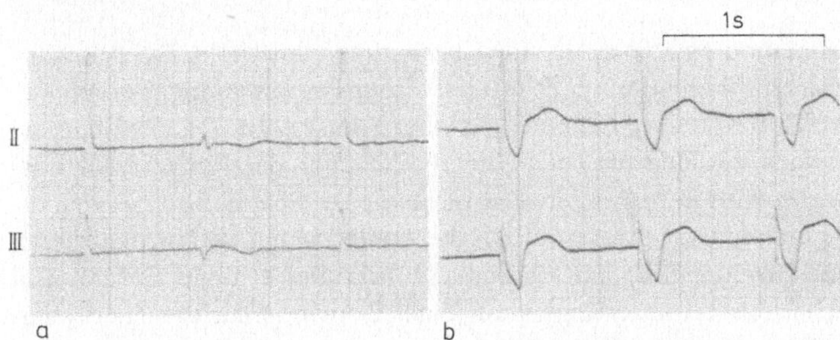

Abb. 5.13a u. b. Exit-Block bei massiver Herzinsuffizienz **a**, regelrechter Elektrorhythmus nach zusätzlicher Behandlung mit Diuretika **b**

keine Veränderungen der Spannung, der Impulsbreite und der Periode.

Therapeutische Versuche mit 50–100 mg Prednisolon werden empfohlen; meist muß jedoch die Sonde neu plaziert oder eine „high-output"-Batterie implantiert werden. Nach Beseitigung der Dekompensation und dadurch bedingter besserer Endokardhaftung zeigten eigene Patienten, die zuvor einen Exit-Block hatten, wieder eine normale Schrittmacherfunktion (Abb. 5.13).

Eine **Parasystolie** tritt auf, wenn das Herz von zwei voneinander unabhängigen Zentren stimuliert wird. Das Parasystoliezentrum kann dabei im Vorhof, im AV-Knoten oder in einem Ventrikel sein. Häufigster Ausgangspunkt für eine Parasystolie ist aber der Sinusknoten, da etwa 20–40% der Schrittmacherpatienten mit Langzeit-

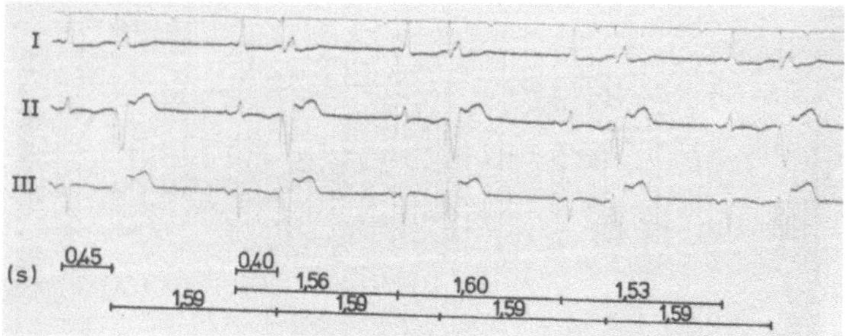

Abb. 5.14. Bradykarde Parasystolie bei erschöpftem Demand-Schrittmacher. (M. W., ♀, 71 J., Sinusbradykardie bei KHK)

stimulation eine normale AV-Überleitung entwickeln. Bei der asynchronen Stimulation (z. Z. etwa 4% aller Implantationen) kommt es bei etwa 30% aller Patienten zu einer Parasystolie. Da die Flimmerschwelle des Herzens etwa dem 10–20fachen der Reizschwelle entspricht, wird sie normalerweise nicht von der Spannung eines Schrittmacherimpulses erreicht. Erst die Erniedrigung der myokardialen Reizschwelle, z. B. bei Herzinfarkt, bedeutet erhöhte Gefahr. Bei nachlassender Batteriespannung eines Demand-Schrittmachers kann die Sensitivität des Detektorkreises abnehmen, so daß das intrakardiale Potential nicht mehr ausreicht, den Schrittmacher zu steuern. Die Folge ist dann ebenfalls eine Parasystolie (Abb. 5.14).

Die Therapie der Parasystolie umfaßt mehrere Möglichkeiten. Durch medikamentöse Anhebung der Eigenfrequenz kann der Schrittmacher vorübergehend komplett unterdrückt werden. Mit Hilfe von Antiarrhythmika können höhergradige Blockierungen induziert werden, so daß es zu einem konstanten Elektrorhythmus kommt. Außerdem können bei erschöpftem Demand-Schrittmacher die Batterie und bei unzureichendem Wandkontakt die Elektrode ausgetauscht werden. Auch durch Stimulierung mit höheren Frequenzen kann die Parasystolie beseitigt werden.

Trotz guter Elektrodenlage kann gelegentlich ein QRS-Komplex für die normale Steuerung des Schrittmachers nicht ausreichen, so daß es zu einem **Entrance-Block** kommt. Bei geringer Elektrodendislokation kann kein zur Steuerung ausreichendes QRS-Signal abgegriffen werden, wobei der Reizstrom ausreicht, das Herz zu depolarisieren.

238

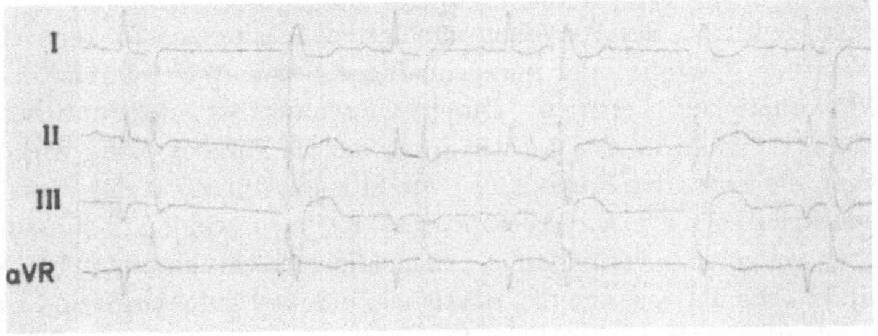

Abb. 5.15. Entrance-Block: Die Schrittmacheraktionen bei implantiertem Demand-Schrittmacher treten starrfrequent auf.
(E. B., ♀ 62 J., postinfarzielle Herzrhythmusstörungen)

Tabelle 5.8. Ursachen der gestörten Empfangsfunktion eines Demand-SM

1. Funktionsstörung des Schrittmachers
2. Fehlender Empfang eines QRS-Signals
   a) bei guter Elektrodenlage und zu geringer Amplitude des Kammerkomplexes
   b) bei geringer Elektrodendislokation
3. Fehlempfang
   a) von P- und T-Wellen
   b) von Potentialschwankungen bei Elektrodenbruch
4. Fehlempfang von extrakorporalen Störquellen (z. B. Kaffeemaschinen, Staubsauger, Rasierapparate)

Ein totaler Entrance-Block führt zu einer Schrittmacher-Parasystolie, d. h. man sieht im EKG neben der Spontanaktivität des Herzens starrfrequente Elektroaktionen. Der Stimulationserfolg, die Depolarisation, hängt vom Einfall des Schrittmacherimpulses in den natürlichen Erregungsablauf ab (Abb. 5.15 und Tabelle 5.8).

4.2.4. Extrakardiale Störbeeinflussung von Demand-Schrittmachern

Der Kontakt zwischen der indifferenten Elektrode am Schrittmachergehäuse und der Skelettmuskulatur, in der Regel dem M. pectoralis major, führt gelegentlich bei Demand-Schrittmachern zur Störung der Impulsabgabe. Das Aktionspotential der Skelettmuskulatur wird vom Schrittmacher als Signal zur Verhinderung der Impulsab-

gabe gewertet. Bei R-Wellen-inhibierten Schrittmachern kann es
dann zur Asystolie oder unregelmäßigen Stimulation während der
Muskeltätigkeit kommen. Durch Einschluß der elektronischen
Steuerelemente in eine Metallkapsel, die als Faraday-Käfig wirkt,
kann die kapazitive Einkopplung von Störsignalen durch **elektroma-
gnetische** Felder, z. B. Rasierapparate, Kaffeemaschinen, Staubsauger, weitgehend verhindert werden. Die nichtabschirmbare Elektrode kann als Antenne die Störsignale induktiv aufnehmen und an
das Steuersystem weiterleiten. Durch Anwendung geeigneter Filter
können Störsignale weitgehend von den Steuerelementen ferngehal-
ten werden. Zusätzlich können viele Schrittmacher bei Einwirkung
von Störsignalen auf starrfrequente Stimulation umschalten. Sobald
die Störfrequenz eine Wellenlänge annimmt, die in die räumliche
Abmessung eines Schrittmachers fällt, kann eine Störung des Schrittmachers auch unter Umgehung des Verstärkers und Filterteils auftreten. Diese Störungen äußern sich elektrokardiographisch als Erhöhung oder Erniedrigung der Stimulationsfrequenz, in einer Änderung der Impulsbreite und einer Verringerung der Amplitude. Als
Störquellen kommen netzbetriebene Geräte und Maschinen, wie
Grillgeräte, Rasenmäher, Diathermiegeräte, Staubsauger, Kaffee-
mühlen und Rasierapparate in Frage. Auch bei der Brustwand-Sti-
mulation zur Überprüfung des Eigenrhythmus des Herzens kommt es
zur Schrittmacher-Asystolie. Bei Anwendung der **Elektroschocktherapie** wurden eine ausgeprägte Schrittmacherarrhythmie mit anfäng-
licher Frequenzabnahme sowie eine kurzzeitige Funktionsunterbre-
chung beobachtet. Bei Kardioversion oder Defibrillation sollen deshalb folgende Sicherheitsmaßnahmen ergriffen werden:

1. Verwendung niedriger Energie
2. Überwachung des Schrittmachers während der Therapie auf dem
   Monitor
3. Bereitstellung eines Reserve-Schrittmachers
4. Die Defibrillationselektrode darf nicht zu nahe der Schrittmacher-
   Elektrode am Körper aufgesetzt werden.

5. Literatur

1. BECK, D. S., PRITCHARD, W. H., FEIL, S. H.: Ventricular fibrillation of long duration abolished by electric shock. J. Amer. med. Ass. *135,* 985 (1947)
2. BÜCHNER, Ch., DRÄGERT, W., SCHLOSSER, V., ARNOLD, Th., NUBER, B.: Schrittmachertherapie des Herzens. Forum cardiologicum 14. Mannheim: Boehringer 1973
3. DIENSTL, F.: Technik und Klinik der Schrittmacherbehandlung. Symp. Siemens AG, Österreich, 1974
4. GURVICZ, N. L., JUNIEV, G. S.: Restoration of regular rhythm it the mammilian fibrillating heart. Amer. Rev. Sovj. Med. *3,* 236 (1946)
5. HAGER, W., SELING, A.: Praxis der Schrittmachertherapie. Stuttgart: Schattauer 1974
6. LAGERGREEN, H., JOHANSSON: Intracardiac stimulation for complete heart block. Acta Chir. Scand. *125,* 562 (1963)
7. LÜDERITZ, B.: Cardiac Pacing. Diagnostic and Therapeutic Tools. Berlin, Heidelberg, New York: Springer 1976
8. MICHEL, D., ALBER, G.: Differentialtherapie kardialer Rhythmusstörungen. Erlangen: Straube 1977
9. ROSENKRANZ, K.-A.: Der Herzschrittmacher in der Praxis. Erlangen: Straube 1975
10. THALEN, H. J. Th.: Cardiac Pacing. Proceedings of the IVth International Symposium on Cardiac Pacing, Groningen, 1973. Assen: Van Gorcum & Comp. B. V. 1973
11. THALEN, H. J. Th., v. d. BERG, J., v. d. HEIDE, J. N. H., NIEVEEN, J.: The Artificial Cardiac Pacemaker. Its History, Development and Clinical Application. Assen: Van Gorcum & Comp. B. V. 1970
12. WIRTZFELD, A., BAEDEKER, W. D.: Rhythmusstörungen des Herzens. Elektrokardiographie – klinische Bedeutung – Therapie. München, Berlin, Wien: Urban & Schwarzenberg 1976
13. ZOLL, P. M.: Resuscitation of the heart in ventricular standstill by external electric stimulation. New Engl. J. Med. *247,* 985 (1952)

Kapitel VI

Herzrhythmusstörungen in der Akut- und Notfallmedizin

H.-U. Lehmann und H. Hochrein

Herzrhythmusstörungen können Folge akuter Erkrankungen sowohl des Herzens als auch extrakardialer Allgemeinerkrankungen sein. Sie können somit beim akuten Myokardinfarkt ebenso auftreten wie im Rahmen einer thyreotoxischen Krise, eines Coma diabeticum, eines apoplektischen Insults oder einer infektiös-toxischen Akuterkrankung (Tabelle 6.1). So kann jeder Krankheitsnotfall unabhängig von der Art des Grundleidens kardiovaskuläre Störungen nach sich ziehen, wobei Rhythmusstörungen ein besonders häufig vertretenes Symptom sind.

Art und Ausmaß von Rhythmusstörungen erlauben keine direkten Rückschlüsse auf die Ursache eines dabei zugrundeliegenden Notfalls [1, 10, 15, 27]. Jedoch prädisponieren Zustände einer sich verstärkenden Herzinsuffizienz, eines hypovolämischen Schocks oder auch einer infektiös-toxischen Akuterkrankung zum Auftreten von tachykarden Rhythmusstörungen mit Neigung zur Extrasystolie. Dagegen werden Sinusbradykardien vermehrt bei intrazerebralen Massenblutungen und als Symptom eines pathologisch-gesteigerten Hirndrucks anderer Genese registriert. Myokardinfarzierungen, die die Region des Sinusknotens mit in das ischämische Geschehen einbeziehen, können ebenso eine Sinusbradykardie zur Folge haben.

Als wesentliche Voraussetzung für eine erfolgversprechende Therapie müssen Rhythmusstörungen besonders in der Akutmedizin nach ihrer klinischen Wertigkeit eingeordnet werden. Es gilt die Entscheidung zu treffen, ob sie lediglich symptomatisch oder dringend behandlungsbedürftig sind, weil zum Beispiel die Art einer vorliegenden Rhythmusstörung zur Entwicklung eines Kammerflatterns (-flimmerns) oder einer Asystolie prädisponiert.

Tabelle 6.1. Arrhythmie-Ursachen in der Notfallmedizin

primär kardial	Myokardinfarkt, akutes Links- oder Rechtsherzversagen unterschiedlicher Genese, (Endo-, Peri-) Myokarditis, Kardiomyopathie, akut-dekompensiertes Klappen- (Shunt-) Vitium
neuro-hormonal	Phäochromozytom, thyreotoxische Krise, Karzinoid-Syndrom, intrazerebrale Massenblutung, Hirnödem unterschiedlicher Genese, Karotissinussyndrom
metabolisch	Coma hepaticum, -uraemicum, hyper-(hypo-) glykämisches Koma, Elektrolytkoma (K^+, Na^+, Ca^{++}, Cl^-)
infektiös-toxisch	Urosepsis, paralytischer Ileus, Meningo-Enzephalitis
hypovolämisch	hämorrhagischer Schock, septischer Schock, Verbrennung, Ruhr
traumatisch	Commotio oder Contusio cordis, thorakale Stich- oder Schußverletzungen
mechanisch	Spannungspneumothorax, Tumorkompression, Herzbeuteltamponade
elektrisch	Strom- oder Blitzunfall
exogene Intoxikation	Schlafmittel, trizyklische Psychopharmaka, Digitalis, Antiarrhythmika, Sympathomimetika

1. Prämonitorische Zeichen für bedrohliche Arrhythmien

Rhythmusstörungen können erfahrungsgemäß ohne spürbare Beeinträchtigung der Hämodynamik auftreten und doch bereits auf ein sich anbahnendes Kammerflattern oder -flimmern hinweisen. Deshalb ist jede auch noch so harmlos erscheinende Unregelmäßigkeit der Herzschlagfolge auf ihren klinischen Gefährdungsgrad hin zu untersuchen, bevor sie als unbedeutend abgetan werden darf. Besonders bei den kardialen Notfallerkrankungen ist ein rechtzeitiges Erkennen von gefährlichen Rhythmuskomplikationen oftmals die einzige und sicherste Voraussetzung für lebensrettende therapeutische Entscheidungen. Denn ist es erst einmal zur Manifestation von bedrohlichen Arrhythmien mit hämodynamisch-ungünstigen Folgeer-

Tabelle 6.2. Prämonitorische Zeichen für akut-bedrohliche Herzrhythmusstörungen

1. Häufigkeit von mehr als 5 ventrikulären Extrasystolen pro Minute mit steigender Tendenz
2. Polytopie bei ventrikulärer Extrasytolie
3. R- auf T-Phänomen
4. Asystolische Pausen zwischen einzelnen RR-Intervallen im EKG
5. Sinusknotenstillstand, transitorische SA-Blockade
6. Höhergradige SA- oder AV-Blockade, multifaszikuläre Leitungsblockade
7. Ventrikuläre Salven

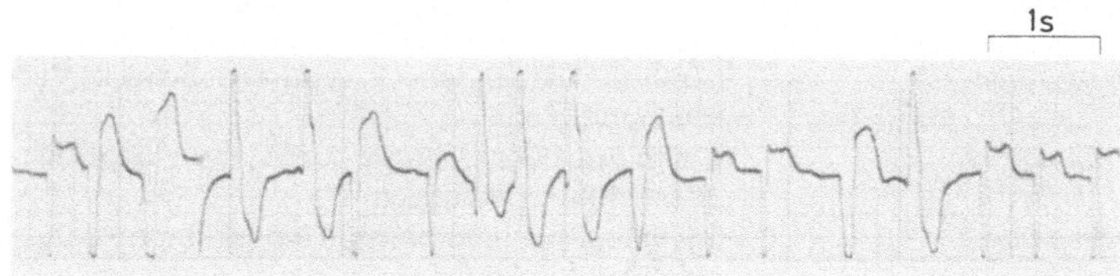

Abb. 6.1. Vital-bedrohliche ventrikuläre Extrasystolie.
D. L., ♀, 61 J., akuter Myokardinfarkt

scheinungen gekommen, dann können sich die klinischen Auswirkungen des akuten Grundleidens mit denen der Rhythmusstörung zu einem schließlich therapierefraktären Circulus vitiosus verknüpfen (Tabelle 6.2).

1.1. Extrasystolenhäufigkeit

Mehr als 5 ventrikuläre Extrasystolen in der Minute gelten als Warnsignal (Abb. 6.1). Jedoch handelt es sich hierbei lediglich um ein sehr globales Richtmaß, das flexibel und unter Berücksichtigung des klinischen Gesamtbildes zu handhaben ist. Zum Beispiel gelten nur gelegentlich auftretende Ektopien durchaus nicht als harmlos, wenn sie vorzeitig in die vulnerable Phase des ventrikulären Erregungsablaufs einfallen oder einen polytopen Charakter aufweisen. Diese Formen bedürfen einer unmittelbaren Therapie.

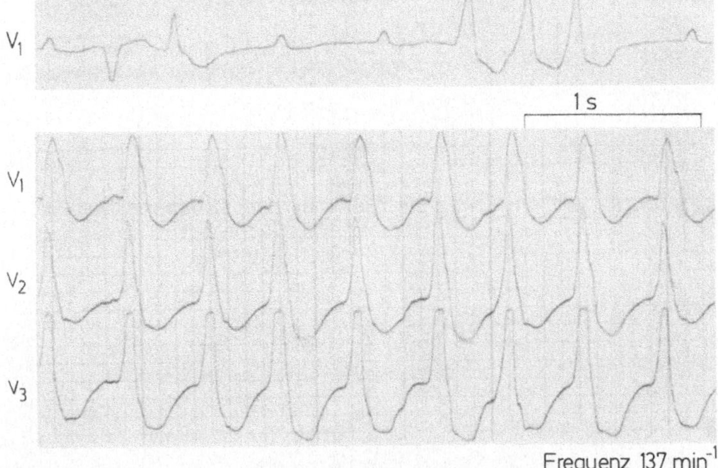

Abb. 6.2. Polytope Extrasystolie, erniedrigter Vorzeitigkeitsindex und ventrikuläre Salve als prämonitorische Zeichen einer Kammertachykardie. Z. K., ♂, 66 J., dekompensiertes Cor hypertonicum

1.2. Polytopie

Ventrikuläre Extrasystolen, die von unterschiedlichen Erregungszentren ausgehen und damit verschiedene Konfigurationen des elektrokardiographischen Strombildes besitzen, sind vor allem bei gleitenden Kupplungsintervallen zu den Aktionen des Grundrhythmus als Warnsignal für ein drohendes Kammerflattern oder -flimmern zu werten (Abb. 6.2).

1.3. R- auf -T-Phänomen

Ventrikuläre Extrasystolen, die in den aufsteigenden Schenkel der T-Welle (vulnerable Phase) einfallen, können leicht ein Kammerflattern oder -flimmern einleiten (Abb. 6.3 u. 6.4). Ursache hierfür ist eine kurzfristige Übererregbarkeit des Myokards gegenüber neuen

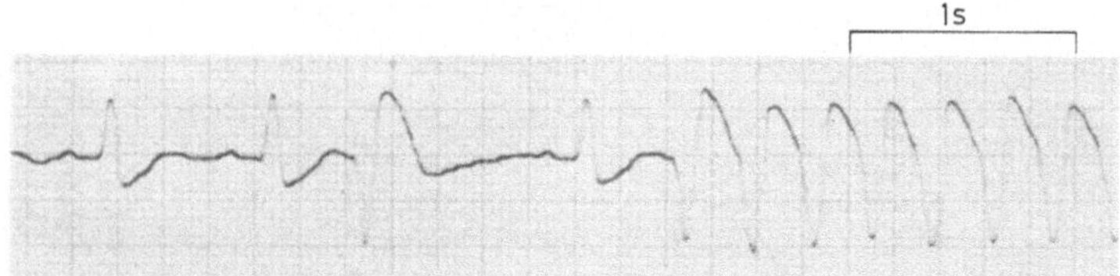

Abb. 6.3. R- auf T-Phänomen mit Auslösung einer Kammertachykardie

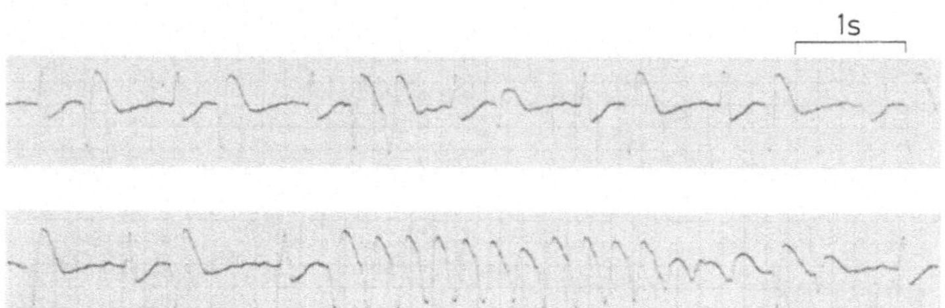

Abb. 6.4. Vorzeitig einfallende ventrikuläre Extrasystolie (Bigeminus) als prämonitorisches Zeichen einer Kammertachykardie.
T. H., ♂, 49 J., Myokarditis

Impulsen am Ende der Kammerrepolarisation [2, 4, 13, 22, 24]. Das Risiko von vorzeitig einfallenden Ektopien kann durch Bestimmung des Vorzeitigkeitsindex näher quantifiziert werden. Die Berechnung erfolgt aus dem Kupplungsintervall Normalschlag zur Extrasystole (Q_N bis Q_{ES}) und aus der QT-Dauer des vorangehenden Normalschlags nach der folgenden Formel: $VI = \dfrac{Q_N - Q_{ES}}{Q_N - T_N}$. Ventrikuläre Extrasystolen, die in die vulnerable Phase des Herzens fallen, besitzen einen Vorzeitigkeitsindex zwischen 0,65 bis 0,8.

1.4. Intermittierende asystolische Pausen zwischen einzelnen RR-Intervallen

Sie werden häufig als Vorläufer eines bradykarden oder asystolischen Kreislaufstillstandes registriert und beruhen auf einem gestörten Impulsautomatismus im Sinusknoten oder einer SA- bzw. AV-Blokkade zweiten Grades. In anderen Fällen liegt eine unregelmäßige AV-Überleitung bei der Tachyarrhythmia absoluta vor. Als Gefahr droht das Auftreten eines totalen SA- oder AV-Blocks ohne Einspringen eines ektopen Ersatzzentrums („totaler Herzblock").

1.5. Multifaszikuläre Leitungsblockaden

Je mehr Leitungsbahnen blockiert sind, um so größer wird das Risiko einer sich hieraus entwickelnden Asystolie. Andererseits ist die Gefahr eines hieraus resultierenden Kammerflimmerns nicht weniger groß, da Unterbrechungen der physiologischen Leitungsbahnen eine überschießende Aktivierung von tertiären Schrittmacherzentren zur Folge haben können. Kombinierte AV- und Schenkelblockaden, die am häufigsten in der Konstellation RSB + LAHB + AV-Block zur Manifestation gelangen, sind ein ernstzunehmendes Warnzeichen für die Entwicklung von akut-bedrohlichen Leitungs- und Rhythmuskomplikationen.

1.6. Ventrikuläre Salven

Salven sind schnell aufeinanderfolgende, in Serie auftretende Extrasystolen. Sie können stets unmittelbare Vorboten eines Kammerflatterns oder -flimmerns sein [19, 23]. Bei einer nachgewiesenen Flimmerbereitschaft des Herzens müssen sofort adäquate therapeutische Maßnahmen unter kontinuierlichen Überwachungsbedingungen eingeleitet werden.

2. Akut-bedrohliche Rhythmusstörungen ohne Kreislaufstillstand

Arrhythmieformen, die in vielen Fällen mit einer kritischen Beeinträchtigung der kardialen Pumpleistung und der Gefahr eines hierdurch hervorgerufenen Herzversagens einhergehen, sind zum Bei-

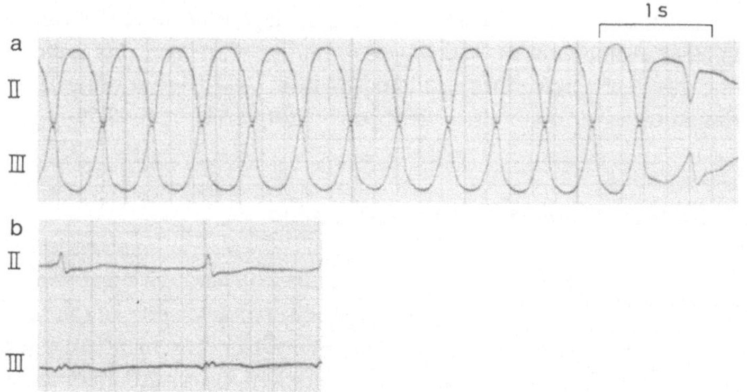

Abb. 6.5a u. b. Kammertachykardie bei Hinterwandinfarzierung **a**, Konversion durch 100 mg Lidokain i. v. **b.**
Z. E., ♂, 71 J.

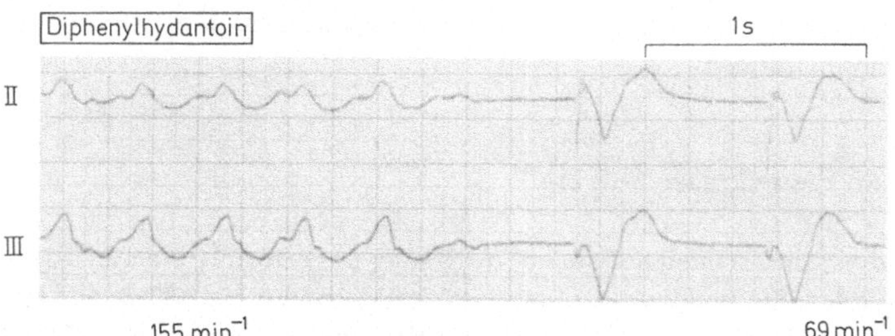

Abb. 6.6. Konversion einer Kammertachykardie durch 250 mg Diphenylhydantoin unter Schutz eines Herzschrittmachers in Demand-Funktion.
A. H., ♀, 61 J., dekompensiertes Cor hypertonicum

spiel Kammertachykardien (Abb. 6.5 u. 6.6) und extreme Bradykardien (Abb. 6.7). Diese Gruppe repräsentiert in fließenden Grenzen ein Übergangsstadium zwischen Herzrhythmusstörungen mit potentiell-bedrohlichem Gefährdungscharakter und solchen mit bereits vollendetem Kreislaufstillstand (Tabelle 6.3).
Beim Nachweis einer Asystolie oder eines Kammerflatterns (-flimmerns) ist das diagnostisch-therapeutische Vorgehen im Sinne von Wiederbelebungsmaßnahmen eindeutig programmiert. Sehr viel schwieriger liegen die Verhältnisse bei der großen Vielzahl von

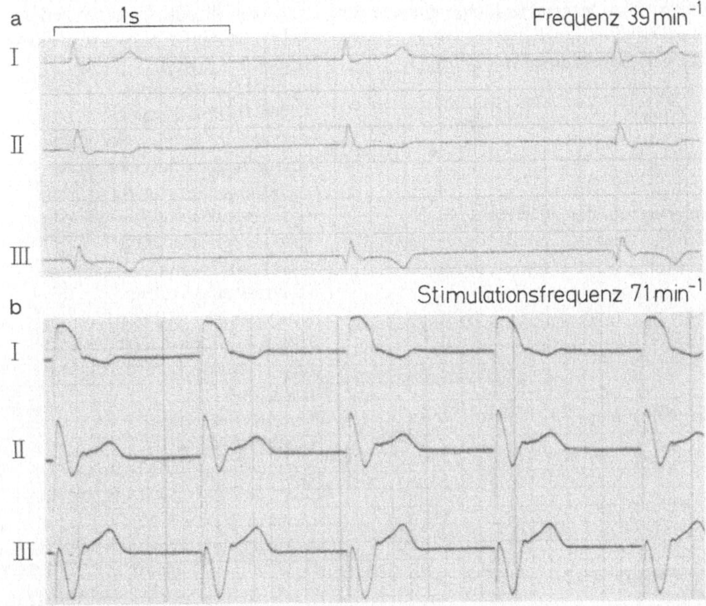

Abb. 6.7a u. b. Bradykarder AV-Knotenersatzrhythmus bei totalem SA-Block **a**. Frequenznormalisierung durch Elektrostimulation **b**. P. N., ♀, 57 J., transmuraler Hinterwandinfarkt.

Rhythmusstörungen, deren Risiken und klinischer Schweregrad erst in Verbindung mit der Art des Grundleidens sowie der hierdurch hervorgerufenen hämodynamischen und metabolischen Folgeerscheinungen richtig eingeordnet werden können. Zum Beispiel ist es eine bekannte Tatsache, daß bei durchtrainierten gesunden Personen Ruhebradykardien auftreten können, die keinen Krankheitswert besitzen. Bei anderen Patienten mit einer bereits vorbestehenden kontraktilen oder koronaren Vorschädigung kann das gleiche Ausmaß einer bradykarden Rhythmusstörung zum entscheidenden Faktor bei der Genese einer akuten Herzinsuffizienz oder gar eines Myokardinfarkts werden. Analog hierzu werden tachykarde Arrhythmien in dem einen Fall komplikationsfrei vertragen, während sie in dem anderen ein unter Umständen therapierefraktäres Schockgeschehen auslösen. Somit ist ein Erkennen der kausalen Zusammenhänge zwi-

Tabelle 6.3. Unterschiedlicher Gefährdungsgrad von Rhythmusstörungen

Potentiell-bedrohliche Arrhythmien	Ektopiehäufigkeit > 5 min^{-1} asystolische Pausen R- auf -T-Phänomen ventrikuläre Salven, Polytopie höhergradige und/oder multi- faszikuläre Leitungsblockaden
Akut-bedrohliche Arrhythmien *mit hämodynamischer Beeinträchtigung*	supraventrikuläre Tachykardie oder Tachyarrhythmie > 130 min^{-1} Kammertachykardie Bradykardie < 40 min^{-1} SA-/AV-Block 3. Grades und/ oder multifaszikuläre Leitungs- blockaden
Arrhythmien mit Kreislaufstillstand	Kammerflattern Kammerflimmern Hyposystolie („sterbendes Herz", elektromechanische Ent- kopplung) Asystolie

schen Entstehungsmechanismus einer Herzarrhythmie und den hierdurch hervorgerufenen klinischen Folgeerscheinungen für die prognostische Bewertung unerläßlich (Tabelle 6.4).

3. Morgagni-Adams-Stokes-Syndrom
(MAS-Syndrom)

Es handelt sich um anfallsweise auftretende Bewußtseinsverluste als
Folge einer durch akute Herzrhythmusstörungen hervorgerufenen
passageren Ischämie des Zerebrums. Der klinische Schweregrad eines MAS-Anfalls kann variieren und hängt von der Durchgängigkeit
der Hirngefäße und der Dauer der Kreislaufunterbrechung ab [6, 20,
26]. Die Symptomatologie eines MAS-Syndroms reicht vom leichten
Schwindelanfall bis zum Krampfanfall mit Koma und Atemstillstand
(Tabelle 6.5). Nach der Art der dabei zugrundeliegenden Rhythmus-

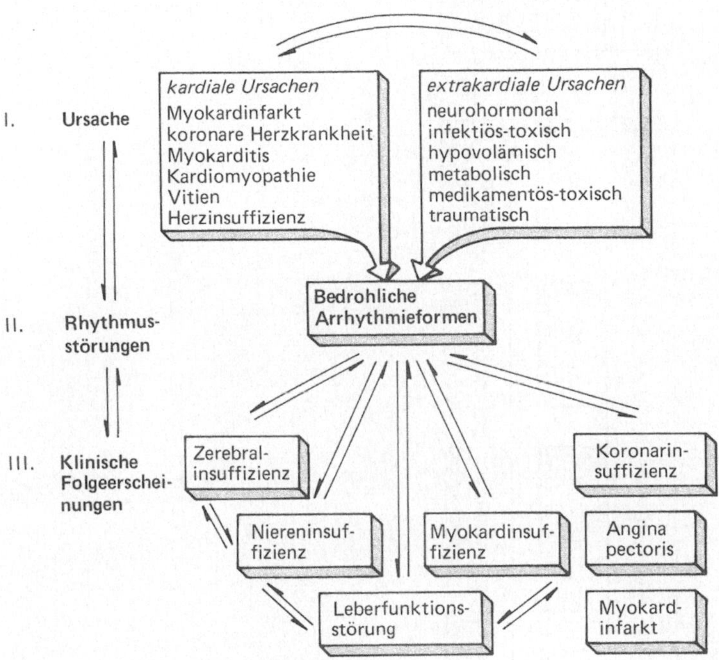

störung werden asystolische und tachykarde Formen voneinander unterschieden. Diese Einteilung besitzt aus Gründen der jeweils sehr unterschiedlichen therapeutischen Konsequenzen besondere Bedeutung.

3.1. Asystolischer MAS-Anfall

Als Ursache kann ein ausbleibender Kammerautomatismus bei einer höhergradigen AV-Überleitungsblockade vorliegen („asystolischer Typ" Abb. 6.8). Es kann aber auch zur Entwicklung von überlangen präautomatischen Pausen nach totalem SA-Block oder Sinusknotenstillstand („pankardialer Typ") kommen [11, 17, 21]. Bei der dritten Form besteht ein zu langsamer Kammerersatzrhythmus, der bei Fre-

Tabelle 6.5. Symptomatologie des MAS-Syndroms

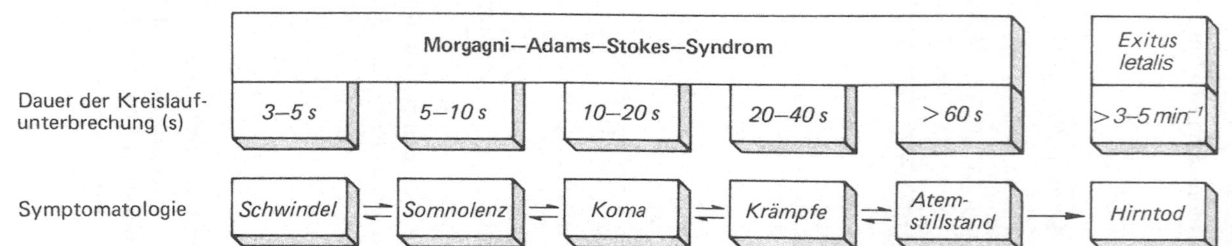

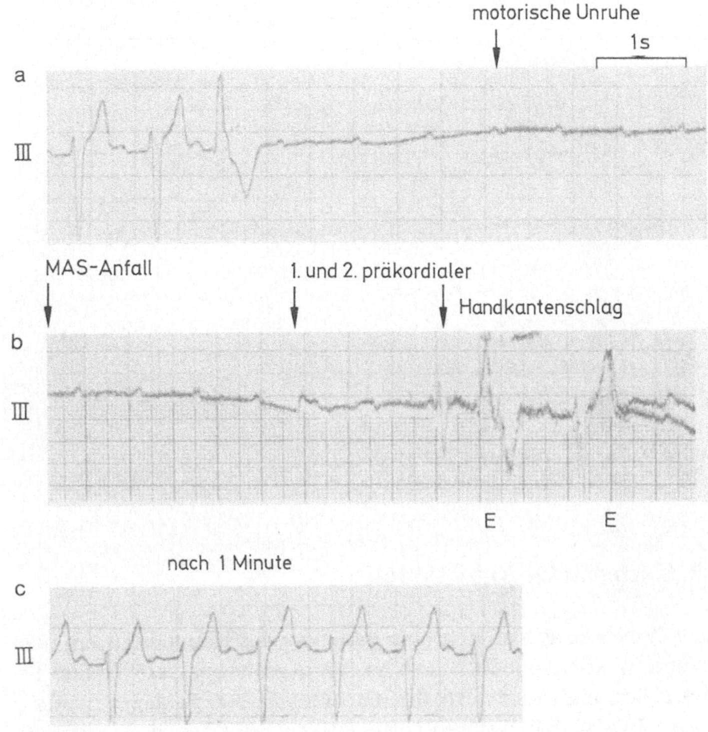

Abb. 6.8a–c. Bradykarde Form des MAS-Anfalls.
B. D., ♂, 69 J., koronare Herzkrankheit. Nach einer vorzeitig einfallenden ventrikulären Extrasystole Auftreten einer totalen AV-Blockade. Nach 3 s Kreislaufunterbrechung Beginn einer zunehmenden motorischen Unruhe, die nach 4,5 s mit Bewußtlosigkeit einhergeht **a**. Mechanische Auslösung einer ventrikulären Extrasystole durch Handkantenschlag **b**. 1 min^{-1} danach Etablierung eines normfrequenten Sinusrhythmus **c**

quenzen unter 15–20 Aktionen · min^{-1} eine für die vitalen Bedürfnisse erforderliche Organdurchblutung nicht mehr gewährleistet („bradykarder Typ").
Die häufigsten klinischen Grunderkrankungen sind Myokardinfarkt, Sinusknotensyndrom, Karotissinussyndrom, fortgeschrittene koronare Herzkrankheit, Medikamentenintoxikation (Digitalis, Antiarrhythmika, trizyklische Psychopharmaka).

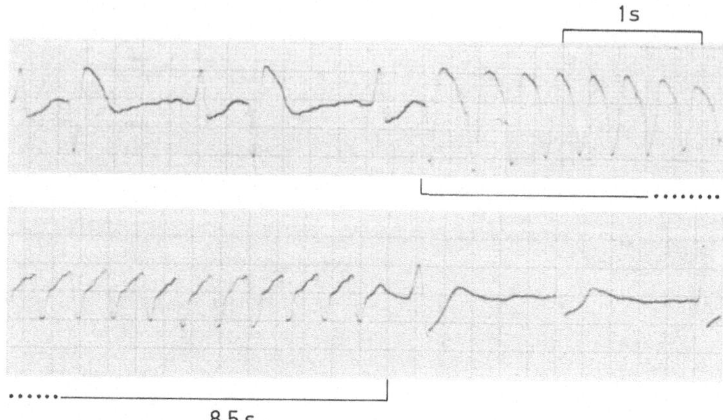

Abb. 6.9. Tachykarde Form des MAS-Anfalls.
E. P., ♂, 78 J., Digitalisintoxikation

3.2. Tachykarder MAS-Anfall

Gewöhnlich ausgelöst durch ein paroxysmales Kammerflattern oder
-flimmern, können jedoch auch hochfrequente supraventrikuläre Tachykardien und Tachyarrhythmien mit 180–300 Schlägen · min^{-1}
einen MAS-Anfall auslösen (Abb. 6.9).
Kardiale Ursachen für das Auftreten eines tachykarden MAS-Syndroms sind akuter Myokardinfarkt, Angina-pectoris-Anfall, Myokarditiden, fortgeschrittene Klappenvitien, Sinusknoten- oder Präexzitationssyndrom. Jedoch können auch extrakardiale Gründe, wie
zum Beispiel hypokaliämische Elektrolytstörungen oder eine Thyreotoxikose ursächlich verantwortlich sein. Medikamentös-toxische
Gründe sind Überdosierungen mit Herzglykosiden oder Sympathomimetika. Aber auch durch Antiarrhythmika verschiedener Art können infolge Änderungen der myokardialen Refraktärität tachykarde,
kreisende Erregungen über einen Reentry-Mechanismus ausgelöst
werden. Bei einem medikamentösen Konversionsversuch eines Vorhofflimmerns kann es nach Synchronisation der Vorhofaktionen zwischenzeitlich zu hochfrequenten supraventrikulären Tachykardien
mit schneller AV-Passage (1:1-Überleitung) und auf diesem Wege

254

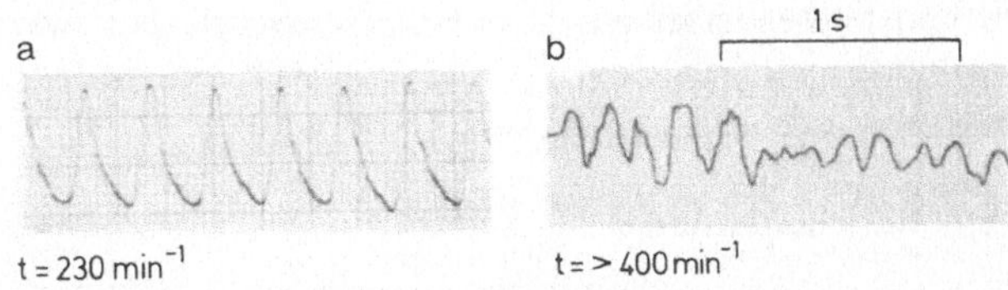

Abb. 6.10a u. b. Kammerflattern **a** und -flimmern **b**

zu einer nachfolgenden Kreislaufdepression kommen. Asystolische und tachykarde Formen des MAS-Syndroms zählen auch zu den Komplikationsmöglichkeiten einer Herzschrittmachertherapie. Die häufigsten Ursachen sind Batterieerschöpfung, Elektrodenbruch oder -dislokation. Jedoch sind als Folge technischer Defekte auch unkontrollierbare Impulssteigerungen beschrieben worden („Schrittmacherrasen"), die zu hämodynamisch frustranen Kammertachykardien geführt haben (s. Kap. V, S. 229).

4. Rhythmusstörungen mit Kreislaufstillstand

Über das anfallsweise Geschehen des MAS-Syndroms hinausgehend ist eine gesonderte Beschreibung des permanenten Kreislaufstillstandes notwendig. Dabei ist aus Gründen der sehr unterschiedlichen therapeutischen Konsequenzen auch hier eine Unterteilung in tachykarde und asystolische (bradysystolische) Formen sinnvoll [7, 8, 9, 18].

4.1. Tachykarder Kreislaufstillstand

4.1.1. Kammerflimmern

Bei dieser Arrhythmieart sind geordnete Kontraktionsabläufe des Ventrikelmyokards aufgehoben, weil die Erregungswelle nicht mehr die Herzkammern als Ganzes erreicht. Stattdessen kommt es in zahlreichen, regional umschriebenen Myokardbezirken zu hochfrequen-

255

ten und phasenversetzten Depolarisationsvorgängen zwischen 300 und 600 Erregungen · min^{-1}, so daß eine mechanische Pumpleistung nicht mehr erbracht werden kann (Abb. 6.10).

4.1.2. Kammerflattern

Hierbei bestehen zwar geordnete Ventrikelkontraktionen, die jedoch aus Gründen einer sehr hohen Herzschlagfolge zwischen 200 und 300 Aktionen · min^{-1} hämodynamisch weitgehend frustran sind. Als Folge resultiert wie beim Kammerflimmern mehr oder minder ein Kreislaufstillstand.

4.1.3. Kammertachykardie

Ein aktivierter ventrikulärer Spontanautomatismus mit Frequenzen zwischen 150 und 200·min^{-1} kündigt in vielen Fällen den Beginn eines sich hieraus entwickelnden Kammerflatterns oder -flimmerns an. Gewöhnlich besteht eine noch ausreichende Blutzirkulation. Jedoch können in den höheren Frequenzbereichen, besonders bei bereits vorbestehender Herzinsuffizienz mit kritischer Verminderung des Herzauswurfvolumens, Durchblutungsstörungen des Gehirns und anderer Organe erfolgen, mit dem Risiko eines hierdurch ausgelösten, schließlich therapeutisch nicht mehr angehbaren Circulus vitiosus.

Die genannten tachykarden Arrhythmieformen repräsentieren in vielen Fällen das Finalstadium eines therapierefraktären Krankheitsverlaufs. Dann sind sie Symptom und nicht Ursache des klinischen Geschehens. Sekundäre Rhythmusstörungen mit Kreislaufstillstand, die das finale Krankheitsstadium eines irreversiblen Grundleidens kennzeichnen, ergeben keine Indikation für die Einleitung von Rhythmisierungsversuchen. Wiederbelebungsmaßnahmen sind kontraindiziert.

Jedoch entsteht ein Kammerflattern oder -flimmern in sehr vielen Fällen gewissermaßen als Folge eines „elektrischen Unfalls" eines sonst noch funktionstüchtigen Herzens. Unerwartet einsetzende Arrhythmien mit Kreislaufstillstand, die dem klinischen Krankheitsstadium nicht entsprechen, sind Ursache eines sogenannten „Herzsekundentodes". Diese als primär bezeichneten Rhythmuskomplika-

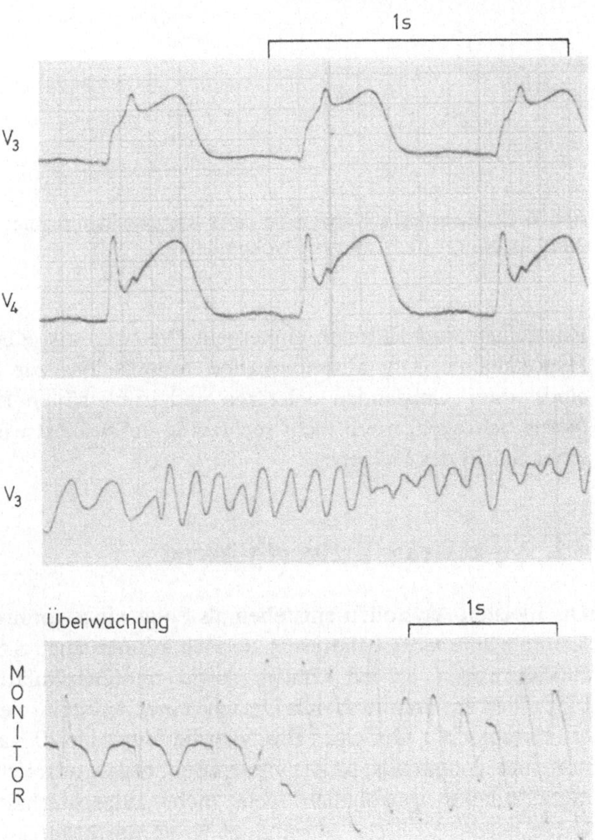

Abb. 6.11. Tachykarder Kreislaufstillstand bei akutem Vorderwandinfarkt

tionen sind prinzipiell reversibel und können erfolgreich behandelt werden, sofern ihr Auftreten rechtzeitig erkannt wird (Abb. 6.11) und die apparativen Voraussetzungen zur Durchführung einer elektrischen Defibrillation bestehen (Abb. 6.12).
Die häufigste Ursache eines primären Kammerflatterns oder -flimmerns mit Kreislaufstillstand ist die akute Myokardischämie bei Koronarsklerose [5, 14, 16]. Jedoch kann auch jede andere kardiale oder extrakardiale Grunderkrankung, die mit akut-bedrohlichen

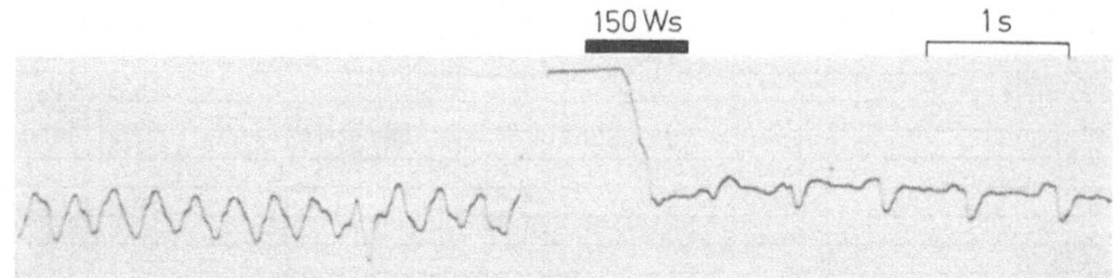

Abb. 6.12. Elektrische Konversion eines Kammerflatterns mit Kreislaufstillstand. B. N., ♂, 61 J., akuter Myokardinfarkt

Rhythmuskomplikationen einhergeht (Myokarditis, Klappenvitium,
Hypokaliämie, Digitalisintoxikation) unmittelbar zur Entwicklung
eines unter Umständen deletären und irreversiblen Kammerflimmerns beitragen, wenn nicht rechtzeitig defibrilliert wird („elektrischer Suizid des Herzens").

4.2. Asystolischer Kreislaufstillstand

Die meisten Asystolien entstehen als Folge eines vorausgegangenen
Kammerflimmerns (-flatterns). Jedoch können auch SA- oder AV-
Blockierungen dritten Grades sowie multifaszikuläre Schenkelblockaden zur unmittelbaren Ursache einer Asystolie werden („totaler Herzblock"). Bei einer Bradykardie unter 15–20 Kammeraktionen · min^{-1} kann eine für die vitalen Bedürfnisse ausreichende Kreis-
laufzirkulation gewöhnlich nicht mehr aufrechterhalten werden.
Diese bradysystolische Form eines Kreislaufstillstandes ist prognostisch wesentlich günstiger zu bewerten als die asystolische.

4.3. Elektromechanische Entkopplung

Bei dieser schwer gestörten Form der Herztätigkeit können im EKG
auch normfrequente, meist aber arrhythmische Aktionspotentiale
nachgewiesen werden, die jedoch mit keiner Pumpleistung mehr verbunden sind (Abb. 6.13). In den meisten Fällen handelt es sich bei
der elektromechanischen Entkopplung um irreversible und präfinale
elektrische Aktivitäten des Herzens, die sich im EKG als zunehmend

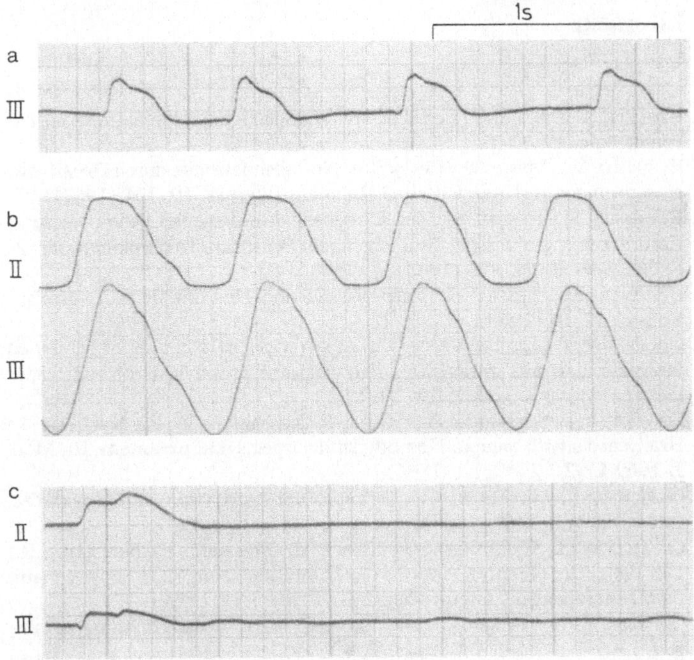

Abb. 6.13 a–c. Therapierefraktäre Asystolie bei massiver Hinterwandinfarzierung. B. L., ♀, 71 J., **a** Verletzungsstrom über der Hinterwand. **b** Keine mechanische Herzleistung mehr (P Aorta 16:11 mm Hg) bei noch vorhandenen Erregungsabläufen (elektro-mechanische Entkopplung). **c** Irreversible Asystolie

breiter werdende Kammerkomplexe manifestieren und als Vorboten einer unmittelbar bevorstehenden Asystolie gelten können („sterbendes Herz im EKG"). In Einzelfällen kann eine elektromechanische Entkopplung Ausdruck einer energetisch-dynamischen Funktionsstörung sein, zum Beispiel als Folge einer hypokalzämischen Elektrolytstörung. In diesen seltenen Fällen kann eine intravenöse Kalziumzufuhr therapeutischen Erfolg bringen [3, 12, 25].

5. Literatur

1. BELLETT, S.: Essentials of cardiac arrhythmias. Philadelphia, London, Toronto: Saunders 1972
2. BLEIFELD, W., MERX, W., EFFERT, S.: Notfallsituationen durch Herzrhythmusstörungen im internistischen Rahmen. Internist *10*, 224 (1969)
3. BÜCHNER, M., EFFERT, S.: Zur Erregbarkeit des menschlichen Herzens. Elektrokardiographische Studien nach Schrittmacherimplantation. Z. Kreisl.-Forsch. *54*, 876 (1965)
4. BÜCHNER, M., EFFERT, S.: Extrasystolie und Herzflimmern. Z. Kreisl.-Forsch. *57*, 18 (1968)
5. CHOPRA, M. P., CRUICKSHANK, J. C., PENTECOST, B. L.: Trial of combined intramuscular and intravenous lignocaine in prophylaxis of ventricular tachyarrhythmias. Lancet **1972 I**, 817
6. FOWLER, P. B. S., IKRAM, H., MAINI, R. N., MAKEY, A. R., KIRKHAM, J.: Bradycardia with angina: Hemodynamic aspects and treatment. Br. Med. J. **1969 I**, 92
7. GLEICHMANN, U., TRIEB, G.: Therapie der paroxysmalen Tachykardie. Internist. Welt *3*, 69 (1978)
8. GILLMANN, H., CREMONESE, B., KNORR, E., MEINHOF, U., NEUMANN, R.: Der plötzliche Herztod. Analyse der Erfahrungen aus 5271 Einsätzen mit dem Notarztwagen. Intensivmedizin *14*, Suppl. II, 112 (1977)
9. GROSSER, K. D.: Diagnostik und Therapie bradykarder Rhythmusstörungen. Intensivmedizin *14*, Suppl. II, 32 (1977)
10. HARDEWIG, A., DIEDRICH, R.: Was ist gesichert in der Therapie von Rhythmusstörungen des Herzens? Internist *13*, 485 (1972)
11. HATLE, L., BATHEN, J., ROKSETH, R.: Sinoatrial disease in acute myocardial infarction. Long-term prognosis. Br. Heart J. *38*, 410 (1976)
12. HELWING, H.-P., HOCHREIN, H.: Zur Therapie der Asystolie. Dtsch. Med. Wochenschr. *97*, 1616 (1972)
13. HOCHREIN, H.: Intensivtherapie beim Kreislaufversagen. In: Anaesthesiologie und Wiederbelebung, Bd. 48, S. 28. Berlin, Heidelberg, New York. Springer 1970
14. HOCHREIN, H., BECK, O.-A., HELWING, H.-P., KRÄMER, K.-D., LEHMANN, H.-U., WOLF, R.: Klinische Elektrokardiographie für die Praxis. Baden-Baden, Brüssel: Witzstrock 1975
15. HÜDEPOHL, M., SCHOPEN, R. D.: Herzrhythmusstörungen. In: Interne Notfallmedizin. Programmierter Leitfaden für Praxis und Klinik. JUNGE-HÜLSING, G. (Hrsg.). Berlin, Heidelberg, New York: Springer 1977
16. LEHMANN, H.-U.: Die Intensivmaßnahmen beim akuten Herzinfarkt. Therapiewoche *23*, 2334 (1973)
17. LEHMANN, H.-U., HOCHREIN, H.: Grundzüge der Digitalistherapie beim kardiologischen Notfall. Notfallmedizin *2*, 242 (1976)
18. LEHMANN, H.-U., HOCHREIN, H.: Ursachen, Erkennung und Behandlung

der akuten kardialen Dekompensation. Intensivbehandlung *2*, 109 (1977)

19. LIE, K. J., WELLENS, H. J., DURRER, D.: Characteristics and predictability of primary ventricular fibrillation. Eur. J. Cardiol. *1*, 379 (1973)

20. LOWN, B.: New concepts and approaches to sudden cardiac death. Schweiz. Med. Wochenschr. *106*, 1522 (1976)

21. NARULA, O. S.: Current concepts of atrioventricular block. In: His bundle electrocardiography and clinical electrophysiology. NARULA, O. S. (Ed.). Philadelphia: Davis 1975

22. REINDELL, H., DRÄGERT, W.: Erregungsbildungs- und Erregungsleitungsstörungen und ihre Behandlung. In: Herzkrankheiten. Pathophysiologie-Diagnostik-Therapie. REINDELL, H., ROSKAMM, H. (Hrsg.), S. 463. Berlin, Heidelberg, New York: Springer 1977

23. SABOROWSKI, F.: Moderne Methoden der Diagnostik von Herzrhythmusstörungen. Med. Welt *28*, 1342 (1977

24. SEIPEL, L., BREITHARDT, G., GLEICHMANN, U.: Diagnostische, prognostische und therapeutische Probleme der Extrasystolie. In: Herzrhythmusstörungen. Neue experimentelle Ergebnisse und klinisch-therapeutische Gesichtspunkte. ANTONI, H., EFFERT, S. (Hrsg.). Stuttgart, New York: Schattauer 1974

25. SCHLEPPER, M., NEUSS, H.: Die Elektrographie des menschlichen Reizleitungssystems. Methodik und Ergebnisse. Z. Kreisl.-Forsch. *61*, 865 (1972)

26. WIRTZFELD, A.: Akut-bedrohliche Herzrhythmusstörungen. Intensivbehandlung *2*, 95 (1977)

27. WIRTZFELD, A., BAEDEKER, W.: Rhythmusstörungen des Herzens. Elektrokardiographie, klinische Bedeutung, Therapie. München: Urban & Schwarzenberg 1976

Kapitel VII

Prognose von Herzrhythmusstörungen

O. A. Beck und H. Hochrein

1. Allgemeine prognostische Bewertungskriterien

Die Einschätzung und prognostische Beurteilung einer Rhythmus-
anomalie hängen von einer Reihe verschiedener Faktoren ab. Sie
können im individuellen Fall erst nach einer ausführlichen Diagnostik und unter Berücksichtigung der Gesamtlage erfolgen. Grundsätzlich sollten folgende Fragen geklärt werden (Tabelle 7.1):

a) Welcher Art ist die vorliegende Arrhythmie, was sind ihre Ursachen und Entstehungsbedingungen?
b) Unter welcher Erscheinungsform manifestiert sich die Rhythmusstörung, wie wirkt sie sich auf Herz und Kreislauf aus?
c) Ist ein organisches Herzleiden faßbar, wie sind dessen Akuität,
   Dynamik und Progredienz (z. B. umschriebene Narbe nach Myokarditis oder fortschreitende koronare Herzkrankheit)?
d) Wie ist der funktionelle Zustand des Herzens, liegt eine latente
   oder manifeste Herzinsuffizienz vor, besteht eine kausale Verknüpfung mit der Arrhythmie?
e) Wie lange besteht die Arrhythmie bereits, hat die Rhythmusstörung bisher geschadet, schadet sie jetzt, wird sie dies in Zukunft
   tun?
f) Läßt sich die Arrhythmie kausal oder symptomatisch wirksam
   behandeln?

1. Die **Erfassung der Art und Häufigkeit** des Vorkommens einer
Herzarrhythmie ist durch die Langzeitelektrokardiographie mittels
tragbarer oder stationärer Magnetbandspeicher und durch Telemetrie wesentlich erleichtert worden. Mittels elektronischer Überwa-
chungssysteme können besonders instabile, intermittierend oder

Tabelle 7.1. Bewertungskriterien von Rhythmusstörungen

---

1. Rhythmusstörung
Art
Ursache und Entstehungsbedingungen
Häufigkeit und Umstände des Auftretens
Prospektive Bedeutung: „Warnarrhythmien"
2. Myokardialer Zustand
Begleitende oder ursächliche Herzerkrankung
Art und Dynamik
Funktioneller Zustand des Herzens
Ausmaß der myokardialen Vorschädigung
3. Auswirkungen auf
Hämodynamik
andere Organe
Induktion höhergradiger Arrhythmien
4. Behandlungsmöglichkeiten

---

phasenhaft auftretende Arrhythmien erfaßt, quantifiziert und ihre Beeinflußbarkeit überprüft werden.

Die Beurteilung unter definierter Arbeitsbelastung stellt sowohl bei ektopen und tachykarden als auch bradykarden Störungen eine wichtige Ergänzung dar.

Bei bestimmten Krankheitsbildern ergänzen zusätzliche Provokationstests – wie die Bestimmung der Sinusknotenerholungszeit nach rascher Vorhofstimulation bei Funktionsstörungen des Sinusknotens oder Karotissinusmassage beim hypersensitiven Karotissinussyndrom – den Katalog der zur Verfügung stehenden Untersuchungsmethoden. Bei den atrioventrikulären Blockierungen ist durch eine exaktere Lokalisationsdiagnostik mittels His-Bündel-Elektrographie eine bessere prognostische Beurteilung möglich.

2. Die **Ursachenklärung** einer Arrhythmie zielt in erster Linie auf den Nachweis bzw. Ausschluß einer organischen Herzerkrankung. Sind durch eingehende Anamnese, physikalische Untersuchung, EKG, Röntgenuntersuchung der Thoraxorgane und Laboruntersuchungen keine kardiovaskulären Erkrankungen feststellbar, wird man in Einzelfällen durch weitere Untersuchungen, wie Belastungs-EKG, Frequenzbelastung mittels Vorhofstimulation, Echokardiographie, Herzkatheteruntersuchungen, evtl. Koronarangiographie und

Provokationstests eine kardiale Ursache zu sichern haben. Es ist jedoch zu bedenken, daß umschriebene Myokardläsionen mit allen derzeit zur Verfügung stehenden Untersuchungsmethoden nicht immer erfaßbar sind.

Da Ursachen und Entstehungsbedingungen von Rhythmusstörungen komplexer Natur sind, beteiligen sich an ihrem Auftreten vielfach eine Reihe von Faktoren, die sich oft in schwer durchschaubarer Weise addieren. Extrakardiale und kardiale, auslösende und disponierende Faktoren wirken ineinander und verursachen mittelbar oder unmittelbar eine Arrhythmie des Herzens. Die Manifestierung von Rhythmusstörungen bei strukturellen Herzerkrankungen hängt in entscheidender Weise vom aktuellen Funktionszustand des Herzens ab. So ist im Falle einer Myokardalteration bei Koronarsklerose das jeweilige Ausmaß der Minderdurchblutung und Hypoxie von Bedeutung. Die Zunahme der Hypoxie unter Arbeitsbelastung beispielsweise löst nicht selten Extrasystolen und Tachykardien aus. Kommt es im Rahmen von degenerativen oder entzündlichen Herzerkrankungen zur Herzinsuffizienz, steigert sie die Disposition zu supraventrikulären und ventrikulären Extrasystolen, heterotopen Tachykardien und Vorhofflimmern.

3. Die **Erscheinungsformen** der Arrhythmien sind außerordentlich verschieden:

Als zufälliger Befund werden flüchtige, vereinzelt und sporadisch auftretende Arrhythmien auch bei sonst herzgesunden Individuen häufiger als bislang angenommen insbesondere bei Langzeitbeobachtung und bei Belastungsuntersuchungen gefunden [18].

Rhythmusstörungen als Begleit- oder Hauptsymptom der kardialen Grundkrankheit mit eigenständigem Krankheitsinhalt sind von unterschiedlicher Wertigkeit. Nicht selten bestimmen sie, wie z. B. beim akuten Herzinfarkt, wesentlich den Ausgang der Erkrankung. Sie erfordern daher in jedem Falle aufmerksame Beachtung und Abklärung der Begleitumstände. Sie können als Zeichen der beginnenden Krankheit oder eines neuen Schubs auftreten, Hinweis für eine beginnende kardiovaskuläre Dekompensation sein oder aber auch medikamentös durch Maßnahmen wegen der Grunderkrankung (Digitalis, Antiarrhythmika) ausgelöst oder unterhalten werden. Im Gegensatz zu „organischen" wird von „funktionellen" Rhythmusstörungen nur dann gesprochen, wenn das Herz organisch gesund ist und auch keine extrakardialen Krankheiten als Ursache oder Auslösung anzuschuldigen sind. Die Unterscheidung ist für die Beurteilung entscheidend. Sie kann im Einzelfall außerordentlich schwierig sein, häufig ist sie ganz unmöglich.

4. Je nach Dauer und Intensität haben die verschiedenen Rhythmusstörungen unterschiedliche **Auswirkungen** auf die Hämodynamik und damit auf die Herzleistung, letztlich auch auf die globale Leistungsfähigkeit des Patienten. Die wesentliche Bedeutung liegt in der Gefahr des plötzlichen Herztodes (Kammerflimmern, Asystolie), in der Entwicklung einer Herzinsuffizienz, in der Abnahme des Herzminutenvolumens (bei der Über- oder Unterschreitung einer individuell schwankenden kritischen Herzfrequenz) und Hypotonie (mit myokardialer, zerebraler und allgemeiner arterieller O_2-Minderversorgung) oder eines kardiogenen Schocks. Rhythmusstörungen können darüber hinaus in mannigfacher Weise auch anderweitige Arrhythmien auslösen. So kann eine Extrasystole eine paroxysmale Tachykardie oder, wenn sie in die vulnerable Phase tritt, Flimmern auslösen.

Das Spektrum der klinischen Manifestationen der verschiedenen Herzrhythmusstörungen ist sehr vielgestaltig, und die Wertigkeit der dabei auftretenden Symptome kann sehr unterschiedlich sein (Tabelle 7.2).

Tabelle 7.2. Auswirkungen von Herzrhythmusstörungen

1. Palpitationen, Herzaussetzen

2. Herzinsuffizienz
akut
chronisch

3. Störungen der Organdurchblutung
generalisiert: kardiogener Schock
zerebral: Synkope, Insult
kardial: Angina pectoris, Myokardinfarkt

4. Kreislaufstillstand

5. Arterielle Embolien

Bestimmende Faktoren sind dabei

a) die Frequenz und Dauer der Arrhythmie sowie ihr Reizursprung,
b) der Funktionszustand des Myokards und
c) die Anpassungsfähigkeit des Kreislaufes oder seiner Teilabschnitte.

Neben der Art der gestörten Herzschlagfolge wird demnach die Symptomatologie ganz entscheidend geprägt von der die Arrhythmie hervorrufenden oder unabhängig davon bestehenden kardialen Grunderkrankung. So kann beispielsweise eine paroxysmale Tachykardie bei einem Herzgesunden weitgehend asymptomatisch ablaufen oder lediglich als lästige Palpitation in Erscheinung treten, während die gleiche Rhythmusstörung bei einem Patienten mit Mitralstenose ein Lungenödem, bei einem Koronarkranken einen Angina-pectoris-Anfall oder einen Myokardinfarkt verursachen kann. Je fortgeschrittener das kardiale Grundleiden ist, desto eher sind Folgeerscheinungen von Rhythmusstörungen zu erwarten. Beim schwer kranken Herzen kann bereits eine sonst harmlose Rhythmusstörung zur Abnahme der Förderleistung und damit zur weiteren Verschlechterung des klinischen Zustandes führen. Auch ein veränderter Kontraktionsablauf bei ektopem Reizursprung in den Kammern kann die Hämodynamik bei präexistent gestörter Myokardfunktion schon bei niedrigen Frequenzen stärker beeinträchtigen.

Ebenso wesentlich wie der Funktionszustand des Myokards ist die Anpassung des Kreislaufes oder im Einzelfall eines erkrankten Teilabschnittes. Insbesondere ist der Zustand des arteriellen Gefäßsystems hier von Bedeutung. So wird sich jeder durch eine Arrhythmie hervorgerufene Abfall der kardialen Förderleistung besonders in jenen Gefäßbezirken auswirken, deren Zirkulation durch sklerotische Veränderungen beeinträchtigt ist. Besonders gravierend sind die Auswirkungen der Rhythmusstörung auf den Zerebralkreislauf. Extra- und intrakranielle sklerotische Stenosen können bei Abfall des Herzauswurfvolumens und des Blutdruckes zu kritischen Passagehindernissen und zur Ursache von Verwirrtheitszuständen, Synkopen oder Apoplexien werden. Entsprechendes gilt für die Koronardurchblutung (Angina-pectoris-Anfall) oder die Nierenperfusion.

5. Ein weiterer wichtiger, bei der prognostischen Bewertung zu berücksichtigender Faktor sind die **therapeutische Beeinflußbarkeit** der Arrhythmie, die Qualität und die Nebenwirkungen der medikamentösen Behandlung. Prospektive Studien konnten den Wert einer antiarrhythmischen Dauertherapie bei der Verhütung des plötzlichen Herztodes durch maligne Arrhythmien bei Patienten mit überstandenem Herzinfarkt belegen [27, 47]. Bei flimmernden Mitralvitien lassen sich durch konsequente Antikoagulantientherapie Emboliequote und damit Morbidität und Letalität eindeutig vermindern [32].

2. Prognostische Bedeutung spezieller Arrhythmieformen

Die Suche nach prognostischen Indizes stößt nicht zuletzt auch deshalb auf Schwierigkeiten, weil eine Reihe von Arrhythmien, die als Begleitphänomen von organischen Herzleiden imponieren, per se den natürlichen, für die Prognose letztlich entscheidenden Verlauf der Erkrankung nicht beeinflussen. Auch die an Hand von epidemiologischen Untersuchungen gewonnenen Erfahrungen hinsichtlich der prognostischen Bedeutung bestimmter Arrhythmieformen (Gruppenprognose) sind für die Bewertung des individuellen Falles wenig hilfreich, da bis heute exakte Kriterien, welche der betroffenen Patienten besonders gefährdet sind, für die meisten Rhythmusstörungen fehlen. Erschwerend kommt hinzu, daß ein und dieselbe Rhythmusstörung, je nach Grundleiden und Funktionszustand des Myokards, eine sehr differente prospektive Bedeutung beansprucht.

2.1. Extrasystolen

Extrasystolen sind zweifellos die am häufigsten anzutreffenden Rhythmusstörungen überhaupt. Ihre klinische Bedeutung liegt einmal in ihrer unmittelbaren hämodynamischen Auswirkung (Verminderung der Auswurfleistung besonders bei Salvenextrasystolie und fixiertem Bigeminus mit funktioneller Bradykardie), zum anderen in der Gefahr der Auslösung maligner tachykarder Arrhythmien. Besonders gefürchtet sind Extrasystolen, die in die sog. vulnerable Phase, d. h. einen bestimmten Zeitraum des aufsteigenden T-Wellen-Schenkels einfallen.

Auch bei sog. Normalpersonen stellen extrasystolische Arrhythmien einen häufigen Befund dar; je nach Zusammensetzung der Kollektive und der angewandten elektrokardiographischen Registriermethode schwanken die Häufigkeitsangaben allerdings erheblich (Lit. bei [2] u. [18]). Mit zunehmendem Alter werden Extrasystolen häufiger angetroffen [8, 33].

Ventrikuläre Extrasystolen sind bei Vorliegen einer vermuteten oder definierten kardiovaskulären Erkrankung häufiger als bei Fehlen einer solchen. Bei nachgewiesener koronarer Herzerkrankung wurden ventrikuläre Extrasystolen in Ruhe in 13–23%, bei Belastung in 30–59% und bei 10–24stündigem Monitoring in bis zu 88% der untersuchten Patienten gefunden [11, 28, 33].

Aus der Tatsache, daß auch bei Herzgesunden (d. h. Individuen, bei denen die Rhythmusstörung den einzig faßbaren Befund darstellt) gelegentlich ventrikuläre Extrasystolen beobachtet werden können, ergibt sich, daß der alleinige Nachweis einer extrasystolischen ventrikulären Arrhythmie auch als persistierendes oder rekurrierendes Phänomen noch keine prognostischen Rückschlüsse erlaubt. Es gilt daher, zusätzliche Faktoren zu erfassen, welche im individuellen Fall prognostische Aussagen ermöglichen. Hierbei ist der Ausschluß bzw. Nachweis einer **organischen Herzerkrankung** von ausschlaggebender Bedeutung. Der prognostische Stellenwert von ventrikulären Extrasystolen ist weiter abhängig von der Art und Häufigkeit des Auftretens, dem Verhalten bei Belastung sowie der therapeutischen Beeinflußbarkeit.

Bei supraventrikulären und ventrikulären Extrasystolen ohne weiteren pathologischen Herzbefund ist die Lebenserwartung, soweit bisher feststellbar, normal [8, 24, 36]. Dagegen haben ventrikuläre Extrasystolen vor allem dann eine prognostisch ungünstige Bedeutung, wenn gleichzeitig eine manifeste organische Herzkrankheit vorliegt [26, 28, 36].

Der *koronaren Herzkrankheit* kommt in diesem Zusammenhang eine überragende Bedeutung zu [6].

So betrug die Mortalitätsrate bei $3^1/_2$jähriger Beobachtungszeit 11% bei Patienten ohne und 17% bei Patienten mit ventrikulären Extrasystolen, die bei Angina pectoris, elektrokardiographischen Zeichen der linksventrikulären Hypertrophie oder nach einem Myokardinfarkt vorkamen (ALEXANDER et al., 1972, zit. nach [2]).

In einer prospektiven Studie der Coronary Drug Project Research

Group bei Patienten mit überstandenem Herzinfarkt waren Todesfälle bei Patienten mit ventrikulären Extrasystolen zweimal häufiger als bei Patienten ohne solche [9].

Auch bei unselektierten Bevölkerungsstichproben konnte durch epidemiologische und prospektive Untersuchungen übereinstimmend eine positive Beziehung zwischen ventrikulären Extrasystolen und plötzlichem Herztod aufgezeigt werden [8, 26]. Allerdings fehlen bis heute exaktere Analysen darüber, welche Patienten mit Extrasystolen besonders gefährdet sind und wie sie erfaßt werden könnten.

Ventrikuläre Extrasystolen sind oft einzige und erste Manifestation einer koronaren Herzkrankheit, was die Interpretation und prognostische Bewertung in einer repräsentativen Stichprobe einer Durchschnittspopulation erschwert. Ventrikuläre Ektopien in einem anderweitig normalen Ruhe-EKG oder ihr Auftreten bei gewöhnlicher Arbeitsbelastung gehen mit einer erhöhten Inzidenz künftiger koronarer Herzerkrankung einher [8, 24, 45].

Entsprechend gibt es Hinweise, wonach Extrasystolen bei Jugendlichen – die hier bei Fehlen sonstiger Erkrankungen prognostisch bedeutungslos sind – erste Zeichen einer später erst manifesten Herzerkrankung, z. B. Kardiomyopathie, waren.

Die Bedeutung von Extrasystolen, die erst während der **Belastung** auftreten oder aber bestehen bleiben, ist umstritten. Die Zunahme oder das erstmalige Auftreten von Extrasystolen unter Belastung sprechen zwar nicht unbedingt für eine organische Herzerkrankung, jedoch sind ventrikuläre belastungsinduzierte Arrhythmien häufiger bei Patienten mit organischen Herzleiden anzutreffen [11, 33, 45]. Herzrhythmusstörungen unter maximaler Ergometerbelastung treten bei Individuen ohne manifeste Herzerkrankung gewöhnlich unter Frequenzen über 150 min^{-1} und meist gegen Ende der Belastung oder bei Beginn der Erholungsphase auf. Dagegen sind bei Patienten mit kardiovaskulären Erkrankungen ventrikuläre Extrasystolen eher bei Herzfrequenzen unter 150 min^{-1} anzutreffen; diese Patienten neigen auch eher zu multifokalen Extrasystolen oder Kammertachykardien. Die hohe Korrelation von belastungsinduzierten ventrikulären Extrasystolen mit ischämischen EKG-Veränderungen untermauert deren pathologische Bedeutung [45].

Wenngleich von verschiedenen Autoren bei der Beurteilung von ventrikulären Extrasystolen im Zusammenhang mit körperlicher Belastung davon ausgegangen wird, daß Extrasystolen, die unter Arbeit verschwinden, zumeist als harmlos anzusehen sind, so schließt dies im Einzelfall selbst eine stenosierende Koronarerkrankung nicht aus [11, 29].

Grundsätzlich wird man bei der Beurteilung von Provokationstests davon auszugehen haben, daß Extrasystolen immer dann als pathologisch anzusehen und damit für die weitere Prognose unter Umständen von Wichtigkeit sind, wenn sie mit allgemeinen Zeichen der Myokardischämie einhergehen.

Ein weiteres Kriterium, das bei der Beurteilung von Kammerextrasystolen Berücksichtigung finden sollte, sind deren **Art und Häufigkeit.** Häufige ventrikuläre Extrasystolen, polytope, in Salven oder Ketten und mit kleiner werdendem Vorzeitigkeitsindex als R-auf-T-Phänomen auftretende Extrasystolen und ventrikuläre Tachykardien sind beim Herzgesunden kaum zu beobachten; sie gehen in der Regel mit einem organischen Herzleiden einher. Ihre ernste prognostische Bedeutung als Vorläufer des akuten Herztodes durch maligne ventrikuläre Tachyarrhythmien ist für den akuten Myokardinfarkt seit langem belegt. Auch Patienten mit überstandenem Herzinfarkt sind in besonderem Maße gefährdet [9]. Komplexe ventrikuläre Arrhythmien wie Salven, Ventrikeltachykardien und polytope ventrikuläre Extrasystolen beinhalten hier ein erhöhtes Risiko des plötzlichen Herztodes.

Die Beobachtung, daß sich bei einem großen Teil von Patienten, die außerhalb der Klinik reanimiert werden, Kammerflimmern findet, und die große Häufigkeit von ventrikulären Extrasystolen bei Patienten, die später an einem akuten Herztod verstarben, lassen einen kausalen Zusammenhang vermuten.

Die Wahrscheinlichkeit des plötzlichen Herztodes bei koronarer Herzkrankheit nimmt mit der Zahl der ventrikulären Extrasystolen zu. Zwischen Koronargefäßveränderungen und Störungen der linksventrikulären Funktion einerseits und dem Auftreten von komplexen ventrikulären Rhythmusstörungen und der Prognose auf der anderen Seite konnte eine positive Korrelation gefunden werden [3, 46]. Wenn neben ventrikulären Extrasystolen zusätzlich ventrikuläre Salven in Kombination mit einem R-auf-T-Phänomen beobachtet wurden, nahm die Häufigkeit ventrikulärer Tachykardien erheblich zu. Das R-auf-T-Phänomen alleine bedeutet bei chronischer Koronarerkrankung im Gegensatz zum akuten Myokardinfarkt kein höheres Risiko ventrikulärer Tachykardien. Dies gilt sowohl für Patienten mit monomorphen als auch mit polymorphen ventrikulären Extrasystolen [4]. Die Konfiguration der Extrasystolen stellt keinen zusätzlichen ungünstigen Faktor dar.

Die Bedeutung ektoper ventrikulärer Arrhythmien für den plötzlichen Herztod bei Patienten mit koronarer Herzkrankheit konnte durch die Erfolge der prophylaktischen antiarrhythmischen Langzeittherapie untermauert werden [27, 47]. Die bisherigen Erfahrungen sprechen dafür, daß ein positiver Effekt einer antiarrhythmischen Behandlung bei Patienten mit malignen Arrhythmien auch dann erreicht werden kann, wenn zumindest komplexe Rhythmusstörungen, wie polytope ventrikuläre Extrasystolen, Bigeminus oder Salven unterdrückt werden können, während eine Beseitigung aller ventrikulären Extrasystolen oft nur schwer möglich ist [6].

Vorhofextrasystolen sind weniger häufig, vergleichsweise harmloser und daher von geringerer Bedeutung als ventrikuläre Extrasystolen. Wie aus prospektiven epidemiologischen Untersuchungen hervorgeht, sind Vorhofextrasystolen weder mit einem erhöhten Risiko des plötzlichen Herztodes noch mit erhöhter Inzidenz künftiger koronarer Herzkrankheit verbunden [8, 24]. Auch bei Patienten mit überstandenem Herzinfarkt haben supraventrikuläre Extrasystolen keinen sicheren prognostischen Aussagewert [9]. Vorhofextrasystolen können Vorhofflimmern, Vorhofflattern und supraventrikuläre Tachykardien einleiten. Ob sie für sich die Prognose beeinflussen können, muß bezweifelt werden. Vielmehr scheint ihr Auftreten im Rahmen eines organischen Herzleidens eher den Zustand des Herzmuskels und das Ausmaß einer evtl. vorliegenden Schädigung zu reflektieren. Die Druck- und Volumenbelastung der Vorhöfe und begleitende Hypoxie beanspruchen besondere Bedeutung in der Entstehung von Vorhof-Extrasystolen. Dieser Umstand erklärt auch, warum persistierende supraventrikuläre Ektopien und Arrhythmien beim chronischen Cor pulmonale eine schlechte Prognose beinhalten [44].

2.2. Paroxysmale supraventrikuläre Tachykardien

Paroxysmale supraventrikuläre Tachykardien können quoad vitam grundsätzlich als gut bezeichnet werden. Todesfälle im Anfall sind selten. In zwei Drittel aller Fälle von paroxysmaler supraventrikulärer Tachykardie handelt es sich um herzgesunde, oft vegetativ labile Individuen. Liegt neben der Rhythmusstörung ein ernstes organisches Herzleiden vor – wie beispielsweise Zustand nach Myokardinfarkt, koronare Herzkrankheit, Cor pulmonale, Vitium cordis – wird die Prognose ungünstiger. Eine Herz-Kreislauf-Insuffizienz kann insbesondere bei langdauernden und wiederkehrenden Anfällen und in höherem Lebensalter unter einem Anfall manifest oder verschlimmert werden. Bei anderweitig gutem Myokardzustand werden indessen selbst lange und gehäufte Anfälle meist gut ertragen.

Etwa 3% der paroxysmalen supraventrikulären Tachykardien verknüpfen sich mit einem **WPW-Syndrom**. Seine Hauptbedeutung liegt in der häufigen Kombination mit paroxysmalen supraventrikulären Tachykardien, Vorhofflimmern mit Tachyarrhythmie und gelegentlich paroxysmalen Kammertachykardien. Bei Trägern des WPW-Syndroms wurden paroxysmale Tachykardien in 40–80% beobachtet [19, 34].

Die Lebenserwartung ist bei Fehlen von paroxysmalen Tachykardien und begleitenden Herzerkrankungen nicht eingeschränkt. Auch bei Hinzutreten von anfallsartigen Tachykardien scheint die Prognose gut zu sein, jedoch kommen vereinzelt plötzliche unerwartete Todesfälle vor, besonders wenn die Kammerfrequenz während der Attacke sehr hoch ist, wie es häufig bei den Tachykardien und Tachyarrhythmien bei Vorhofflimmern und -flattern der Fall ist. Der Mechanismus derartiger plötzlicher Todesfälle ist nicht immer klar, in einigen Fällen konnte Kammerflimmern nachgewiesen werden. Kombiniert sich das WPW-Syndrom mit anderen Herzleiden, so bestimmen diese die Prognose; die Tachykardie ist unter solchen Umständen eher geeignet, eine hämodynamische Verschlechterung herbeizuführen.

Auch beim **LGL-Syndrom** liegt eine Bereitschaft zum Auftreten paroxysmaler supraventrikulärer Tachykardien vor. Bis zu zwei Drittel der Personen mit dieser Art des Präexzitationssyndroms leiden unter paroxysmalen Tachykardien. Untersuchungen zum natürlichen Verlauf und hinsichtlich der Langzeitprognose liegen bis heute nicht vor.

2.3. Paroxysmale ventrikuläre Tachykardien

Die selteneren paroxysmalen ventrikulären Tachykardien haben in
der überwiegenden Anzahl der Fälle eine myokardiale Erkrankung
als Basis. Ihre Prognose ist weitaus ungünstiger als die aller paroxysmalen supraventrikulären Tachykardien. Sie können in Kammerflattern und -flimmern übergehen. Die hämodynamischen Auswirkungen sind vergleichsweise schwerwiegend, Herzminutenvolumen und
arterieller Systemdruck sinken oft krisenhaft ab. Die Prognose wird
bestimmt von der zugrundeliegenden Herzkrankheit und dem Zustand des Herzens. Am schlechtesten ist sie bei fortgeschrittener
Herzinsuffizienz im Rahmen einer chronisch-entzündlichen oder koronaren Herzkrankheit. Ventrikuläre Tachykardien stehen neben
häufigen ventrikulären, polytopen oder in Form von Salven auftretenden Extrasystolen in enger Beziehung zum Auftreten eines akuten Herztodes bei koronarer Herzkrankheit. 10–17% aller Träger
von paroxysmalen ventrikulären Tachykardien sollen „herzgesund"
sein. Die Diagnose dieser sog. idiopathischen paroxysmalen Kammertachykardie kann erst nach sorgfältigem Ausschluß organischer
Ursachen gestellt werden. Die Prognose ist hier insgesamt besser,
obschon plötzliche Todesfälle wahrscheinlich durch Übergang in
Kammerflimmern vorkommen (Lit. bei [2]).

2.4. Vorhofflimmern

Vorhofflimmern mit absoluter Arrhythmie kommt als paroxysmal
intermittierende, als passagere im Rahmen eines akuten Herzleidens
(z. B. Myokarditis) oder als chronische Rhythmusstörung vor, wobei
ätiologisch zwischen essentiellen (idiopathischen) und symptomatischen Formen unterschieden wird. In 5–6% der Fälle soll Vorhofflimmern ohne ersichtliche Herzerkrankung vorkommen [21], und
zwar in Form von Paroxysmen oder als persistierendes Phänomen,
ohne kardiale Dekompensation oder Emboliegefahr, ohne wesentliche hämodynamische Rückwirkung auf den Kreislauf, ohne Progno-
severschlechterung auch bei jahrelangem Bestehen (Lit. bei [2]). Bei
den symptomatischen Formen stellen ätiologisch Herzvitien rheumatischer Genese (Mitralfehler), koronare und hypertensive Herz-

krankheit und Hyperthyreose das Hauptkontingent. Oft sind beim Vorhofflimmern auf der Basis organischer Herzleiden die Dehnung der Vorhofwand und die Zunahme des intraatrialen Druckes, sei es durch Mitralfehler oder Stauungsinsuffizienz des linken Ventrikels, ursächlicher Entstehungsmechanismus. Die Auswirkungen des Vorhofflimmerns auf die Hämodynamik hängen neben dem Verlust der wirksamen Vorhofkontraktion im wesentlichen von der Höhe der Kammerfrequenz und davon ab, ob ein organisches Herzleiden, evtl. mit latenter oder manifester Herzinsuffizienz, zugrundeliegt. Die bessere Kammerfüllung durch die geordnete Vorhofkontraktion hat besonders bei geschädigtem Herzen eine große Bedeutung. Extrem tachykarde oder bradykarde Formen führen leicht zur Herzinsuffizienz.

Entscheidend für die prognostische Beurteilung sind die auslösende Ursache bzw. das kardiale Grundleiden und dessen natürlicher Verlauf, was in unterschiedlichen Sterberaten in jeweiliger Abhängigkeit vom Grundleiden zum Ausdruck kommt [43]. Die Prognose einer definierten Herzerkrankung scheint bei gleichzeitigem Vorliegen von Vorhofflimmern ungünstiger zu sein als ohne diese Rhythmusstörung. Bei Patienten mit überstandenem Herzinfarkt bedeutet Vorhofflimmern ein signifikant höheres Sterberisiko [9]. Auch beim chronischen Cor pulmonale ist die Lebenserwartung eingeschränkt [44]. Wahrscheinlich ist in diesen Fällen die Arrhythmie lediglich Ausdruck der umfangreichen myokardialen Schädigung mit fortschreitender Pumpinsuffizienz des Herzens, welche für sich alleine eine schlechte Prognose beinhaltet.

Neben seinen ungünstigen Folgen auf die Hämodynamik birgt Vorhofflimmern die Gefahr *arterieller Embolisation* in sich und vermag dadurch zu einer ungünstigen Prognose beizutragen. Systemische Embolien sind dabei in aller Regel nur bei organischen Herzleiden zu befürchten, wobei rheumatische Herzleiden (Mitralfehler) in diesem Zusammenhang besondere Bedeutung beanspruchen. Bei diesen ist die Emboliehäufigkeit 7mal höher, wenn Vorhofflimmern besteht. Ausgesprochen groß ist das Embolierisiko im ersten Jahr nach Beginn des Vorhofflimmerns. Etwa $^1/_5$ aller Embolien verläuft tödlich, bei vielen Patienten ist mit Restschäden zu rechnen [10, 42, 48]. Die Häufigkeit von Embolien bei flimmernden Mitralvitien wird mit bis zu 50% angegeben. Im Vergleich hierzu ist die Gefahr der Embolisation bei Patienten mit koronarer Herzkrankheit und Vorhofflimmern eine relative Seltenheit; sie wurde nur in 2% der Fälle beobachtet, verglichen mit 37% bei rheumatischer Herzkrankheit.

Durch geeignete therapeutische Maßnahmen läßt sich die Prognose von Patienten mit Vorhofflimmern bessern. Durch die konsequente Einstellung auf Antikoagulantien wird bei Patienten mit Mitralfehlern die Emboliehäufigkeit beträchtlich gesenkt und damit Morbidität und Letalität verringert [32].

Ein weiterer Hinweis hinsichtlich der prognostischen Einschätzung von Vorhofflimmern wird durch die Konvertierbarkeit der Arrhythmie in einen stabilen und anhaltenden Sinusrhythmus gegeben. Bei erfolgreicher und unter Chinidin-Medikation mehr als 3 Monate aufrechterhaltener Konversion betrug die Sterberate nach 4jähriger Beobachtungszeit 32%; eine Kontrollgruppe erreichte die gleiche Sterberate bereits nach 2 Jahren [43].

Eine Sonderstellung nehmen die **bradykarden Formen des Vorhofflimmerns** mit begleitender Herzinsuffizienz ein. Die routinemäßige Schrittmachertherapie hat hier in den letzten Jahren zu einer Modifikation des natürlichen Verlaufes beigetragen. Nach letzten Statistiken beträgt bei diesen Patienten selbst unter Schrittmachertherapie die kumulative Überlebensrate nach 4 Jahren 50%.

2.5. Sinusknotensyndrom

Unter dem Begriff „Syndrom des kranken Sinusknoten" werden verschiedene Störungen der Sinusknotenfunktion mit einheitlicher Pathogenese subsumiert. Grundlegende Störung ist ein pathologisch-anatomisch faßbarer Defekt im Sinusknoten und/oder Vorhofbereich, meist auf koronarsklerotischer Basis. Häufigste Form ist die permanente Sinusbradykardie, das Bradykardie-Tachykardie-Syndrom sowie Sinusknotenstillstand mit und ohne Ersatzrhythmus und sinuatriale Blockierungen. Das klinische Bild ist charakterisiert durch Schwindel, Synkopen, Herzinsuffizienz und arterielle Embolien. Letztere treten besonders und in einem Prozentsatz von bis zu 35% beim Bradykardie-Tachykardie-Syndrom auf [1]. Die Erkrankung beginnt meist mit einer Sinusbradykardie, die häufig lange unerkannt der klinischen Manifestation vorausgeht. Das langsame Erlöschen der Sinusknotenfunktion kann sich innerhalb von 5–10 Jahren vollziehen. In dieser Zeit etabliert sich dann häufig ein langsamerer Ersatzrhythmus des AV-Knotens, oder bei chronischem Vorhofflimmern stabilisiert sich die Herzfrequenz. Die Prognose kann durchaus unterschiedlich sein, letale Ausgänge sind in Einzelfällen möglich. Denn unvorhersehbar ist, wann ein Sinusstillstand eintritt und ein Ersatzrhythmus versagt. So kann es nach langen Phasen des scheinbar gutartigen Verlaufes plötzlich zu schweren Adams-Stokes-Anfällen kommen [5].

Da die meisten Patienten mit Sinusknotensyndrom heute früher oder später einer Schrittmachertherapie zugeführt werden, die in einem hohen Prozentsatz die subjektiven Beschwerden beseitigt und die Ausschöpfung der medikamentösen antiarrhythmischen Therapie erlaubt, fehlen Vergleichsserien über den natürlichen Verlauf der Erkrankung. Nach den Ergebnissen prospektiver Studien ist die Prognose des Sinusknotensyndroms im allgemeinen besser als beim höhergradigen AV-Block, wobei zu berücksichtigen ist, daß die Patienten mit Sinusknotensyndrom im Mittel zehn Jahre jünger waren als solche mit AV-Block [37]. Patienten gleichen Alters mit höhergradigem AV-Block oder Sinusknotensyndrom und mit Schrittmacherbehandlung scheinen ähnliche Sterberaten zu haben [1].

Nicht zuletzt wird die Prognose beim Sinusknotensyndrom von der Grundkrankheit beeinflußt. Die Mehrzahl der Patienten, die innerhalb des ersten Jahres nach Schrittmacherimplantation starben, wiesen eine fortgeschrittene koronare Herzkrankheit mit ausgedehnten alten oder neuen Myokardinfarkten auf (Lit. bei [2]).

In diesem Zusammenhang sind auch die Befunde von HINKLE et al. [25] bemerkenswert, wonach die persistierende relative Sinusbradykardie bei Männern mittleren Alters mit koronarer Herzerkrankung, hypertoner Herzkrankheit oder pulmonalen Erkrankungen ein signifikant höheres Risiko, innerhalb der kommenden 5 Jahren einen akuten Herztod zu erleiden, anzeigt; dies besonders dann, wenn gleichzeitig Hinweise auf Abnormitäten des primären Herzschrittmachers und Leitungssystems vorhanden sind.

2.6. Atrioventrikuläre und intraventrikuläre Erregungsleitungsstörungen

Die Beurteilung von Rhythmusstörungen durch atrioventrikuläre und intraventrikuläre Blockierungen wurde durch die His-Bündel-Elektrographie und die Möglichkeit einer genaueren Lokalisationsdiagnostik erleichtert [40]. Mit der Neubearbeitung des Gebietes der Überleitungsstörungen gelang es, in ihrer Häufigkeit bisher nicht erkannte Mechanismen herauszustellen, die zum Herzstillstand führen können und damit eminente prognostische Bedeutung haben. Von besonderer Tragweite ist die Erkenntnis, daß der sog. AV-Block nicht notwendigerweise auf der Schädigung des eigentlichen Überleitungssystems zwischen Vorhof und Kammern beruhen muß, sondern daß die gleichen Funktionsstörungen häufiger als vermutet durch eine Schädigung der intraventrikulären Leitungsbahnen bedingt sind.

Die Differenzierung der AV-Leitungsstörungen in proximale und distale Blöcke spielt bei der prognostischen Bewertung derselben eine wichtige Rolle [40]. Distale Blöcke sind ungleich ernster zu beurteilen als proximale, da ihnen meist ausgedehnte Schäden beider Tawara-Schenkel bzw. der Subfaszikel des linken Schenkels und des rechten zugrundeliegen. Im Gegensatz zum proximalen neigt der distale Block in besonderem Maße zu Adams-Stokes-Anfällen [14, 15, 38]; der beim höhergradigen intermittierenden Block einspringende Ersatzrhythmus ist in der Regel bradyfrequent und instabil, plötzliche Todesfälle werden gehäuft beobachtet.

Außer von der Blocklokalisation werden die Prognose und damit nicht zuletzt auch die Indikation zur Schrittmacherbehandlung zusätzlich vom Grad der Blockierung, dem Frequenzverhalten und dem klinischen Begleittext (Synkopen) mitbestimmt.

Die Langzeitprognose von Blockierungen im AV-Knoten ist relativ gut, selbst bei Übergang in höhergradigen AV-Block steht das Knoten-His-Bündel-System noch für einen ausreichenden Ersatzrhythmus zur Verfügung. Bei Lokalisation der Blockierung im His-Purkinje-System ist die Gefahr des Überganges in den totalen Block groß, im Einzelfall nicht abschätzbar. Zudem stehen bei totaler Blockierung nur tertiäre ventrikuläre Schrittmacher zur Verfügung. Die QRS-Breite ist beim AV-Block 2. Grades ein wichtiger Indikator für den Verlauf. Patienten mit breitem QRS-Komplex entwickelten in 60% der Fälle Adams-Stokes-Anfälle, solche mit schmalem QRS-Komplex nur in 12,5%. Auch die Häufigkeit des Herztodes war bei Nachbeobachtung mit 18% bei breitem QRS deutlich höher als in der Gruppe mit schmalem QRS-Komplex mit 8% (DREIFUS et al., 1971; s. Kap. II [10]).

Daß die Lebensdauer und Leistungsfähigkeit bei totalem Herzblock nicht notwendigerweise beeinträchtigt werden, zeigen Fälle von angeborenem AV-Block [7]; wird die Kindheit überlebt und fehlen anderweitige begleitende Herzmißbildungen, ist meist mit einer normalen Lebenserwartung zu rechnen [7, 39].

Auch in frühen Jahren erworbene AV-Blockierungen zeigen, wenn die akute Herzerkrankung überwunden ist (z. B. Myokarditis) und kein anderer Herzschaden zurückgeblieben ist, eine gute Prognose; die Leitungsstörung weist dann lediglich auf das Zurückbleiben einer streng umschriebenen Narbe hin.

Bei rheumatischer Herzerkrankung ist die Lebenserwartung höher als bei koronarer Herzkrankheit [35].

Wird der AV-Block erst in höherem Alter erworben, so muß die Prognose als zweifelhaft bezeichnet werden, da die Entwicklung bei meist zugrundeliegender Koronarkrankheit unsicher ist. Außer vom begleitenden Herzbefund ist die Prognose wesentlich davon abhängig, ob Komplikationen durch Adams-Stokes-Anfälle vorkommen, welche die Prognose verschlechtern. Die Erfolge der Schrittmachertherapie des letzten Jahrzehnts haben gerade hier zu einer entscheidenden Beeinflussung des Verlaufes und einer erheblichen Verlängerung der Lebenserwartung beigetragen. Die vor der Schrittmacherära gewonnenen Daten hinsichtlich der Prognose totaler AV-Blockierungen haben daher heute keine Gültigkeit mehr [35, 39, 49].

Die mittlere jährliche Sterberate von Patienten mit Adams-Stokes-Anfällen ohne Elektrotherapie liegt bei 50%, d. h. nur jeder 2. Patient lebt länger als 1 Jahr nach seinem ersten Anfall (Abb. 7.1.). Durch die Schrittmacherbehandlung hat sich die Lebenserwartung von Patienten mit erworbenem höhergradigen AV-Block augenfällig gebessert, was insbesondere bei Gegenüberstellung von Patienten mit vorausgegangenen Adams-Stokes-Anfällen deutlich wird. Unter Schrittmacherbehandlung wird die 50%ige Sterberate erst nach etwa 6 Jahren erreicht. Ein Jahr nach Schrittmacherimplantation leben

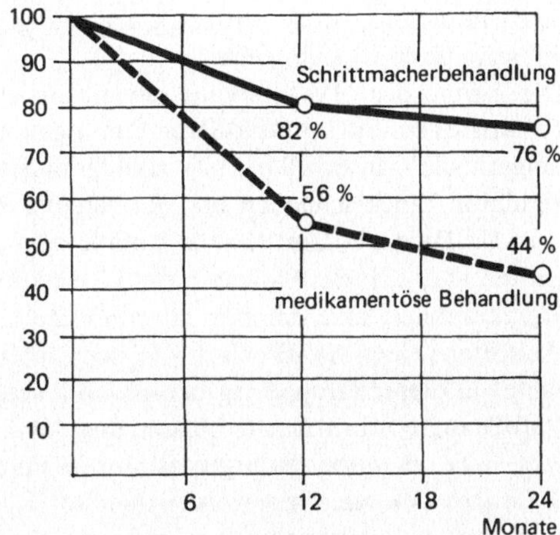

Abb. 7.1. Überlebensrate nach Feststellung eines totalen AV-Blockes in Abhängigkeit von der Therapie. (Nach SYKOSCH, J. et al., Dtsch. med. Wschr. *93*, 777 [1968])

noch ca. 80–90% [20, 21, 22, 31, 41]. Bei konservativer Behandlung beträgt die 5-Jahres-Überlebensrate nur etwa 33%.

Als Vorläufer totaler Blockierungen im His-Purkinje-System (doppelseitiger Schenkelblock, trifaszikulärer Block) konnten verschiedene inkomplette Blockformen mit definiertem elektrokardiographischen Bild (uni-, bi- und trifaszikuläre Blockierungen mit und ohne AV-Block) erkannt werden.

Zahlreiche Untersuchungen haben gezeigt, daß viele Patienten mit bifaszikulärem Block durch ein erhöhtes Risiko an totalem Herzblock bzw. Morgagni-Adams-Stokes-Syndrom erkranken, insbesondere wenn gleichzeitig ein AV-Block 1. bis 2. Grades besteht (Lit. bei [13, 40, 30]). Die Angaben über die Häufigkeit des Überganges des bifaszikulären Blockes vom Typ des Rechtsschenkelblockes mit linksanteriorem Hemiblock in einen elektrokardiographisch dokumentierten AV-Block 3. Grades schwanken zwischen 10% und 33% (Lit. bei [40]). Prospektive Analysen ergeben eine Häufigkeit des Auftretens eines totalen Blockes bei Patienten mit diesem Typ des bifaszikulären Blockes von 6% pro Jahr [12, 30].

Bei der Kombination des Rechtsschenkelblockes mit linksposteriorem Hemiblock ist die Prognose nicht ungünstiger als bei anderen bifaszikulären Blockbildern.

Die Länge des HV-Intervalls scheint ein wichtiger prognostischer Parameter bei intraventrikulären Leitungsstörungen zu sein. Ein verlängertes HV-Intervall bei bifaszikulärem Block läßt auf einen trifaszikulären Block schließen und ein höheres Risiko durch konsekutiven AV-Block, Adams-Stokes-Anfälle oder plötzlichen Herztod erwarten [12, 17]. Bei Patienten mit bifaszikulärem Block ohne akute Herzkrankheit und mit normaler HV-Zeit lag die Häufigkeit des Auftretens eines AV-Blockes 3. Grades unter 2% pro Jahr, die Mortalität in dieser Gruppe lag bei 4%. Bei verlängerter HV-Zeit verstarben ohne Schrittmacherbehandlung 36%, ein großer Teil an akutem Herztod, wobei naturgemäß nur in Einzelfällen ein AV-Block 3. Grades dokumentiert werden konnte (Beobachtungszeit von bis 6 Jahren); bei gleichzeitig durchgeführter Schrittmachertherapie verstarben in der Patientengruppe mit verlängertem HV-Intervall 13%, was darauf hinweist, daß die Patienten mit verlängerter HV-Zeit auch unabhängig von bradykarden Rhythmusstörungen eine schlechtere Prognose haben (NARULA et al., 1975, zit nach [40]).

Ein verlängertes AH-Intervall bei Patienten mit intraventrikulären Leitungsstörungen beinhaltet ebenfalls eine erhöhte Gefahr des Überganges in höhergradige AV-Blockierungen, die Unterschiede zu Patienten mit normalem AH-Intervall sind jedoch gering und das Risiko ohne wesentliche klinische Bedeutung [16].

Das Auftreten von Synkopen kann bei Patienten mit bifaszikulären Blockformen prognostisch nicht verwertet werden [14]. Plötzliche Todesfälle waren bei Patienten mit und ohne Synkopen gleich häufig. Wechselnde Schenkelblockbilder, etwa zwischen Rechts- und Linksschenkelblock, gehen meist mit erheblichen Störungen der gesamten intraventrikulären Erregungsleitung einher und beinhalten dementsprechend eine schlechte Prognose.

Nicht zuletzt wird die Progredienz einer Leitungsstörung von der zugrundeliegenden Erkrankung und deren Entwicklung bestimmt. So ist beispielsweise ein chronischer bifaszikulärer Block als Ausdruck einer Narbe bei durchgemachter Myokarditis oder nach überwundenem Herzinfarkt günstiger zu beurteilen und mit einem Fortschreiten kaum zu rechnen, sofern kein neuer Krankheitsschub auftritt.

3. Literatur

1. BATHEN, J., SPARR, S., ROKSETH, R.: Embolism in sinoatrial disease. Acta Med. Scand. *203*, 7 (1978)
2. BECK, O. A., HOCHREIN, H.: Beurteilung und prognostische Bewertung chronischer und rezidivierender Herzrhythmusstörungen. Lebensversicherungsmedizin *29*, 1 (1977)
3. BETHGE, K.-P., BETHGE, H.-C., GRAF, A., VAN DEN BERG, E., LICHTLEN, P.: Kammer-Arrhythmien bei chronisch koronarer Herzkrankheit. Analyse anhand des Langzeit-Elektrokardiogrammes und der selektiven Koronarographie bzw. linksventrikulären Angiographie. Z. Kardiol. *66*, 1 (1977)
4. BLEIFER, S. B., KARPMANN, H. L., SHEPPARD, J. J., BLEIFER, D. J.: Relation between premature ventricular complexes and development of ventricular tachycardia. Circulation *47*, 400 (1973)
5. BLÖMER, H., WIRTZFELD, A., DELLIUS, W., SEBENING, H.: Das Sinusknoten-Syndrom. Z. Kardiol. *64*, 697 (1975)
6. BREITHARDT, G., SEIPEL, L., LOOGEN, F.: Häufigkeit, Prognose und Therapie von Herzrhythmusstörungen bei koronarer Herzkrankheit. Z. Kardiol. *67*, 1 (1978)
7. CAMPBELL, M., THORNE, M. G.: Congenital heart block. Br. Heart J. *18*, 90 (1956)
8. CHIANG, B. N., PERLMAN, L. V., OSTRANDER JR., L. D., EPSTEIN, F. H.: Relationship of premature systoles to coronary heart disease and sudden death in the Tecumseh epidemiologic study. Ann. Intern. Med. *70*, 1159 (1969)
9. CORONARY DRUG PROJECT RESEARCH GROUP, Report of the: The prognostic importance of premature beats following myocardial infarction: experience in the coronary drug project. J. Am. Med. Ass. *223*, 1116 (1973)
10. DALEY, R., MATTINGLY, T. W., HOLT, C. L., BLAND, E. F., WHITE, P. D.: Systemic arterial embolism in rheumatic heart disease. Am. Heart J. *42*, 566 (1951)
11. DE MARIA, A. N., VERA, Z., AMSTERDAM, E. A., MASON, D. T., MASSUMI, R. A.: Disturbances of cardiac rhythm and conduction induced by exercise. Diagnostic, prognostic and therapeutic implications. Am. J. Cardiol. *33*, 732 (1974)
12. DENES, P., DHINGRA, R. C., WU, D., CHUQUIMIA, R., AMAT-Y-LEON, F., WYNDHAM, C., ROSEN, K. M.: H-V interval in patients with bifascicular block (Right bundle branch block and left anterior hemiblock). Am. J. Cardiol. *35*, 23 (1975)
13. DE PASQUALE, N. P., BRUNO, M. S.: Natural history of combined right bundle branch block and left anterior hemiblock (bilateral bundle branch block). Am. J. Med. *54*, 297 (1973)
14. DHINGRA, R. C., DENES, P., WU, D., CHUQUIMIA, R., AMAT-Y-LEON, F., WYNDHAM, C., ROSEN, K. M.: Syncope in patients with chronic bifascicu-

lar block. Significance, causative mechanisms and clinical implications. Ann. Intern. Med. *81*, 302 (1974)

15. DHINGRA, R. C., DENES, P., WU, D., CHUQUIMIA, R., ROSEN, K. M.: The significance of second degree atrioventricular block and bundle branch block. Observations regarding site and type of block. Circulation *49*, 638 (1974)

16. DHINGRA, R. C., WYNDHAM, C., AMAT-Y-LEON, F., WU, D., DENES, P., TOWNE, W. D., ROSEN, K. M.: Significance of A-H interval in patients with chronic bundle branch block. Am. J. Cardiol. *37*, 231 (1976)

17. DHINGRA, R. C., DENES, P., WU, D., WYNDHAM, C. R., AMAT-Y-LEON, F., TOWNE, W. D., ROSEN, K. M.: Prospective observations in patients with chronic bundle branch block and marked H-V prolongation. Circulation *53*, 600 (1976)

18. DIETZ, A., WALTER, J.: Herzrhythmusstörungen bei gesunden Personen. Med. Klin. *69*, 1469 (1974)

19. FLENSTED-JENSEN, E.: Natural history of the Wolff-Parkinson-White syndrome. In: Symposium on cardiac arrhythmias. SANDOE, E., FLENSTED-JENSEN, E., OLESEN, K. H. (Eds.), Astra: Södertälje 1970 p. 351.

20. FRIEDBERG, C. K., DONOSO, E., STEIN, W. G.: Nonsurgical acquired heart block. Ann. N. Y. Acad. Sci. *111*, 835 (1964)

21. FRIEDBERG, C. K.: Erkrankungen des Herzens. Stuttgart: Thieme 1972

22. FURMAN, D. J., ESCHER, W., PARKER, B.: Pacemaker longevity. Am. J. Cardiol. *31*, 111 (1973)

23. HATLE, L., SAETERHAUG, A., ROKSETH, R.: Long-term conservative therapy of chronic AV block. Acta Med. Scand. *196*, 411 (1974)

24. HINKLE, L. E. jr., CARVER, S. T., STEVENS, M.: The frequency of asymptomatic disturbances of cardiac rhythm and conduction in middle-aged men. Am. J. Cardiol. *24*, 629 (1969)

25. HINKLE, L. E., CARVER, S. T., PLAKUN, A.: Slow heart rates and increased risk of cardiac death in middle-aged men. Arch. Intern. Med. *129*, 732 (1972)

26. HINKLE, L. E., CARVER, S. T., ARGYROS, D. C., STEVENS, M., HORVATH, J.: The prognostic significance of ventricular premature contractions in healthy people and in people with coronary heart disease. Acta Cardiol., Suppl. *18*, 5 (1974)

27. KOSOWSKY, B. D., TAYLOR, J., LOWN, B., RITCHIE, R. F.: Long-term use of procaine amide following acute myocardial infarction. Circulation *47*, 1204 (1973)

28. KOTLER, M. N., TABATZNIK, B., MOWER, M. M., TOMINAGA, S.: Prognostic significance of ventricular ectopic beats with respect to sudden death in the late postinfarction period. Circulation *47*, 959 (1973)

29. KUBICEK, F., POLZER, K.: Herzrhythmusstörungen in der gutachterlichen Praxis. Wien. Med. Wochenschr. *125*, 435 (1975)

30. KULBERTUS, H. E.: The magnitude of risk of developing complete heart block in patients with LAD-RBBB. Am. Heart J. *86*, 278 (1973)

31. LAGERGREN, H.: Permanent intracardiac stimulation for complete heart

block and Adams-Stokes syndrome. Progress and clinical experience. Acta Chir. Scand. *132*, 663 (1966)

32. LOOGEN, F., RISLER, T., SEIPEL, L.: Zur Frage der Embolieprophylaxe bei Mitralvitien mit Antikoagulantien. Dtsch. Med. Wschr. *97*, 1845 (1972)
33. MC HENRY, P. L., FISCH, C., JORDAN, J. W., CORYA, B. R.: Cardiac arrhythmias observed during maximal treadmill exercise testing in clinically normal men. Am. J. Cardiol. *29*, 331 (1972)
34. ORINIUS, E.: Pre-excitation. Studies on criteria, prognosis and heredity. Acta Med. Scand. Suppl. 465 (1966)
35. PENTON, G. B., MILLER, H., LEVINE, S. A.: Some clinical features of complete heart block. Circulation *13*, 801 (1956)
36. RODSTEIN, M., WOLLOCH, L., GUBNER, R. S.: Mortality study of the significance of extrasystoles in an insured population. Circulation *44*, 617 (1971)
37. ROKSETH, R., HATLE, L.: Prospective study on the occurence and management of chronic sinoatrial disease, with follow-up. Br. Heart J. *36*, 582 (1974)
38. ROSEN, K. M., DHINGRA, R. C., LOEB, H. S., RAHIMTOOLA, S. H.: Chronic heart block in adults. Clinical and electrophysiological observations. Arch. Intern. Med. *131*, 663 (1973)
39. ROWE, J. C., WHITE, P. D.: Complete heart block: A follow-up study. Ann. Intern. Med. *49*, 260 (1958)
40. SEIPEL, L.: His-Bündel-Elektrographie und intrakardiale Stimulation. Stuttgart: Thieme: 1978
41. SYKOSCH, H. J., BÜCHNER, M., EFFERT, S.: Sechs Jahre Schrittmachertherapie. Dtsch. Med. Wschr. *93*, 777 (1968)
42. SZEKELY, P.: Systemic embolism and anticoagulant prophylaxis in rheumatic heart disease. Brit. Med. J. *1964 I*, 1209
43. TAKKUNEN, J., OILINKI, O., SALOKANNEL, J., VUOPALA, U.: Mortality of patients with atrial fibrillation before and after introduction of DC counter shock therapy. Acta Med. Scand. *188*, 127 (1970)
44. THOMAS, A. J., VALABHJI, P.: Arrhythmia and tachycardia in pulmonary heart disease. Br. Heart J. *31*, 491 (1969)
45. VEDIN, J. A., WILHELMSSON, C. E., WILHELMSEN, L., BJURE, J., EKSTRÖM-JODAL, B.: Relation of resting and exercise -induced ectopic beats to other ischemic manifestations and to coronary risk factors. Am. J. Cardiol. *30*, 25 (1972)
46. VISMARA, L. A., VERA, Z., FOERSTER, J. M., AMSTERDAM, E. A., MASON, D. T.: Identification of sudden death risk factors in acute and chronic coronary artery disease. Am. J. Cardiol. *39*, 821 (1977)
47. WILHELMSSON, C., VEDIN, J. A., WILHELMSEN, L., TIBBLIN, G., WERKÖ, L.: Reduction of sudden deaths after myocardial infarction by treatment with alprenolol. Preliminary results. Lancet *1974 II*, 1157
48. WINK, K., SCHWEIGER, M., REINDELL, H.: Emboliehäufigkeit bei der Mitralstenose. Med. Klin. *70*, 1675 (1975)
49. WRIGHT, J. C., HEJTMANCIK, M. R., HERRMAN, G. R., SHIELDS, A. H.: A clinical study of complete heart block. Am. Heart J. *52*, 369 (1956)

Sachverzeichnis

286

B. Lüderitz
Elektrische Stimulation des Herzens
Diagnostik und Therapie kardialer
Rhythmusstörungen
Unter Mitarbeit von D. W. Fleisch-
mann, C. Naumann d'Alnoncourt,
M. Schlepper, L. Seipel, G. Steinbeck
1979. 229 Abbildungen, 46 Tabellen.
X, 398 Seiten
Gebunden DM 68,–;
approx. US $ 37.40
ISBN 3-540-09164-5

H. Mörl
Der „stumme" Myokardinfarkt
Mit einem Geleitwort von
G. Schettler
1975. 15 Abbildungen, 16 Tabellen.
XIII, 113 Seiten (Kliniktaschen-
bücher)
DM 19,80; approx. US $ 10.90
ISBN 3-540-07318-3

H. Reindell, H. Roskamm
Herzkrankheiten
Pathophysiologie, Diagnostik,
Therapie
Unter Mitarbeit zahlreicher Fach-
wissenschaftler
1977. 565 Abbildungen in
953 Einzeldarstellungen.
XVIII, 930 Seiten
Gebunden DM 138,–;
approx. US $ 75.90
ISBN 3-540-07646-8

G. Riecker
Klinische Kardiologie
Krankheiten des Herzens und des
Kreislaufs
Unter Mitarbeit von H. Avenhaus,
H. D. Bolte, W. Hort, B. Lüderitz,
B. E. Strauer
1975. 159 Abbildungen, 134 Tabel-
len. XIV, 455 Seiten
Gebunden DM 98,–;
approx. US $ 53.90
ISBN 3-540-07316-7

**Psychosozialer „Stress" und
koronare Herzkrankheit**
Verhandlungsbericht vom Werk-
stattgespräch am 8. und 9. Juli 1976
in der Klinik Höhenried
Herausgeber: M. J. Halhuber
1977. 12 Abbildungen, 8 Tabellen.
VIII, 204 Seiten (21 Seiten in
Englisch)
DM 36,–; approx. US $ 19.80
ISBN 3-540-08322-7

**Psychosozialer „Stress" und
koronare Herzkrankheit 2**
Therapie und Prävention
Verhandlungsbericht vom 2. Werk-
stattgespräch am 7. und 8. Juli 1977
in Höhenried
Herausgeber: M. J. Halhuber
1978. 59 Abbildungen, 14 Tabellen.
X, 273 Seiten (6 Seiten in Englisch)
DM 36,–; approx. US $ 19.80
ISBN 3-540-08902-0

E. Vormittag
**Kardiale Komplikationen in
der Chirurgie**
Prognose – Pathogenese –
Prophylaxe
1979. 20 Abbildungen, 15 Tabellen.
VI, 142 Seiten
DM 48,–; approx. US $ 26.40
ISBN 3-211-81516-3

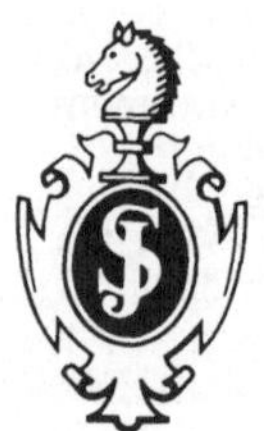

Springer-Verlag
Berlin
Heidelberg
New York